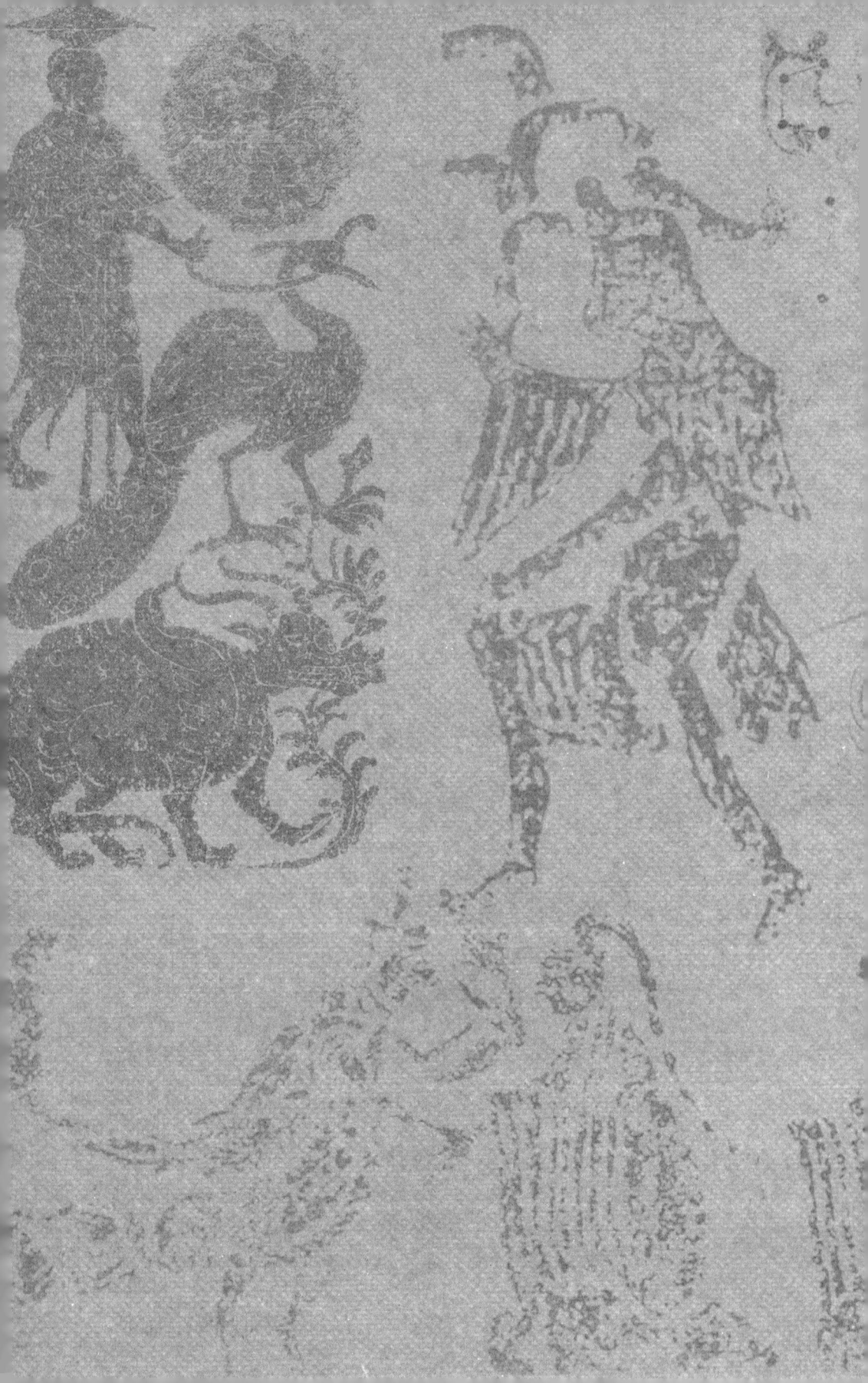

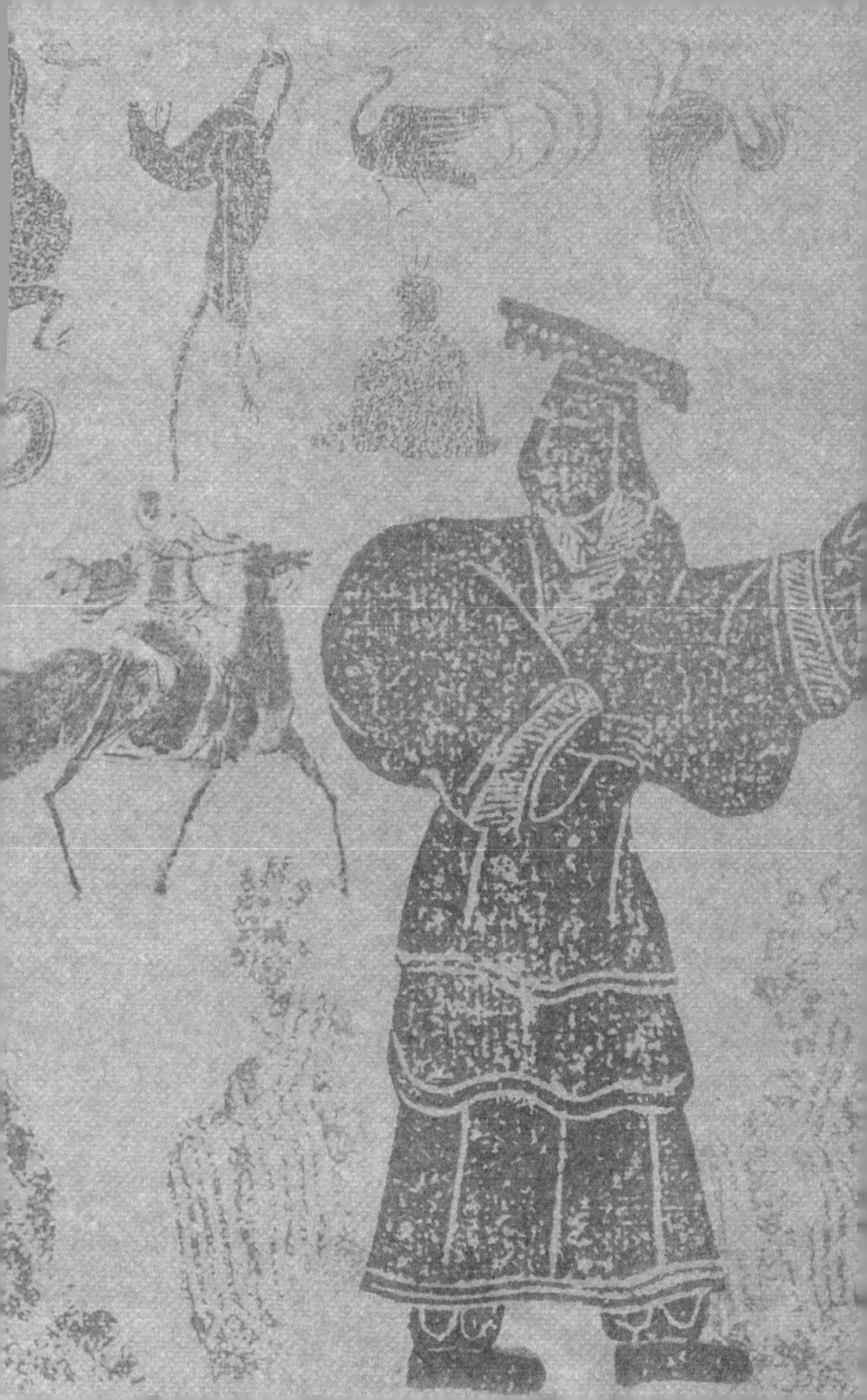

中国古医籍整理丛书

本草经疏辑要

清·吴世铠 纂

田思胜　王静　汪洋　马梅青　李明轩　校注

中国中医药出版社

·北 京·

图书在版编目（CIP）数据

本草经疏辑要/（清）吴世铠纂；田思胜等校注.—北京：中国中医药出版社，2015.12

（中国古医籍整理丛书）

ISBN 978 - 7 - 5132 - 2920 - 3

Ⅰ.①本… Ⅱ.①吴… ②田… Ⅲ.①《神农本草经》- 注释

Ⅳ.①R281.2

中国版本图书馆 CIP 数据核字（2015）第 271664 号

中 国 中 医 药 出 版 社 出 版
北京市朝阳区北三环东路 28 号易亨大厦 16 层
邮政编码 100013
传真 010 64405750
三河市鑫金马印装有限公司印刷
各地新华书店经销
*
开本 710×1000 1/16 印张 26.75 字数 200 千字
2015 年 12 月第 1 版 2015 年 12 月第 1 次印刷
书 号 ISBN 978 - 7 - 5132 - 2920 - 3
*
定价 75.00 元
网址 www.cptcm.com

国家中医药管理局
中医药古籍保护与利用能力建设项目
组织工作委员会

前 言

　　中医药古籍是传承中华优秀文化的重要载体，也是中医学传承数千年的知识宝库，凝聚着中华民族特有的精神价值、思维方法、生命理论和医疗经验，不仅对于传承中医学术具有重要的历史价值，更是现代中医药科技创新和学术进步的源头和根基。保护和利用好中医药古籍，是弘扬中国优秀传统文化、传承中医学术的必由之路，事关中医药事业发展全局。

　　1949年以来，在政府的大力支持和推动下，开展了系统的中医药古籍整理研究。1958年，国务院科学规划委员会古籍整理出版规划小组在北京成立，负责指导全国的古籍整理出版工作。1982年，国务院古籍整理出版规划小组召开全国古籍整理出版规划会议，制定了《古籍整理出版规划（1982—1990）》，卫生部先后下达了两批200余种中医古籍整理任务，掀起了中医古籍整理研究的新高潮，对中医文化与学术的弘扬、传承和发展，发挥了极其重要的作用，产生了不可估量的深远影响。

　　2007年《国务院办公厅关于进一步加强古籍保护工作的意见》明确提出进一步加强古籍整理、出版和研究利用，以及

"保护为主、抢救第一、合理利用、加强管理"的方针。2009年《国务院关于扶持和促进中医药事业发展的若干意见》指出，要"开展中医药古籍普查登记，建立综合信息数据库和珍贵古籍名录，加强整理、出版、研究和利用"。《中医药创新发展规划纲要（2006—2020）》强调继承与创新并重，推动中医药传承与创新发展。

2003～2010年，国家财政多次立项支持中国中医科学院开展针对性中医药古籍抢救保护工作，在中国中医科学院图书馆设立全国唯一的行业古籍保护中心，影印抢救濒危珍本、孤本中医古籍1640余种；整理发布《中国中医古籍总目》；遴选351种孤本收入《中医古籍孤本大全》影印出版；开展了海外中医古籍目录调研和孤本回归工作，收集了11个国家和2个地区137个图书馆的240余种书目，基本摸清流失海外的中医古籍现状，确定国内失传的中医药古籍共有220种，复制出版海外所藏中医药古籍133种。2010年，国家财政部、国家中医药管理局设立"中医药古籍保护与利用能力建设项目"，资助整理400余种中医药古籍，并着眼于加强中医药古籍保护和研究机构建设，培养中医古籍整理研究的后备人才，全面提高中医药古籍保护与利用能力。

在此，国家中医药管理局成立了中医药古籍保护和利用专家组和项目办公室，专家组负责项目指导、咨询、质量把关，项目办公室负责实施过程的统筹协调。专家组成员对古籍整理研究具有丰富的经验，有的专家从事古籍整理研究长达70余年，深知中医药古籍整理研究的重要性、艰巨性与复杂性，履行职责认真务实。专家组从书目确定、版本选择、点校、注释等各方面，为项目实施提供了强有力的专业指导。老一辈专家的学术水平和智慧，是项目成功的重要保证。项目承担单位山东中医药大学、南京中医药大学、上海中医药大学、福建中医药大学、浙江省中医药研究院、陕西省中医药研究院、河南省中医药研究院、辽宁中医药大学、成都中医药大学及所在省市中医药管理部门精心组织，充分发挥区域间互补协作的优势，并得到承担项目出版工作的中国中医药出版社大力配合，全面推进中医药古籍保护与利用网络体系的构建和人才队伍建设，使一批有志于中医学术传承与古籍整理工作的人才凝聚在一起，研究队伍日益壮大，研究水平不断提高。

　　本着"抢救、保护、发掘、利用"的理念，该项目重点选择近60年未曾出版的重要古医籍，综合考虑所选古籍的保护价值、学术价值和实用价值。400余种中医药古籍涵盖了医经、基础理论、诊法、伤寒金匮、温病、本草、方书、内科、外科、女科、儿科、伤科、眼科、咽喉口齿、针灸推拿、养生、医案医话医论、医史、临证综合等门类，跨越唐、宋、金元、明以迄清末。全部古籍均按照项目办公室组织完成的行业标准《中医古籍整理规范》及《中医药古籍整理细则》进行整理校注，绝大多数中医药古籍是第一次校注出版，一批孤本、稿本、抄本更是首次整理面世。对一些重要学术问题的研究成果，则集中收录于各书的"校注说明"或"校注后记"中。

　　"既出书又出人"是本项目追求的目标。近年来，中医药古籍整理工作形势严峻，老一辈逐渐退出，新一代普遍存在整理研究古籍的经验不足、专业思想不坚定等问题，使中医古籍整理面临人才流失严重、青黄不接的局面。通过本项目实施，搭建平台，完善机制，培养队伍，提升能力，经过近5年的建设，锻炼了一批优秀人才，老中青三代齐聚一堂，有效地稳定了研究队伍，为中医药古籍整理工作的开展和中医文化与学术的传承提供必备的知识和人才储备。

本项目的实施与《中国古医籍整理丛书》的出版，对于加强中医药古籍文献研究队伍建设、建立古籍研究平台，提高古籍整理水平均具有积极的推动作用，对弘扬我国优秀传统文化，推进中医药继承创新，进一步发挥中医药服务民众的养生保健与防病治病作用将产生深远影响。

第九届、第十届全国人大常委会副委员长许嘉璐先生，国家卫生计生委副主任、国家中医药管理局局长、中华中医药学会会长王国强先生，我国著名医史文献专家、中国中医科学院马继兴先生在百忙之中为丛书作序，我们深表敬意和感谢。

由于参与校注整理工作的人员较多，水平不一，诸多方面尚未臻完善，希望专家、读者不吝赐教。

国家中医药管理局中医药古籍保护与利用能力建设项目办公室

二〇一四年十二月

许 序

"中医"之名立，迄今不逾百年，所以冠以"中"字者，以别于"洋"与"西"也。慎思之，明辨之，斯名之出，无奈耳，或亦时人不甘泯没而特标其犹在之举也。

前此，祖传医术（今世方称为"学"）绵延数千载，救民无数；华夏屡遭时疫，皆仰之以度困厄。中华民族之未如印第安遭染殖民者所携疾病而族灭者，中医之功也。

医兴则国兴，国强则医强。百年运衰，岂但国土肢解，五千年文明亦不得全，非遭泯灭，即蒙冤扭曲。西方医学以其捷便速效，始则为传教之利器，继则以"科学"之冕畅行于中华。中医虽为内外所夹击，斥之为蒙昧，为伪医，然四亿同胞衣食不保，得获西医之益者甚寡，中医犹为人民之所赖。虽然，中国医学日益陵替，乃不可免，势使之然也。呜呼！覆巢之下安有完卵？

嗣后，国家新生，中医旋即得以重振，与西医并举，探寻结合之路。今也，中华诸多文化，自民俗、礼仪、工艺、戏曲、历史、文学，以至伦理、信仰，皆渐复起，中国医学之兴乃属必然。

迄今中医犹为国家医疗系统之辅，城市尤甚。何哉？盖一则西医赖声、光、电技术而于 20 世纪发展极速，中医则难见其进。二则国人惊羡西医之"立竿见影"，遂以为其事事胜于中医。然西医已自觉将入绝境：其若干医法正负效应相若，甚或负远逾于正；研究医理者，渐知人乃一整体，心、身非如中世纪所认定为二对立物，且人体亦非宇宙之中心，仅为其一小单位，与宇宙万象万物息息相关。认识至此，其已向中国医学之理念"靠拢"矣，虽彼未必知中国医学何如也。唯其不知中国医理何如，纯由其实践而有所悟，益以证中国之认识人体不为伪，亦不为玄虚。然国人知此趋向者，几人？

国医欲再现宋明清高峰，成国中主流医学，则一须继承，一须创新。继承则必深研原典，激清汰浊，复吸纳西医及我藏、蒙、维、回、苗、彝诸民族医术之精华；创新之道，在于今之科技，既用其器，亦参照其道，反思己之医理，审问之，笃行之，深化之，普之，于普及中认知人体及环境古今之异，以建成当代国医理论。欲达于斯境，或需百年欤？予恐西医既已醒悟，若加力吸收中医精粹，促中医西医深度结合，形成 21 世纪之新医学，届时"制高点"将在何方？国人于此转折之机，能不忧虑而奋力乎？

予所谓深研之原典，非指一二习见之书、千古权威之作；就医界整体言之，所传所承自应为医籍之全部。盖后世名医所著，乃其秉诸前人所述，总结终生行医用药经验所得，自当已成今世、后世之要籍。

盛世修典，信然。盖典籍得修，方可言传言承。虽前此 50 余载已启医籍整理、出版之役，惜旋即中辍。阅 20 载再兴整理、出版之潮，世所罕见之要籍千余部陆续问世，洋洋大观。

今复有"中医药古籍保护与利用能力建设"之工程，集九省市专家，历经五载，董理出版自唐迄清医籍，都400余种，凡中医之基础医理、伤寒、温病及各科诊治、医案医话、推拿本草，俱涵盖之。

噫！璐既知此，能不胜其悦乎？汇集刻印医籍，自古有之，然孰与今世之盛且精也！自今而后，中国医家及患者，得览斯典，当于前人益敬而畏之矣。中华民族之屡经灾难而益蕃，乃至未来之永续，端赖之也，自今以往岂可不后出转精乎？典籍既蜂出矣，余则有望于来者。

谨序。

第九届、十届全国人大常委会副委员长

许嘉璐

二〇一四年冬

王 序

　　中医学是中华民族在长期生产生活实践中，在与疾病作斗争中逐步形成并不断丰富发展的医学科学，是中国古代科学的瑰宝，为中华民族的繁衍昌盛作出了巨大贡献，对世界文明进步产生了积极影响。时至今日，中医学作为我国医学的特色和重要医药卫生资源，与西医学相互补充、相互促进、协调发展，共同担负着维护和促进人民健康的任务，已成为我国医药卫生事业的重要特征和显著优势。

　　中医药古籍在存世的中华古籍中占有相当重要的比重，不仅是中医学术传承数千年最为重要的知识载体，也是中医为中华民族繁衍昌盛发挥重要作用的历史见证。中医药典籍不仅承载着中医的学术经验，而且蕴含着中华民族优秀的思想文化，凝聚着中华民族的聪明智慧，是祖先留给我们的宝贵物质财富和精神财富。加强对中医药古籍的保护与利用，既是中医学发展的需要，也是传承中华文化的迫切要求，更是历史赋予我们的责任。

　　2010 年，国家中医药管理局启动了中医药古籍保护与利用能力建设项目。这既是传承中医药的重要工程，也是弘扬优秀民族文化的重要举措，不仅能够全面推进中医药的有效继承和创新发展，为维护人民健康做出贡献，也能够彰显中华民族的璀璨文化，为实现中华民族伟大复兴的中国梦作出贡献。

相信这项工作一定能造福当今，嘉惠后世，福泽绵长。

国家卫生与计划生育委员会副主任

国家中医药管理局局长

中华中医药学会会长

王国强

二〇一四年十二月

马 序

新中国成立以来，党和国家高度重视中医药事业发展，重视古籍的保护、整理和研究工作。自 1958 年始，国务院先后成立了三届古籍整理出版规划小组，分别由齐燕铭、李一氓、匡亚明担任组长，主持制订了《整理和出版古籍十年规划（1962—1972）》《古籍整理出版规划（1982—1990）》《中国古籍整理出版十年规划和"八五"计划（1991—2000）》等，而第三次规划中医药古籍整理即纳入其中。1982 年 9 月，卫生部下发《1982—1990 年中医古籍整理出版规划》，1983 年 1 月，中医古籍整理出版办公室正式成立，保证了中医古籍整理出版规划的实施。2002 年 2 月，《国家古籍整理出版"十五"（2001—2005）重点规划》经新闻出版署和全国古籍整理出版规划领导小组批准，颁布实施。其后，又陆续制定了国家古籍整理出版"十一五"和"十二五"重点规划。国家财政多次立项支持中国中医科学院开展针对性中医药古籍抢救保护工作，文化部在中国中医科学院图书馆专门设立全国唯一的行业古籍保护中心，国家先后投入中医药古籍保护专项经费超过 3000 万元，影印抢救濒危珍、善、孤本中医古籍 1640 余种，开展了海外中医古籍目录调研和孤本回归工作。2010 年，国家财政部、国家中医药管理局安排国家公共卫生专项资金，设立了"中医药古籍保护与利用能力建设项目"，这是继 1982～1986 年第一批、第二批重要中医药古籍整理之后的又一次大规模古籍整理工程，重点整理新中国成立后未曾出版的重要古籍，目标是形成并普及规范的通行本、传世本。

为保证项目的顺利实施，项目组特别成立了专家组，承担咨询和技术指导，以及古籍出版之前的审定工作。专家组中的许多成员虽逾古稀之年，但老骥伏枥，孜孜不倦，不仅对项目进行宏观指导和质量把关，更重要的是通过古籍整理，以老带新，言传身教，培养一批中医药古籍整理研究的后备人才，促进了中医药古籍保护和研究机构建设，全面提升了我国中医药古籍保护与利用能力。

作为项目组顾问之一，我深感中医药古籍保护、抢救与整理工作的重要性和紧迫性，也深知传承中医药古籍整理经验任重而道远。令人欣慰的是，在项目实施过程中，我看到了老中青三代的紧密衔接，看到了大家的坚持和努力，看到了年轻一代的成长。相信中医药古籍整理工作的将来会越来越好，中医药学的发展会越来越好。

欣喜之余，以是为序。

中国中医科学院研究员

马继兴

二〇一四年十二月

校注说明

《本草经疏辑要》为清代吴世铠所纂，共十卷，书带草堂刊于清嘉庆十四年（1809）。吴世铠，字怀祖，海虞（今江苏常熟）人。

本书系将明代缪希雍《神农本草经疏》撷其精要，并作适当调整和增补而成。卷一为治病序例，总论病理与用药宜忌之法；卷二石、金、土、水部，卷三、卷四草部，卷五木部，卷六人兽畜部，卷七禽虫介鱼部，卷八果壳叶部；全书共述药427味。每药先录《本经》原文，后加注释，引录诸家本草内容均有出处。附有《朱紫垣痘疹秘要》一卷，吴氏自撰《集效方》一卷，共十卷。

本书对病证的脏腑归属、临床表现、用药宜忌做了全面论述，收录之药物首先阐述其性味功效，继之根据《神农本草经》经文所载义项予以发挥解说，辑录各家之说对药物主治交互参证。其论全面中肯，语言简明平易，治法切于实际，是一部理论与临床紧密结合的中药学著作，具有颇高的实用价值。

本次整理以清嘉庆十四年（1809）书带草堂初刻本为底本，该书卷帙齐全，刻工精细，错误较少，有很高的文献价值。校本有：清光绪十一年乙酉（1885）体元堂刻本、清光绪十一年乙酉（1885）锦文堂刻本、清光绪十一年乙酉（1885）刻本、清末抄本。他校则以本书所引著作之通行本为校本。

本书的点校，主要采取以下方法：

1. 采用简体横排版式，并加现代标点符号。

2. 原书中个别段落较长者，根据文义重新划分为若干小段。

3. 将各卷卷名前之"本草经疏辑要某卷目录""海虞后学吴世铠怀祖纂",各卷正文间之"经疏辑要某卷"及各卷正文"本草经疏辑要卷某卷终"等一律删去。

4. 底本中因写刻致误的明显错字及俗写字,予以径改;书中俗写之药名,一律径改为现行标准用名,如枝子改为栀子、山查改为山楂、黄檗改为黄柏、兔丝子改为菟丝子、黄耆改为黄芪等,不再出校。

5. 凡底本与校本互异,若显系底本脱误衍者,予以改正,并出校注明据改之版本、著作或理由。若底本与校本虽同,但原文仍属错误者,亦予以改正,且出校说明理由。凡底本与校本互异,难以判定孰是孰非者,或两义均通者,不改动原文,只出校注明校本作某,或提出某种倾向性意见。凡底本与校本互异,而显系校本讹误者,则不出校。

6. 对本书常用的部分通假字、异体字、古今字,具体处理如"癍疹""癍点"之"癍"以"斑"字律之,不出校。

7. 凡底本中代表前文的"右"字,一律改为"上"字;代表后文的"左"字,一律改为"下"字。不再出校。

8. 原书眉批部分在所注内容段前标出,前加〔批〕。

9. 原书中诸前贤名书名旁用□,方名用＿＿,精要处用○,要害处用△,一律删除。凡例中保留相关原条文。

10. 原书目录置各卷前,今统一提于卷首。

序

余自少至长，多底滞之疾，恒治药饵，遂稍留意于医，近年以来，亦略有所解会。窃谓医之道至精，非明于阴阳、四时、五行、消息衰旺之故，不足以察民病之原本；不洞表里、脏腑、羸瘦不足之数，不能识症之缓急、知施治所先后。能察病且审症矣，而制方不中度，药味失真，当得人参反得支芦菔，当得麦门冬反蒸穬麦，则病以增剧，盖医之不可无学明矣。虽然，运气微妙，固不能执成法以求之，脏腑见于色脉，若微若显，若可知若不可知，必医者之神明至虚至敬，乃能心手默喻，体隔必通，洞垣一方，了然不惑，意之所解，口莫能宣，此则古之名医，莫不有神悟焉，殆非学力可至。若夫金石草木，百品千类，燥湿寒温异用，古人辨之至精，讲说甚备，多识而不疑，施用而不忒，则存乎学而已矣。《礼》云：医不三世，不服其药。《黄帝针灸》一也，《神农本草》二也，《素女脉诀》三也。《脉诀》既不传，《针灸》传而不尽传，惟《本草》存，又多为后人所乱，山川之产要亦不尽同于古。殷仲春《医藏》于《普醍函》列本草数十种，今盛行于世者独李氏《纲目》，而医者颇病其繁。明天启间，吴人缪仲醇在东林中有神医之号，尝著《本草经疏》三十卷，近世名医叶桂多取其说，盖辨证以审药之宜忌，简而易守，医门之津筏也。海虞吴君怀祖以医有声武林，乃录缪氏书尤要者，订为八卷，名曰《辑要》，而以紫垣朱氏《痘疮秘要》一卷及《经验诸方》一卷附焉。书既成，介华秋槎明府问序于余。缪氏书，余未尝治焉，其浅深无由知。吴君不高谈《灵》《素》，抑扬丹溪、河间之说，而独孜孜以本草为虑，盖与余素所持论有相合者，因次余说于篇，仍质之吴君。

嘉庆己巳年季夏德清许宗彦撰

凡　例

一是书本于前明缪仲醇《神农本草经疏》。《经疏》之意，虽能开导后学，然未免穿凿拘泥。今以经疏之义、药味之要皆删取其半，庶几简明且适于用。

一是书药性、主治及参互并不宜擅用，简误之处悉遵原本。有原本未收者，今另遵古选入。

一是书所集诸方，有繁而不括及笼统者，概不选用。有精而未载者，今另采入。

一增入用药精微要义，有是证必需是药，不可移易者，皆本洁古、东垣、丹溪、时珍诸前贤所著。

一原集药品虽有其名，今所不能觅者，概行删去。

一《朱紫垣痘书》向皆专科珍秘，未刻，今附入作第九卷。

一第十卷《集效方》有未经刻过者，皆历年构求，今悉载入。

一书中诸前贤名书名旁用□，方名用＿＿，精要处用○，要害处用△。

首卷治病序例悉照原本，其间参入鄙见，尚祈高明诲正。

剑南氏识

目 录

卷 六

卷 七

卷 八

卷　九

卷　十

卷　一

治病序例

阴阳表里虚实门

阳虚

即真气虚。其证恶寒，或发热自汗，汗多亡阳。阳虚不发热，单恶寒者居多。

忌　破气，降泄，利水，苦寒；又忌辛热发散。如青皮、枳壳、厚朴、牵牛、槟榔以上破气、大黄、石膏、山栀、知母、天冬、生地黄、瓜蒌以上降泄、泽泻、木通、瞿麦、木柏根皮、汉防己、葶苈、猪苓、滑石、海金沙、商陆以上利水、黄芩、黄连、黄柏、元参、槐花以上苦寒、芍药、乌梅、醋以上酸、吴茱萸、麻黄、羌活、独活、前胡、防风、荆芥以上辛热发散。

宜　补，甘，温，热。如人参、黄芪、白术、炙甘草、当归、鹿角胶、淫羊藿、人胞、补骨脂、巴戟天、肉桂、附子、仙茅、鹿茸、大茴香、阳起石、羊肉、雀肉之类。

阴虚

即精血虚。其证为咳嗽多痰，吐血，咯血，嗽血，鼻衄，齿衄，盗汗，自汗，发热，寒热，潮热，骨乏无力，不眠，气急，腰背痛。

忌　补气，复忌破气、燥热辛温；又忌大寒大苦伤胃，并升提发散、利水。如人参、黄芪、白术、茅术、人胞以上补气、南星、半夏、附子、官桂、桂枝、仙茅、鹿茸、干姜、硫黄、阳起石、海狗肾、丁香、胡椒、乌头、火酒、吴茱萸、乌药、生姜以上燥热辛温、山栀、黄芩、黄连、大黄、芒硝、元明粉以上大寒大苦伤胃、麻黄、升麻、柴胡、羌活、独活、藁本、川芎、防风以上升提发散。破气利水药见前。

宜　生精补血，兼清虚热，敛摄酸寒，甘寒，甘平，咸寒，略兼苦寒。如地黄、柏子仁、人乳、沙苑蒺藜、枸杞子、牛膝、鹿角胶、沙参、酸枣仁、白芍、五味子、山茱萸、石斛、麦冬、山药、丹皮、续断、地骨皮、车前子、溺白垽①、鳖甲、黄柏、知母、青蒿之类。

表虚

其证自汗恶风，洒淅寒热，喜就温暖，脉浮无力。

忌　破气，升散，辛热。如麻黄、升麻、防风、柴胡、羌活、独活、前胡、干葛、紫苏、薄荷、白芷、生姜、荆芥以上升发、吴茱萸、桂枝表虚而中寒者不忌、干姜以上辛热。破气药见前。

宜　补敛，益气实表，甘，酸。如人参、黄芪、白芍、甘草、桂枝有热者勿用、五味子之类。

里虚

其证洞泄，或完谷不化，心腹痛，按之即止，或腹胀，或伤寒下后痞满。

忌　破气，下，苦寒。如大黄、芒硝、巴豆、元明粉、牵牛以上下、黄芩、黄连、山栀、知母、黄柏、天冬、茗以上苦寒。破气药见前。

宜　温补，甘，佐以辛热。如人参、炙甘草、白术、大枣、糯米、肉桂、附子有热者勿用、干姜之类。

阳实

即表邪热盛。其证头痛寒热，偏身骨痛，无汗。

---

① 垽（yìn 印）：沉淀物，渣滓。

忌　补敛，下，大热。如黄芪、人参、白术、茅术、桂枝、芍药、五味子、米面食、猪羊犬肉、醋以上补敛、附子、胡椒、干姜、肉桂、蒜、吴茱萸以上大热。下药见前。

宜　辛寒发散，天寒略加辛热、辛温佐之。如石膏、知母、葛根、麦冬、前胡、柴胡、黄芩、紫苏、薄荷、升麻、防风、葱白、荆芥、羌活、麻黄冬月可用，春夏忌之。

阴实

即里实。外感证属邪热内结者，其证胸腹硬痛，手不可近，大便七八日不行，或挟热下痢。

忌　辛温发散，补敛。诸药俱见前。

宜　下，苦寒，咸寒，甘辛。如大黄、厚朴、枳实、滑石、山栀、黄芩、黄连、蓝、茵陈、芒硝、桃仁之类。

阳厥

即热厥，其证四肢厥逆，身热面赤，唇燥，大渴口干，舌苦，目闭或不闭，小便赤涩短少，大便燥结，不省人事。

忌　升发，补敛，燥热辛温。诸药俱见前。

宜　下，清热，甘寒，咸寒。如大黄、芒硝、石膏、黄芩、黄连、山栀、知母、童便之类。

如挟虚有痰者，宜麦冬、竹沥、芦根汁、梨汁、牛黄、童便之类。

如妇人热入血室因而厥者，药中以童便为君，加赤芍、生地、牛膝、丹皮、桃仁。甚者大便结燥，加芒硝、大黄下之。通即止，勿尽剂。

阴厥

即寒厥。其证四肢厥逆，身冷，面青蜷卧，手指爪青黯，腹痛，大便溏，或完谷不化，小便自利，不渴，不省人事。

忌　下，破气，苦寒，咸寒。如食盐、元精石、童便以上咸寒、芍药、醋以上酸寒。下、破气、苦寒诸药俱见前。

宜　补气，温中，甘温，辛热。如人参、干姜、附子、肉桂、吴茱萸之类。

上盛下虚

属阳盛阴虚。

忌　升散，下，助阳补气；复忌破气，燥、热、辛。诸药俱见阴虚条下。

宜　降，益阴，甘寒，酸寒，佐以咸寒，苦寒。如苏子、枇杷叶、麦冬、枸杞子、生地、沙参、白芍、山茱萸、五味子、牛膝、童便、元参、黄柏、天冬之类。

五脏六腑虚实门

心虚八证

忌　升散，破气，苦寒，辛燥，大热。诸药俱见前。

宜　补血，甘温，酸敛，佐以咸寒，镇坠。如生熟地黄、龙眼肉、人参、炙甘草、石斛、酸枣仁、五味子、柏子仁、丹参、茯神、远志、鹿茸、炒盐、丹砂之类。

惊邪　属心气虚。

忌　升，破气。诸药俱见前。

宜　降，清热，豁痰，平。经曰：惊者平之。如犀角、丹砂、琥珀、珍珠、龙齿、金箔、牛黄、代赭石、羚羊角、麦冬、石斛、桔梗、胆星、麝香、竹沥、天竺黄、远志、鬼臼之类。

癫痫　属心气虚有热。

忌　补敛，升。诸药俱见前。

宜　降，清热，豁痰。诸药俱见惊邪条。加贝母、丹参、钩藤、郁金、铅丹、白矾之类。

不得眠　属心血虚有热。

忌　升，辛燥，热。诸药俱见前。

宜　敛，养阴血，清热。如酸枣仁、五味子、龙眼肉、丹参、芍药、人参、石斛、竹叶、生地、茯神、远志、黄连、元参、麦冬、辰砂、六一散、竹茹、木通、生甘草之类。

铠按：如痰热扰于心包，致神魂不安不得眠者，宜温胆汤。《素问》云：凡十一脏取决于胆也。如大病后阴不和，不得眠者，宜和胃气，宜半夏秫米汤。

心烦　属心家有热。

忌　升，破气，燥热。诸药俱见前。

宜　清热，生津液，甘寒，甘平，辛酸。参用不得眠中诸药。如竹叶、麦冬、生甘草、石斛、丹参、龙眼肉、生地、元参、沙参、茯神、远志、知母、酸枣仁之类。

怔忡　属心血不足。

忌、宜　俱同心虚。

心澹澹动

忌、宜　俱同心虚。

盗汗　属心血虚。汗者，心之液也。

忌　破气，辛散，燥热。诸药俱见前。

宜　补敛，清虚热，甘酸，甘平，甘寒，苦寒，咸寒。如生地、当归、茯神、龙眼肉、黄芪、五味子、白芍、枣仁、黄芩、黄柏、黄连、牡蛎之类。

伏梁　属心经气血虚，以致邪留不去。

忌　破血，汗，下。如三棱、蓬术、姜黄、䗪虫、蟅虫、红蓝花、水蛭、桃仁以上破血。

汗下　诸药俱见前。

宜　活血，凉血，散热通结，辛咸。如郁金、五灵脂、乳香、没药、当归、延胡索、赤芍、远志、菖蒲、茯神、牡蛎。参用东垣伏梁丸治之。

肝虚十证

忌　收敛，破气，升散，苦寒，下。诸药俱见前。

宜　辛散，甘缓。如当归、陈皮、生姜、地黄、甘菊、甘草、胡麻、谷精草、决明子、刺蒺藜、牛羊兔肝之类。

因郁而虚者，加细辛、木香、缩砂、沉香、川芎、香附。

胸胁痛　属肝血虚，肝气实，因而上逆。

忌　敛，补气，破血。诸药俱见前。

宜　降气，养血，和肝，辛甘，平缓。如苏子、郁金、降香、通草、当归、地黄、橘皮、甘草、白芍、续断、鹿角胶之类。

转筋　属血虚。

忌　下；复忌升，燥热，闭气，苦寒，破气。如二术、黄芪、银杏、猪脂、羊肉、面以上闭气。余忌药俱见前。

宜　酸、辛、甘、平。如木瓜、牛膝、归身、白芍、石斛、续断、甘草、陈皮、缩砂之类。

目光短　属肝血虚，及肾水真阴不足。

忌　破气，升，燥热。诸药俱见前。

宜　补肝兼滋肾，甘温益血，甘寒除热。如枸杞、牛地黄、甘菊花、沙蒺藜、谷精草、五味子、决明子、天冬、麦冬之类。

目昏　属肝血虚有热，兼肾水真阴不足。

忌　同目光短。

宜　同目光短，加黄柏、羚羊角。

目翳　属肝热兼肾水不足。

忌　破气，升，燥热，苦寒。诸药俱见前。

宜　补肝血，除热，退翳。如甘菊花、生地、决明子、石决明、沙蒺藜、女贞实、青羊胆、羚羊角、犀角、空青、黄连、伏翼粪、木贼、谷精草、密蒙花、人爪甲、蝉蜕、石蟹、珊瑚、珍珠、琥珀之类。

亡血过多角弓反张　属肝血虚有热。

忌　风燥，升，破气，下。诸药俱见前。

宜　补血清热，甘寒，甘温，酸寒，辛润。如当归、生地、白芍、牡蛎、炙甘草、牛膝、麦冬、丹皮、钩藤、菊花、童便。有汗加人参、黄芪、五味子、酸枣仁之类。

少腹连阴作痛，按之则止　属足厥阴经血虚。

忌　同角弓反张。

宜　同角弓反张。加鹿角胶。

偏头痛　属血虚肝家有热，不急治，久必损目。

忌　升，燥热，苦寒。诸药俱见前。

宜　养血清虚热，甘寒。酸寒，辛寒。如生地、天冬、甘菊花、白芍、当归、川芎、乌梅、炙甘草、土茯苓、金银藤、黑豆。有实火者，可加黄芩酒炒、大黄酒蒸、雨前茶、石膏。

目黑暗眩晕、肢麻　属血虚，兼肾水真阴不足。

忌　破气，燥热，辛温，诸药俱见前。

宜　养血补肝，清热，甘寒，甘平，酸寒，苦寒。如生地黄、枸杞子、甘菊花、天麻、当归、山药、五味子、白蒺藜、甘草、山茱萸、白芍、天冬、钩藤之类。

肥气　属气血两虚，肝气不和，逆气与瘀血相并而成。

忌　破气，下，苦寒，诸药俱见前。

宜　和肝散结气，兼行气血凝滞，甘温，甘平。如川芎、当归、沉香、干姜、肉桂、橘皮、红花、郁金、延胡索、香附、山楂、赤芍、红曲、砂仁。参用东垣肥气丸治之。

脾虚十二证

忌　下，降泄，破气，苦寒。诸药俱见前。

宜　甘温，佐以辛香，酸平。如人参、大枣、黄芪、山药、炙甘草、莲肉、茯苓、白扁豆、缩砂、橘红、白豆蔻、藿香、木瓜、白芍、酸枣仁之类。

饮食劳倦伤脾发热

忌　破气，发散，下，苦寒。诸药俱见前。

宜　补中益气，甘温，升，酸。如人参、黄芪、白术、炙甘草、大枣、柴胡、升麻、石斛、麦冬、橘红、白芍、酸枣仁之类。

饮食不消化　属脾气虚。

忌　破气，消导克伐，苦寒；复忌燥。如草果、枳实、槟榔、蓬术、三棱、矾红以上消导。余忌药俱见前。

宜　益真气，香，甘温，甘辛。同脾虚加谷蘖、麦蘖、肉豆蔻。

伤食　必恶食。

忌　润湿，苦寒。如当归、肉苁蓉、锁阳、天冬、地黄、知母、元参、猪脂、茄子、酒糟、面食以上润湿。苦寒诸药见前。

宜　健脾消导，甘温，辛香。如橘皮、山药、白扁豆、白芍、白茯苓、草果、山楂、麦芽、草豆蔻、缩砂、莲肉、谷蘖之类。如腹痛大便不通，宜下之，枳实、槟榔、厚朴、大黄。元气虚人不可下，宜加参、术。伤肉食，轻者宜蒜、山楂，兼黄连；重者宜矾红、枣肉为丸。服二钱，不可过，终身忌荞麦。伤面食，宜炒莱菔子。

停饮 为恣饮汤水，或冷茶、冷酒所致。

忌 下，酸敛，湿润，滞腻。诸药俱见前，加忌花粉、蒌仁、桃仁、郁李仁。

宜 健脾利水，淡渗，兼辛散。如人参、白术、半夏、茯苓、橘皮、泽泻、猪苓、木通、桑白皮、旋覆花、紫苏、白豆蔻之类。

水肿 属脾气虚。

忌 破气，下泄，湿润，咸，苦，寒。如食盐、商陆以上咸。余忌药俱见前。

宜 补脾益气，燥湿，利水，辛香，甘温，佐以淡渗。如人参、二术、橘皮、山药、木瓜、薏苡仁、桑白皮、茯苓、赤小豆、香薷、乌蠡鱼、车前子、猪苓、泽泻、姜皮、荸荠、缩砂、通草之类。

脾虚中满 属脾气虚，兼脾阴虚。

忌 破气，下，消导，利水，甘。如饴糖、大枣、蜜、甘草以上甘。余忌药见前。昼剧夜静，属脾气虚。

宜 补气健脾，甘温淡渗，佐以辛香。如人参、二术、白芍、桑白皮、茯苓、车前子、橘红、姜皮、藿香、砂仁。无热证者，佐以桂。夜剧昼静，属脾阴虚。

宜 补脾阴，兼制肝清热，酸寒，甘平，淡渗。如酸枣仁、白芍、石斛、白扁豆、莲肉、橘皮、山药、苏子、五味子、木瓜、桑白皮、车前子、茯苓之类。

噎膈 属气血两虚。由于血液衰少，而非痰气壅逆所成。

忌 破气，升；复忌下，消导，燥，苦寒，辛热。诸药俱见前。

宜 降，清热润燥，甘温、甘平以益血，略佐辛香以顺气。

如苏子、橘红、枇杷叶、人参、白芍、酸枣仁、龙眼肉、人乳、牛乳、蔗浆、梨汁、韭汁、芦根汁、白豆蔻之类。

脾泄　属气虚。

忌　破气，下，消导，苦寒。诸药俱见前。

宜　温中补气，升清，甘温，甘平，佐以辛香。如人参、白术、炙甘草、山药、莲肉、白扁豆、茯苓、车前子、白芍、升麻、柴胡、肉豆蔻、缩砂仁、橘皮、木香、丁香、藿香、白莱菔。兼有湿及痰，经年不愈，粪色白者，须服九制松脂。

健忘　属气血两虚。

忌　升，燥热；复忌苦寒，辛散。诸药俱见前。

宜　益脾阴兼补气，酸敛，甘温，甘寒，辛平以通窍。如酸枣仁、白术、白芍、五味子、人参、炙甘草、黄芪、龙眼肉、柏子仁、麦冬、丹参、茯苓、茯神、石菖蒲、远志之类。

倦怠嗜卧　属脾气不足。

忌　破气，消导，苦寒。诸药俱见前。

宜　补气，兼健脾，甘温，辛香。如人参、白术、黄芪、茯苓、山药、炙甘草、谷蘖、白扁豆、缩砂、橘皮、藿香、白豆蔻之类。

脾虚腹痛　按之则止，属血虚。

忌　破气，破血，香燥，苦寒。诸药俱见前。

宜　益气补血，甘温，酸平。如人参、炙甘草、龙眼肉、大枣、酸枣仁、石斛、麦冬、白芍之类。

痞气　属脾气虚及气郁所致。

忌　破气，下，湿润，苦寒。诸药俱见前。

宜　健脾，兼散结滞，甘温，辛香。如人参、白芍、橘红、缩砂、藿香、吴茱萸、谷蘖、麦蘖、红曲、香附、木香。参用东垣痞气丸治之。

肺虚七证

忌　补气，升散，辛燥，温热。诸药俱见前。

宜　清热，降气，酸敛，润燥。如天冬、麦冬、苏子、枇杷叶、贝母、沙参、百部、百合、桑白皮、五味子、杏仁、蜜、梨、柿。无热者，加人参。

齁喘　属肺虚有热，因而痰壅。

忌　破气，升，发散，收涩。如诃子、粟谷以上收涩。余忌药俱见前。

宜　降气，消痰，辛凉，甘寒，苦平。如苏子、枇杷叶、贝母、桑白皮、栝楼根、竹沥、天冬、麦冬、百部、百合、薄荷、马兜铃、款冬花、沙参、前胡、白前、射干之类。

咳嗽吐血痰　属肺热甚。

忌　升，破气；复忌补气，破血，辛燥，温热，收涩。诸药俱见前。

宜　降气清热，润肺生津液，凉血益血，甘寒，甘平，咸寒，佐以苦寒。如郁金、地黄、蒲黄、侧柏叶、茅根、剪草、白及、阿胶、童便、知母。余药肺虚条内参用。

声哑　属肺热甚。

忌、宜　俱同咳嗽。

咽喉燥痛　属水涸火炎，肺热之极。此证法所难治。

忌、宜　俱同咳嗽。

肺痿　属肺气虚有热。

宜、忌　俱同肺虚。

龟胸　属肺热有痰。

忌、宜　俱同齁喘咳嗽。

息贲　属肺气虚，痰热壅结所致。

忌　破气，辛热，补敛。诸药俱见前。

宜　降气，清热开痰，佐以散结。如橘皮、白豆蔻、莱菔子、苏子、白芥子、射干、桔梗、旋覆花、桑白皮。参用东垣息贲丸治之。

肾虚　即肾水真阴不足十八证。

忌　升，破气，利水，温热，辛燥，补命门相火。如仙茅、巴戟天、胡芦巴、人参、补骨脂、鹿茸、人胞以上补命门相火。余忌药俱见前。

宜　滋阴，润，生精补血，除热，甘寒，酸寒，苦寒，咸寒。如地黄、枸杞子、牛膝、人乳、肉苁蓉、柏子仁、胡麻、沙蒺藜、杜仲、续断、天冬、麦冬、五味子、山萸肉、山药、丹皮、菟丝子、车前子、地骨皮、知母、黄柏、鳖甲、青蒿、童便之类。

肾虚腰痛　属精气虚。

忌　破气，燥热。诸药俱见前。

宜　同肾虚。

骨乏无力　属阴精不足，肾主骨故也。

忌、宜　俱同肾虚。

骨蒸潮热　属精血虚极，以致阳无所附，火空上炎。

忌、宜　俱同肾虚。

传尸劳

忌　同肾虚。

宜　除热益阴，杀劳虫，兼清镇。诸药同肾虚。加鬼臼、干漆、漆叶、芦荟、象胆、獭肝、胡黄连、安息香、丹砂、磁石之类。

五心烦热　属真阴不足。

忌、宜　俱同肾虚。

梦遗泄精　属肾虚有火。

忌　同肾虚。

宜　滋阴，生精补血，除热，酸敛，佐以涩精。如莲花蕊、生甘草、石斛、缩砂、龙骨、覆盆子、鱼胶、莲肉、牡蛎、远志、金樱子、韭子、桑螵蛸。余药同肾虚条。

小便短涩、热赤频数　属肾虚有火。

忌、宜　俱同肾虚。

溺有余沥　属气虚。

忌　同肾虚。

宜　同肾虚。以五味子、黄柏、人参为君，菟丝子、覆盆子为臣，益智仁为佐。如觉平日肺家有热，或咳嗽有火者，忌人参，用沙参。

溺血、血淋　属肾虚有火，热伤血分。

忌　同肾虚。

宜　同肾虚。加侧柏叶、阿胶、茅根、韭白、地黄、戎盐、蒲黄之类。

伤精、白浊　属房劳过度，以致精伤流出，似白浊证。

忌　利小便，燥，辛热。诸药俱见前。

宜　同肾虚。

五淋　属肾虚兼有湿热。

忌　同肾虚。

宜　同肾虚。加清湿热，如茯苓、黄柏、车前子、石斛、萆薢、薏苡仁之类。

精塞水窍不通　属房欲不禁，或思欲不遂，或惧泄忍精，或老人气不足以送精出窍。

忌　破气，下，利小便，燥热。诸药俱见前。

宜　行败精，壮实人宜兼泄火，老人宜兼补气血。外治用㕮法。如牛膝、生地、当归、桃仁、红花、车前子、鹿角霜之类。

齿浮、真牙摇动，及下龈软，或齿衄　属肾虚有热。

忌　同肾虚；又忌当归、川芎。

宜　益阴，凉血，固肾。诸药略同肾虚，应以地黄、黄柏、五味子为君；桑椹、牛膝、沙蒺藜、鹿茸、天冬为臣；龙骨、牡蛎为使。

下消　属肾阴虚，火伏下焦。

忌　同肾虚。

宜　清热，及峻补真气，润，酸敛。诸药同肾虚。

宜　以黄柏、五味子、生地、天冬、麦冬、人参为君；石斛、牛膝、知母、人乳、童便为臣；地骨皮、青蒿、侧柏叶为佐。

善恐　属肾气虚，肾藏志故也。

忌　破气，苦寒，诸药俱见前。

宜　补气强志，辛平，甘温，佐以辛香。如人参、远志、茯苓、鹿茸、酸枣仁、柏子仁、石斛、沉香之类。

阴窍漏气　属肾气虚不固。肾主纳气，虚则不能纳，故见是证。

忌　破气，降，香燥，辛热。如苏子、郁金、降香、沉香、橘皮、通草以上降、白豆蔻、木香、香附以上香燥。余忌药俱见前。

宜　补真气，酸敛固涩。如人参、五味子、山茱萸、沙蒺藜、覆盆子、枸杞子、益智仁、远志、龙骨、牡蛎、金樱子、莲须。参用肾虚条内诸药。

疝　属肾虚，寒湿邪乘虚客之所致。丹溪谓与肾经绝无相干者，误也。又有先因湿邪为病，后成湿热者，药宜分寒热、先后二途。

忌　升，破气，苦寒，湿润。诸药俱见前。

宜　补气，通肾气，除湿。又有阴虚有热之人病此，兼宜除热。如人参、黄芪、橘核、合欢子、荔枝核、川楝子、牛膝、木瓜、杜仲、萆薢、巴戟天。虚寒而痛，加桂、茴香、胡芦巴、补骨脂、仙茅；虚热而痛，加黄柏、车前子；湿盛者，加苍术。

奔豚　属肾虚，脾家湿邪下传客肾所致。

忌　同疝，兼忌燥。诸药俱见前。

宜　补气，健脾，辛温，散结。如人参、山药、肉桂、山茱萸、牛膝、茴香、蛇床子。参用东垣奔豚丸治之。

命门虚　即元阳真火不足四证。

忌　下泄，破气发散，辛寒，苦寒，淡渗，燥，补肾水，苦寒药。如黄柏、知母、生地黄、天冬以上补肾水苦寒药。余药俱见前。

宜　益真阳之气，甘温，咸温，甘热，酸敛。如人参、人胞、鹿茸、鹿角胶、肉苁蓉、菟丝子、枸杞子、覆盆子、五味子、巴戟天、山茱萸、附子、补骨脂、仙茅、阳起石之类。

阴痿　属命门火衰，下焦虚寒。

忌　同命门虚。

宜　同命门虚，加海狗肾、蛇床子、原蚕蛾、狗阴茎、雀卵、牛膝、白马阴茎。

精寒、精薄　属命门火衰，阳气不足。

忌、宜　俱同阴痿。

肾泄　即五更及黎明泄泻者是也，亦名大瘕泄。属命门真火不足。

忌　同命门虚。

宜　益气，甘温，酸敛。如人参、山药、莲肉、肉豆蔻、砂仁、补骨脂、木香、吴茱萸、五味子之类。

畏寒足冷

忌、宜　俱同命门虚。

小肠虚一证

忌　破气，辛散，燥热。诸药俱见前。

宜　补气，甘温，酸温。如人参、黄芪、麦冬、五味子、山茱萸之类。

遗尿　属小肠气虚，兼肾气虚及膀胱虚。

忌　同小肠虚。

宜　同小肠虚，兼固涩。如牡蛎、益智子、龙骨、金樱子之类。

胆虚二证

忌　汗，吐，下，苦寒，破气，燥。如山栀、瓜蒂、藜芦、盐汤、常山以上吐。余忌药俱见前。

宜　甘温，甘平，酸敛，佐以微辛。如人参、当归、谷精草、决明子、木贼草、甘草、竹叶、竹茹、白芍、酸枣仁之类。

易惊　属胆气虚。

忌　破气，升散，燥热。诸药俱见前。

宜　补胆气，甘温，辛温，酸平。如人参、酸枣仁、甘草、竹叶、当归、白芍、竹茹、橘皮之类。

病后不得眠　属胆虚。

忌、宜　俱同胆虚。

胃虚七证

忌　下，破气，苦寒，燥热。诸药俱见前。

宜　益气，甘平，甘淡，酸。如人参、白术、白扁豆、莲肉、石斛、橘皮、茯苓、木瓜、白芍。兼寒加生姜、白豆蔻、缩砂；兼热加竹茹、枇杷叶、麦冬、芦根汁、蔗浆。

胃热不纳食及不思饮食

忌　同胃虚。

宜　同胃虚，仍分寒热治。

胃虚呕吐　宜分寒热。

忌、宜　俱同胃虚。

霍乱转筋　属胃虚，猝中邪恶气及毒气，兼有停滞所致转筋与肝经血虚异。

忌　闭气，滞腻，收敛，温补，大热。诸药俱见前。

宜　调气和中，辛散，消导。由于暑，必口渴，或口干、齿燥、口苦、小水短赤。如白梅、白扁豆并叶、丝瓜叶、滑石、石膏、甘草、橘皮、香薷、木瓜、石斛、童溺、食盐、泥浆、缩砂、厚朴。由于寒，则小水清白，不渴不热。如缩砂、丁香、橘皮、藿香。甚者加吴茱萸、肉桂。外治用杉木、楠材煎汤浸洗。

绞肠痧　属胃气虚。

猝中天地邪恶秽污之气，郁于胸腹间，上不得吐，下不得泻，以肠伤胃绞痛异常，胸腹骤胀，遍体紫黑，头顶心必有红发，急寻出拔去之。急以三棱锼针刺委中，挤出热血，可立苏。次用新汲凉水，投入盐两许，恣饮，得吐泻即止。委中穴在两膝下弯横纹中间，两筋之中，刺入一分。

忌　温补，敛。诸药俱见前。切忌火酒、生姜、蒜及谷气米饮热汤，入口即死。

宜　通窍辟恶，辛散，咸寒。如龙脑香、苏合香、薷香、檀香、乳香、芒硝、童便。煎药亦宜冷服。

中恶腹中疞痛　属胃气虚，恶气客之所致。

忌　补，酸敛。诸药俱见前。

宜　辟恶气，通畅胃气，辛散。如龙脑香、檀香、麝香孕妇忌用、牛黄、乳香、苏合香、丹砂、雄黄、鬼臼、藿香、橘皮、木香、沉香、白豆蔻、远志、石菖蒲、干姜、桂之类。

反胃　属胃气虚。

忌　破气，升，苦寒，甘，燥热。诸药俱见前。

宜　补气，降气和胃，清热，酸敛以制肝。如人参、苏子、橘皮、枇杷叶、木瓜、竹茹、麦冬、芦根汁、石斛、白茯苓、白芍、梅酱、蔗浆之类。若因虚寒而得者，加生姜、白术、白豆蔻。

中酒　属胃弱。

忌　闭气，升，甘温，燥热，收涩。诸药俱见前。

宜　养胃，酸，辛散，淡渗。如人参、麦冬、白扁豆、葛花、枳椇子、五味子、梅酱、橘皮、白豆蔻、黄连、缩砂、茯苓、泽泻之类。

大肠虚四证

忌　破气，下，燥热。诸药俱见前。

宜　补气，润燥，甘温。如人参、黄芪、麦冬、五味子、白芍、炙甘草之类。

虚热便闭不通　属血虚津液不足。

忌　破气，下，燥热，苦温，损津液。如郁李仁损津液，余忌药俱见前。

宜　生津，润燥，凉血，益血。如五味子、麦冬、芝麻仁、生蜜、天冬、肉苁蓉、生地黄、当归、芦荟、炙甘草之类。

虚寒滑泄不禁　属气虚。

忌　破气，下，湿润，苦寒。诸药俱见前。

宜　补气，升，甘温，酸敛。如人参、黄芪、白术、莲肉、升麻、炙甘草、吴茱萸、肉豆蔻、补骨脂、五味子、木瓜、赤石脂之类。

肠鸣　属气虚。

忌　破气，下，苦寒。诸药俱见前。

宜　同大肠虚，加升麻、柴胡以佐之。

铠按：《素问》云：大肠病者，肠中切痛而鸣濯濯，冬日重感于寒即泄泻，当脐而痛。乃大肠虚寒，前法宜加温热治之，如肠鸣而不痛不泻者，《灵枢》云：中气不足，肠为之苦鸣是也。乃中气虚弱不能运气，气无所归也，宜补中益气汤，或理中汤、归脾丸之类。又《素问·刺疟篇》：脾疟者，令人寒，腹中痛，热则肠中鸣。乃中虚疟作，阴盛阳复，气火冲击之声，宜和阴阳，佐以泄热。如制首乌、白芍、白术、茯苓、龟甲之类。《金匮》又云：水走肠间，沥沥有声，谓之痰饮。乃脾虚水精不化，宜二陈汤、六君子汤，佐化痰顺气调之。

脱肛　属气虚兼有湿热。

忌　同大肠。

宜　补气，升提，除湿热。如人参、黄芪、炙甘草、白术、莲肉、白扁豆、升麻、干葛、柴胡、黄柏、防风、黄连、黄芩、樗①根白皮、白芍。外用五倍子敷之。

---

① 樗（chū春）：臭椿。

膀胱虚二证

忌　破气，燥，利小便。诸药俱见前。

宜　补气，酸敛。如人参、五味子、山茱萸、益智子、金樱子之类。

小便不禁　属气血虚。

忌　降下，湿润，燥热。诸药俱见前。

宜　同膀胱虚，加牡蛎、龙骨、鹿茸、桑螵蛸、鸡胵胵①。频数不能少忍，加麦冬、五味子、黄柏、山茱萸、天冬、鳖甲、牛膝、柏子仁、枸杞子之类。

膀胱气

宜、忌　俱同疝。

三焦虚二证

忌　破气，降；复忌升发，苦寒。诸药俱见前。

宜　补中益气，佐以辛温。如人参、黄芪、白术、益智、沉香、五味子之类。

腹寒　属中气虚。

忌、宜　俱同三焦虚。

短气、少气　属气虚。

忌　同三焦虚。

宜　补气益精，甘温，甘寒，酸温。如人参、黄芪、麦冬、五味子之类。

心实　即实火实热　五证

忌　补敛，升，热，温燥。诸药俱见前。

宜　降火清热，苦寒以折之，辛寒以散之，甘寒以缓之，

---

① 胵胵（bì chī 必吃）：胃。

咸寒以润之。如黄连、犀角、石膏、丹砂、牡丹皮、滑石、生甘草、麦冬、竹叶、童便；便结燥加芒硝、大黄；发狂亦如之。

谵语　属心家邪热。

忌、宜　俱同心实。

舌破　属心火。

忌、宜　俱同心实。

烦躁　属心家邪热，及心火内炎烦属心，躁属肾。

忌、宜　俱同心实。

自笑　属心家有热邪。

忌、宜　俱同心实。

发狂　属心家有邪，热甚。

忌、宜　俱同心实。

肝实五证

忌　补气，升，酸敛，辛热，辛温，燥。诸药俱见前。

宜　清热降气，苦寒，辛寒，甘寒，酸寒。如橘皮、青皮、苏子、黄连、黄芩、龙胆草、柴胡、甘草、赤芍、竹叶、青黛之类。

善怒　怒则气逆，甚则呕血及飧泄。

忌　补，升，热燥，闭气。诸药俱见前。

宜　降气，清热，甘寒，酸寒，咸寒，佐以辛散。如苏子、郁金、降香、甘草、青黛、麦冬、生地、赤芍、橘皮、蒲黄、当归、延胡索、砂仁、香附、童便之类。

善太息、忽忽不乐

忌、宜　俱同善怒。

胁痛呕血　属肝气逆，肝火盛，肝血虚。

忌、宜　俱同善怒。

铠按：胁痛由怒气伤肝，肝郁不达，气滞血积胁下。痛如锥刺，嗳气不舒者，不宜概用辛凉泄降，当疏肝活血调气。如逍遥散，去白术，加桃仁、郁金、丹皮、黑栀仁之类。

发搐　属肝家邪热，热则生风，风主掉眩故也。

忌　同善怒。

宜　清热，降气，利小便，缓中。如生地、白芍、黄连、丹砂、羚羊角、童便、苏子、麦冬、甘草、竹叶、甘菊、茯苓、木通之类。

目赤肿痛　属血热。

忌　同肝实善怒。

宜　凉血清热，甘寒，苦寒，酸寒。如生地、赤芍、甘草、甘菊、谷精草、密蒙花、荆芥、黄柏、大黄、黄连、连翘、元参、山栀、竹叶、龙胆草、空青、木通、童便。

外治：铜青、芒硝、胆矾、蕤核。急者宜以三棱针刺破眼眶肿处，挤出热血，立解。迟则血贯瞳人，目损矣。

脾实　即湿热邪胜　六证

忌　湿润，收涩，滞腻，热，咸，甘。诸药俱见前。

宜　除湿清热，利小便，辛散，风燥，苦寒。如术、山栀、猪苓、泽泻、滑石、车前子、茯苓、白豆蔻、防风、干葛、黄连、枳实之类。

蛊胀　由于脾家湿热积滞，或内伤瘀血停积而成。

忌　补气，甘温，燥热。诸药俱见前。

宜　除湿，清热，利小便，消积。如木通、防己、车前子、猪苓、葶苈、乌蠡鱼、桑白皮、山楂、红曲、三棱、蓬术之类。

易饥　属脾家邪火。

忌　升，辛温，大热，香燥。如沉香、麝香、龙脑、缩砂、豆蔻、藿香以上香燥。余忌药俱见前。

宜　清火除热，生津液，益脾阴，甘寒，苦寒，酸寒。如黄连、青黛、连翘、山栀、石膏、竹叶、麦冬、石斛、白芍、酸枣仁之类。

口唇生疮

忌　温燥，热。诸药俱见前。

宜　甘寒，酸寒，苦寒，辛寒。如麦冬、生地、甘草、白芍、乌梅、黄连、黄柏、元参、连翘、花粉、干葛、石膏、龙胆草、大青、竹叶之类。

口糜

忌、宜　俱同口唇生疮。

铠按：口糜有虚实之分，《素问》云：膀胱移热于小肠，膈肠不便，上为口糜。当如前法，如发于大病后，或疟痢初愈，时正气已亏，唇舌淡白，口不渴饮，此属中气虚寒，湿郁不化，蒸腾之气，结于清空，由地气升而为云也。若再做热治，必致胃惫呃逆。急宜温中、培土、渗湿。如附子、干姜、白术、茯苓、泽泻之类。

中消　属脾家实火。

忌　破气，下，温燥，热。诸药俱见前。

宜　服诸药同口唇生疮，加人参。

湿热腹痛、按之愈甚

忌　闷气，酸敛，温热，燥。诸药俱见前。

宜　利小便，兼升提，苦寒。如滑石、车前子、木通、黄连、黄芩、升麻、柴胡、葛根、防风。不愈加熟大黄，即土郁则夺之之义也。

肺实八证

忌　敛涩，补气，升，燥热，酸，咸。诸药俱药见前。

宜　降气，润，甘寒，苦寒，佐以辛散。如苏子、枇杷叶、桑白皮、天冬、贝母、栝楼根、杏仁、白前、前胡、知母、车前子、桑黄、石膏、黄芩之类。

喘急　属肺有实热，及肺气上逆。

忌　同肺实。

宜　同肺实，加桔梗、甘草、瓜蒌仁、元参、青黛之类。

气壅　属肺热气逆。

忌、宜　俱同肺实。

声重痰稠　属肺热。

忌　同肺实。

宜　同肺实。加薄荷、竹沥。

肺痈　属肺热极。

忌　同肺实。

宜　清热，消痰，降火，解毒散结，甘寒，苦寒，辛寒。如桑白皮、桑黄、黄芩、贝母、栝楼根、薏苡仁、鼠粘子、连翘、甘草、百年腌芥菜汁之类。

肺胀闷　属肺热。

忌　同肺实。

宜　同肺实，并参用肺痈诸药。

吐脓血、血痰、咳嗽嗽血　属肺家火实热甚，此邪气胜则实之谓。

忌　同肺实。

宜　清热降气，凉血，豁痰。如童便、苏子、枇杷叶、桑白皮、麦冬、剪草、蒲黄、生地、天冬、百部、桑黄、百合、薏苡仁、甘草、贝母、白芍、白及、桔梗、款冬花、紫菀之类。

喉癣　属肺热。

忌　同肺实。

宜　同肺实，加鼠粘子、元参、射干。

铠按：喉癣有因久咳伤肾，虚火上炎，肺失清肃而成者，不可同肺实例治。宜壮水潜阳，化火解毒。如生地、熟地、丹皮、龟板、黄柏、知母、溺白垩、青盐之类。

上消　属肺家实火，及上焦热。

忌　同肺实。

宜　降气，清热，补肺，生津，甘寒，苦寒，酸寒，辛寒。如苏子、麦冬、枇杷叶、桑白皮、桔梗、百部、百合、黄芩、天冬、沙参、黄连、花粉、葛根、知母、元参、石膏、甘草、五味子、白芍、竹叶、芦根、冬瓜、人乳之类。肾无实，故无泻法。

命门实二证

忌　补气，温，热。诸药俱见前。

宜　苦寒，甘寒，咸寒。如黄柏、知母、元参、天冬、麦冬、丹皮、车前子、木通、泽泻之类。

强阳不倒　属命门火实，孤阳无阴所致，此证多不治。

忌　同命门实。

宜　同命门实。加五味子、童便、生地。

水窍涩痛　属命门实火。

忌　同命门实。

宜　清热，利窍，甘寒，苦寒，咸寒，佐以淡渗。如黄柏、知母、车前子、生地、天冬、甘草、黄芩、牛膝、麦冬、童便、茯苓、木通之类。

小肠实一证

忌　敛涩，补气。诸药俱见前。

宜　通利，淡渗，苦寒，甘寒，咸寒。如车前子、茯苓、木通、甘草、黄柏、知母、黄芩、黄连、牛膝、麦冬、生地、童溺之类。

小水不利及赤，或沥痛尿血

忌、宜　俱同小肠实。

胆实二证

忌　汗，吐，下。诸药俱见前。

宜　和解，辛寒，甘寒，苦寒，辛温。如柴胡、黄芩、半夏、生姜、甘草、橘皮、龙胆草之类。

口苦、耳聋、胁痛、往来寒热

忌　同胆实。

宜　用仲景小柴胡汤，随所见兼证加减。

鼻渊　属胆热移于脑。

忌　辛温，燥热。诸药俱见前。

宜　清热，补脑，甘寒，甘平，佐以辛寒。如天冬、菊花、生地、沙蒺藜、山茱萸、沙参、薄荷、柴胡、辛夷、黄芩、元参、知母。

胃实二证

忌　升，补敛，辛温，燥热，湿润。诸药俱见前。

宜　下；如邪未结，宜清热发散；苦寒，辛寒，甘寒。如大黄、枳实、知母、石膏、葛根、竹叶、大青、小青、青黛、麦冬、甘草之类。

谵语发狂，发斑，弃衣而走，登高而歌　属胃家邪热实。

忌　同胃实。

宜　同胃实。如大便结者，加芒硝急下之；发斑者，加鼠粘子、元参、栝楼根，多用石膏为君；便结亦加大黄下之。

口臭数欲饮　属胃火。

忌　同胃实。

宜　清热降火，苦寒，甘寒，辛寒。如黄连、青黛、连翘、麦冬、石斛、芦根、竹叶、石膏之类。

嘈杂　属胃火。

忌　同口臭。

宜　同口臭，略兼消导。如山楂、麦芽、橘红、神曲之类。

口淡　属胃热。

忌、宜　俱同口臭。

呕吐　属胃火者，必面赤，小便短赤或涩，大便多燥，口苦或口干渴。

忌　同胃实。

宜　同胃实。加枇杷叶、竹茹、木瓜、芦根、橘皮、通草、白茯苓之类。

吞酸　属胃火。

忌　同胃实。

宜　同嘈杂。

铠按：《素问》云：诸呕吐酸属于热。仲景云：上焦不归者，噫而酢①吞。东垣、戴原礼皆为中虚，宜温。河间、丹溪咸指为火，宜泄。张景岳论为胃弱，宜补。王宇泰谓此证由饮食入胃，胃弱不能消，而又挟肝火，是以作酸，浮饮积蓄为酸痰，用左金丸，佐以顺气降痰主之。诸贤有卓见。

铠：历治此证，如胸闷脘痛，酸辣呛心，甚则呕吐酸浊、痰涎、清水，或黄、紫酸浆，不挟谷食，并出脉弦数者，乃肝火冲胃，用黄连、吴茱萸、香附、归身、白芍、半夏、广皮，以泄肝降逆，或仲景乌梅丸法加减。如兼忽寒倏热者，前法加醋炒柴胡，以舒甲木，屡效。如吐出绿汁、黑水是肝肾脏真已伤，不治。如吞酸、嗳腐气、吐酸，与谷食倾囊而出，脉缓大不弦，

---

① 酢（cuò 措）：《说文解字》段注："酢，酸也。"酢本戴浆之名。引申之凡酸味者皆谓之酢，今俗皆用醋。

或迟者，乃胃虚受寒，法当温胃，当与吐呕同参。

大肠实四证

忌　补敛，燥热。诸药俱见前。

宜　润下，苦寒，辛寒。如生地、麻仁、桃仁、黄连、黄芩、槐花、大黄、石膏、知母、枳壳之类。

便硬闭

忌　同大肠实。

宜　同大肠实。加芒硝、猪胆、槟榔、郁李仁、白蜜之类。

肠风下血　属大肠湿热。

忌　下，燥热，诸药俱见前。

宜　清热凉血，兼升，甘寒，苦寒。如生地、槐花、地榆、黄连、黄芩、荆芥、防风、甘草、红曲、白芍、侧柏叶、白头翁、蒲黄、鸡子、葛谷之类。

脏毒　属血热。

忌　同肠风下血。

宜　同肠风下血，加忍冬、麦冬，倍加地榆、蒲黄。

肠痈　属大肠实火。

忌　同肠风下血。

宜　下，苦寒，解毒。如大黄、白药子、白芷、白及、白蔹、连翘、忍冬藤、甘草、黄芪、生地、明矾、黄蜡、生蜜以上三味作丸。

膀胱实一证

忌　燥热，收涩。诸药俱见前。

宜　润，淡渗。如知母、黄柏、车前子、木通、瞿麦、滑石、茯苓、猪苓、泽泻之类。

癃闭　属膀胱实热。

忌　破气，发散，燥热。如属水液不足，兼忌利小便。诸药俱见前。

宜　同膀胱实，佐以升提。如升麻、柴胡之类。

三焦实三证

忌　补，敛，升，燥热。诸药俱见前。

宜　降，清热，调气，甘寒，苦寒，咸寒。如苏子、麦冬、知母、黄柏、元参、山栀、黄芩、黄连、童便之类。

喉痹　即缠喉风。

属少阳相火、少阴君火釜炽。经曰：一阴一阳结为喉痹。一阴者少阴君火也，一阳者少阳相火也。

忌　同三焦实。

宜　辛散，佐以苦寒，咸寒，急则有针法，吹法，吐法。如鼠粘子、山豆根、射干、黄连、黄柏、知母、元参、童便、苏子、麦冬、贝母、甘草、犀角、山慈菇、桔梗。急治用胆矾、朴硝、牛黄，为末，和匀，吹入喉中。又法：用明矾三钱，巴豆七粒去壳，同矾煅，矾枯去巴豆，即取矾为细末，吹入喉中，流出热涎即宽。

头面赤热　属上焦火升。

忌　同三焦实。

宜　降，清热，甘缓，佐以酸敛。如苏子、枇杷叶、天冬、麦冬、元参、薄荷、花粉、梨、柿、蔗、童便、白芍、五味子之类。

赤白游风　属血热，则生风，故善游走，俗名火丹，小儿患此，大人亦时有之。

忌　同三焦实。

宜　清热，凉血，兼行血，辛寒，甘寒，苦寒，咸寒。如生地黄、黄连、黄柏、生甘草、丹皮、蒲黄、红花、连翘、元参、鼠粘子、牛膝、蓝汁、苎根、童便、赤芍。宜兼外治，砭出热血，及用漆姑草、慎火草捣烂敷之，即易愈。

六淫门

中风治法大略

凡言中风，有真假内外之别，差之毫厘，谬以千里，何者？西北土地高寒，风气刚猛，真气空虚之人，猝为所中。中脏者死，中腑者成废人，中经络者可调理而瘳。治之之道，先以解散风邪为急，次则补气养血，此真外来风邪之候也。其药以小续命汤，桂枝、麻黄、生熟附子、羌活、独活、防风、白芷、南星、甘草之属为本。

若大江以南之东西两浙、七闽、百粤、两川、滇南、鬼方、荆扬、梁三州之域，天地之风气既殊，人之所禀亦异。其地绝无刚猛之风，而多湿热之气，质多柔脆，往往多热多痰。真阴既亏，内热弥甚，煎熬津液，凝结为痰，壅塞气道，不得通利，热极生风，亦致猝然僵仆类中风证。或不省人事，或言语謇涩，或口眼口歪斜，或半身不遂。其将发也，外必先显内热之候，或口干舌苦，或大便闭涩，小便短赤，此其验也。河间所谓此证全是将息失宜，水不制火。丹溪所谓湿热相火，中痰中气是也。此即内虚暗风，确系阴阳两虚，而阴虚者为多，与外来风邪迥别。法当清热、顺气、开痰，以救其标，次当治本，阴虚则益血，阳虚则补气，气血两虚则气血兼补，久以持之。设若误用治真中风药，如前种种风燥之剂，则轻变重，重必死。祸福反掌，不可不察也。初清热，则天门冬、麦门冬、菊花、白芍、茯苓、栝楼根、童便；顺气则紫苏子、枇杷叶、橘红、郁金；开痰则贝母、白芥子、竹沥、荆沥、瓜蒌仁。次治本，益阴则天冬、菊花、生地、当归、白芍、枸杞子、麦冬、五味子、怀牛膝、人乳、鹿角胶、黄柏、沙蒺藜之属；补阳则人参、黄芪、鹿茸、大枣之类。

风　诸暴强直，肢痛经戾，里急筋缩，皆属于风。

真中风　猝僵仆，口噤不言，不省人事。西北高寒之地有此，东南无之。如遗尿，直视，口开手撒，汗出如珠，属不治证。

忌　破气，下，吐，苦寒，酸敛。诸药俱见前。

宜　辛甘发散，峻补真气。如桂枝、附子、甘草、独活、羌活、天麻、麻黄、防风、川芎、细辛、藁本、蔓荆、牛黄、辛夷、牡荆实、白芷、人参、黄芪。有痰，加竹沥、南星、半夏、姜汁。

类中风　口眼歪斜，语言謇涩，半身不遂，口噤不言，四肢不举，痰涎壅盛，昏睡不省人事。

忌　汗，吐，下，大忌破气，温热，苦寒，及一切风湿辛燥发散，并开窍走真气，行血诸药，慎勿犯之，犯之则轻必重，重必毙。如麝香、苏合香、檀香、龙脑香、安息香以上开窍走真气。余忌药俱见前。

宜　滋补，阳虚者补气，阴虚者补血，阴阳两虚则气血双补，兼宜清热降气，豁痰及保脾胃。如天冬脾胃薄弱者勿多用、荆沥、苏子、栝楼根、贝母、橘红、枇杷叶、甘草、竹沥、童便、霞天膏、梨汁、黄柏。次益血，于前药中加胡麻仁、石斛、牛膝、生地黄、五味子、甘菊花、枸杞子、何首乌、山药、菟丝子、白芍、丹参、山茱萸、沙蒺藜、酸枣仁、柏子仁、车前子、刺蒺藜、竹叶、羚羊角、鳖甲、木瓜、青蒿、远志、瓜蒌仁霜、沙参、巴戟天、茯苓、茯神。如便闭，加肉苁蓉、当归，倍麻仁；如兼气虚，加人参、黄芪；有肺热者勿入人参。

感冒风寒　俗名伤风。其证或头痛身热，轻者则否，鼻必塞，兼流清涕，必恶风寒，或声重，或声哑，甚者痰壅气喘咳嗽。

忌　补气，酸敛，闭气。诸药俱见前。

宜　发散，辛甘，温。入川芎、细辛、藁本、防风、甘草、荆芥、白芷、前胡、桑白皮、桔梗、紫苏、薄荷、杏仁、糖炒石膏之类。

伤风热

忌　同感冒风寒。

宜　辛寒，甘寒，发散。如石膏、知母、甘草、竹叶、麦冬、前胡、桔梗、薄荷、葛根、桑白皮。久而不愈者属虚，阳虚者加人参、黄芪；阴虚者，加五味子、地黄，倍麦冬、白芍。

寒

诸病上下所出水液，澄澈清冷，癥瘕癞疝坚痞，腹满急痛，下利清白，食已不饥，吐利腥秽，屈伸不便，厥逆禁固，皆属于寒。凡中寒，必本于阳虚。

忌　破气，苦寒，下，甘寒，辛寒。诸药俱见前。

宜　补气，散寒，辛甘，温热，轻者解表，重者温补。如桂枝、干姜、麻黄、人参、附子、黄芪。

伤寒

辨验外感真伪法

凡外感必头疼，其疼也不问昼夜。探其舌本，必从喉咙内干出于外。多兼烦躁，不烦躁者，即轻证也。不头疼而发热，不发热而头疼，头虽疼而有时暂止，口虽干而舌本不燥，骨虽疼而头不疼，虽渴而不欲引饮，至夜或偶得寐，遇食不好亦不恶，居处虽若匡怯，而神气安静。凡若此者，皆非伤寒也。

三阳经治法总要

太阳病

其证发热，恶寒恶风，头痛项强，腰脊强，遍身骨痛，脉虽浮洪而不数，多不传经；烦躁脉数急者，是欲传经，宜先发汗以解表邪。其药以羌活汤为主。用羌活、前胡、甘草、葛根、杏仁、生姜、黑枣，水煎服。秋深冬月，应用此方，亦可量加紫苏、葱白。如冬月天气严寒，感邪即病，服此药不得汗，本方加麻黄，得汗勿再服。如病人自觉烦躁，喜就清凉，不喜就热，兼口渴，是即欲传入阳明也。若外证头疼，遍身骨疼不解，或带口渴，鼻干，目疼，不得卧，即系太阳阳明证。羌活汤中加石膏、知母、麦冬，大剂与之，得汗即解。如自汗，烦躁，头痛，遍身骨疼不解者，宜羌活、桂枝、石膏、知母、麦冬、白芍、竹叶、甘草。如冬月即病太阳证，恶寒、畏风、头疼、遍身骨痛、自汗、不渴，宜用桂枝汤，即桂枝、芍药、甘草、姜、枣。太阳病不解，热结膀胱，其人如狂，血自下，下者愈。其外证不解者，当先解表，表解乃可攻之，宜桃仁承气汤，无蓄血证大承气汤。

正阳阳明病

正阳阳明者，胃家实热是也。其证不大便，自汗，潮热，口渴，咽干，鼻干，呕或干呕，目眴眴不得眠，畏人声，畏木声，畏火，不恶寒反恶热，或先恶寒不久旋发热，甚则谵语，狂乱，寻衣摸床，脉大而长。宜急解其表，用竹叶石膏汤，大剂与之。不呕，无汗，与葛根汤，亦须大剂。若表证已罢，脉缓，小便利，是病解矣。若表证罢，后邪结于里，大便闭，小便短赤，宜用调胃承气汤，或小承气汤下之。下后，按其腹中不作痛而和，病即已解；如作痛，是燥粪未尽也。再用前药下之，以腹中和，二便通利为度。阳明病，不能食，若其人本虚，勿轻议下。阳明病头眩，咳而咽痛者，用葛根、甘草、桔梗、麦冬四味浓煎，数数与之。阳明病无汗，小便不利，心中懊侬者，当发黄，急用栀子、麦冬、淡豆豉，大剂浓煎与之。如已见身黄，急加茵陈为君主之。

阳明病衄血，此缘失于发汗，宜用荆芥、葛根、麦冬、牡丹皮、蒲黄炭、茅根、侧柏叶、生地黄，浓煎与之，兼饮童便。阳明病，心下硬满者，此邪未入于腹中，慎勿下之，用竹叶石膏汤，加瓜蒌、桔梗、黄连。阳明病邪结于里，汗出身重，短气，腹满而喘，潮热，手足濈然汗出者，此大便已硬也。六七日以来，宜下之，用小承气汤；不行，换大承气汤，勿大其剂。若大便不硬者，慎勿轻下。阳明病，发汗不解，腹满急者，急下之。伤寒六七日，目中不了了，睛不和。无表证，大便难，宜承气汤下之。阳明病，下之早，外有热，手足温，不结胸，心中懊侬，不能食，但头汗出，栀子豉汤主之。阳明病，发潮热，大便溏，胸满不去者，与小柴胡汤去人参，加瓜蒌、黄连。阳明病自汗出，或发汗后，小便利，津液内竭，大便虽硬，不可攻之。须俟其自大便，或用蜜导、胆导法通之。大下后，六七日不大便，烦不解，腹满痛，本有宿食，宜再用承气汤下之。食谷欲呕，属阳明，非少阳也。胸中烦热者，竹茹汤主之，即竹茹、麦冬、枇杷叶、芦根。内无热证者，小便利，口不渴，此为阳明虚也，茱萸汤主之，即吴茱萸、人参、生姜、大枣，水煎服。凡阳明病多汗，津液外出，胃中燥，大便必硬，硬则谵语，以小承气汤下之。若一服谵语止者，勿再服。阳明病谵语，发潮热，脉滑而数者，小承气汤主之。服药后腹中转气者，更与一服；若不转气者，勿更与之；若服药后次日不大便，脉反微涩者，里虚也，为难治，勿复议下。阳明病，下血谵语者，此为热入血室，汗止在头。用荆芥、葛根、黄芩、麦冬、牡丹皮、生蒲黄，浓煎，以童便兑饮之。阳明病，脉浮紧，咽燥口苦，腹满而喘，发热汗出，恶热身重。若下之，则胃中空虚，客气动膈，心中懊恢，舌上有苔者，栀子豉汤主之；若渴欲饮水，舌燥者，白虎汤加人参主之；若脉浮，发热口渴，小便不利者，猪苓汤主之。阳明病，协热下利者，宜六一散；心下痞者，以黄连瓜蒌汤调服之；脉浮迟，表热里寒，下利清谷者，四逆汤主之，即附子、干姜、甘草。趺阳脉，浮而涩，小便数，大便硬，其脾为约，麻子仁丸主之。阳明实则谵语，虚则郑声。郑声者，重语也。直视，谵语，喘满者死；下利者亦死。发汗多，若重发其汗，谵语，脉短者死；脉和者不死。若吐若下后不解，不大便五六日，或至十余日，日晡时发潮热，不恶寒，独语如见鬼状，若剧者发则不识人，循衣妄撮，惕而不安，微喘直视，脉弦者生，涩者死。微者但发热谵语者，大承气汤下之。利，勿再服。阳明病发狂，弃衣而走，登高而歌，此阳明实也，以承气汤急下之；如便不结者，大剂白虎汤加麦冬、大青灌之。太阳阳明病，协热下利者，宜六一散，以黄连煎汤调服。太阳阳明并病，六七日表证仍在，其人发狂者，以热在下焦，少腹当硬满，小便自利者，下其血乃愈，当用桃仁承气汤。又二阳并病，太阳证罢，潮热汗出，大便难，谵语者，宜大承气汤。

少阳病

其证口苦，咽干，目眩，往来寒热，胸胁痛，胸满或痛，耳聋，脉弦细，头痛发热者，属少阳。少阳不可发汗，发汗则谵语。胃和者当自愈；不和者则烦而悸。伤寒三日，少阳脉小者，欲已也。凡太阳病不解，传入少阳者，胁下硬满，干呕不能食，往来寒热，未经吐下，脉沉紧者，与小柴胡汤，即柴胡、人参、黄芩、半夏、甘草、生姜、大枣。

加减法：若胸中烦而不呕，去半夏、人参，加瓜蒌实；若心下痞硬，去大枣，加牡蛎；若渴者，去半夏，加人参、栝楼根；若腹中痛者，去黄芩，加芍药；若心下悸，小便不利者，去黄芩，加茯苓；若不渴，外有微热者，去人参，加桂枝，夏月勿用，温覆取微汗愈；若咳者，去人参、大枣，加五味子，少佐以干姜。阳明少阳并病，必下利，脉滑而数者，有宿食也。当承气汤下之。若吐、下、发汗、温针，谵语，柴胡证罢，此为坏病，知犯何逆，以法治之。

三阳合病，脉浮大，上关上，但欲眠睡，目合则汗，药用百合、麦冬、炙甘草、知母、竹叶、瓜蒌很、炙鳖甲、白芍。三阳合病，腹满身重，谵语，遗尿，白虎汤加百合主之。伤寒六七日，无大热，其人烦躁者，此为阳去入阴故也。伤寒三日，三阳为尽，三阴当受邪，其人反能食不呕，此为三阴不受邪也。

三阴经治法总要

三阴病其证有二。一者病发于三阳，不时解表，以致邪热传入于里，虽云阴分，病属于热。粪结宜下；腹满不可按宜下；有燥粪协热下利宜下；腹痛下利，宜芍药、黄芩、炙甘草，宜和之；如便脓血，即加滑石、黄连，佐以升麻、干葛；如邪虽入里，粪犹未结，宜清其热。渴者用白虎汤、竹叶石膏汤；不渴或心下痞者，宜黄连、黄芩、芍药、枳壳、麦冬、瓜蒌辈以清之。或邪未结于下焦，少腹不坚痛，而误用芒硝以伐真阴，洞泄不已，元气将脱，宜用人参、白术、炙甘草、大枣、干姜、芍药，大剂与之；不止，佐以升提，升麻、葛根、柴胡之类。

若从无阳邪表证，从不头疼发热，寒邪直中阴经，此必元气虚之人，或在极北高寒之地，始有是证。法当温补以接其阳，用附子、人参、干姜、肉桂，大剂与之。阳回寒退，即以平补之剂调之，勿过用桂、附，以防其毒。

春温夏热病大法

冬伤于寒，至春变为温病，大都头痛、发热，或渴或不渴。三阳证俱然。亦间有先微寒后即发热者，大抵发热其常也。药用辛温，佐以辛寒，以解表邪。太阳宜羌活汤；阳明宜白虎汤；无汗不呕者，间用葛根汤；少阳往来寒热等证，不可汗、吐、下，宜和解，用小柴胡汤。渴者，去半夏，加栝楼根；耳聋热盛，去人参，加麦冬、知母、栝楼根，渴亦加之。

至夏变为热病，其表证大约与春温同，但热比于温则邪气更烈耳。解表用白虎汤、竹叶石膏汤。有太阳证则加羌活；有少阳证则加柴胡、黄芩。如发斑，白虎汤、竹叶石膏汤，加元参、栀子、桔梗、鼠粘子、连翘、大青、小青、青黛，大剂与之。二证若大便秘，宜按之。其邪已结于内，便硬，宜察邪结中焦，小承气汤、调胃承气汤下之。邪结下焦，少腹坚痛，始用大承气汤下之。

伤寒、瘟疫，其不可治及难治者，皆属下元虚。

伤寒、瘟疫，三阳证中，往往多带阳明者，以手阳明经属大肠，与肺为表里，同开窍于鼻；足阳明经属胃，与脾为表里，同开窍于口。凡邪之入必从口鼻，故兼阳明证者独多。

邪在三阳，法宜速逐，迟则胃烂发斑。或传入于里，则属三阴。邪热炽者，令阴水枯竭，于法不治矣。此治之后时之过也。

铠按：缪仲醇论疫必兼阳明。吴又可论疫，邪离膜原，归并阳明。其言似异则同也。凡人禀体素亏受邪，则虽治不后时而邪并阳明胃，不烂而亦发斑也。吴氏论疫，邪热入阳明气分，作战汗；邪入阳明血分，则发斑。缪氏治斑，重泄阳明气分之火，虑其胃烂。吴氏治斑，专清阳明血分之热，虑阴水枯竭。但治斑之法全要变通，如邪热在阳明气分偏盛，发斑，而仍壮热渴饮，多汗当宗。仲醇以白虎汤、竹叶石膏汤等加鼠粘子、元参、天花粉、青黛、连翘，辛、甘、大寒，泄热以消斑。如邪热在阳明血分偏多，则发斑，而热不甚壮，唇焦口燥渴不多饮当宗。又可用犀角地黄汤、清燥养营汤等加鼠粘子、元参、青黛、大青、荆芥、连翘、桔梗，咸寒滋燥救阴以化斑。如斑透神宁，热和脉静，唇舌滋润，斑虽密布，里气已亏，不必化斑，当此之际，温补不宜，凉泄难任，惟急投扶正宁神，滋阴养胃，如人参、沙参、麦冬、生地、丹皮、茯神、枣仁、谷芽、石斛、甘草等，甘平培养以保元气。冀其胃强进谷斑亦渐化矣。如泥斑点未化，再进前法，则谵妄复作，躁扰不宁，乃正不胜邪斑将内陷，虚烦似狂，及元虚色淡之阴斑，同候变在旦夕。喻嘉言云：用人参于消斑药中全活者众，旨哉言也。譬诸痘诊毒盛夹斑，先以凉泻清火攻毒，分解至起胀贯浆之际。如果枭毒烈火，费建中治法首尾皆用凉泻收功。然稍涉虚者，起胀之后必以补托保元，顾护正气矣。毒化浆成，收靥结痂之后，或余毒不清，再进凉血解毒，同一意也。凡斑证遇先实后虚者，不加细察，执其一端，夭枉人命，不可慎哉！

　　暑　诸病喘呕，暴注下迫，霍乱转筋，身热瞀郁，小便浊赤，皆属于暑。

　　忌　破气，升；复忌下，湿润，辛温，辛燥，热，发散，闭气。诸药俱见前。

　　宜　清暑益气，健脾，甘寒，甘温，辛寒，酸寒，苦寒。如黄连、香薷、葛根、石膏、知母、甘草、人参、黄芪、白术、白扁豆、神曲、橘皮、茯苓、木瓜、麦冬、五味子、白芍、白梅、乌梅，大约用清暑益气汤、香薷饮、生脉散。凡病暑人，其气必虚，暑伤气无以动，故当补气为本。惟肺热多火者，忌人参、术。

中暑　猝昏晕，急以童便灌入，即省。

忌、宜　同暑。

又方：用丝瓜叶一片，白盐梅肉一枚，并取核中仁，共研如泥，新汲水调灌，立瘥。兼治中暑霍乱有神。

太阳病中暍

忌　同暑。

宜　人参白虎汤。有肺热火病人，不能服参者，用竹叶石膏汤。脾胃作泻者，水调六一散。

霍乱　见胃虚条内。

忌、宜　俱同。

疰夏　由于脾胃薄弱，胃家有湿热，及留饮所致。

忌　同前。

宜　益气健脾，酸寒，苦寒，淡渗。如人参、白术、半夏、橘皮、茯苓、白扁豆、白芍、木瓜、泽泻，兼服生脉散。

湿　诸痉强直，积饮痞膈，中满霍乱，吐下体重，胕肿肉如泥，按之不起，皆属于湿。经曰：地之湿气，感则害人皮肉筋脉，故其病筋骨疼痛，腰重痛不可转侧，身重，四肢不利。湿在上，病呕吐，头重，胸满；湿在中，病腹胀，中满，泄泻；湿在下，病足胫胕肿，脚气，臁疮久不愈。

忌　湿润，甘、咸。诸药俱见前。

宜　散，渗泄，燥，辛，苦。如木瓜、薏苡仁、茅术、白术、石斛、萆薢、石菖蒲、茯苓，佐以防风、葛根。寒湿加半夏、五加皮；属湿加独活；湿热加黄柏、车前子、木通，甚者加汉防己。

脚气　由于湿热。

忌　温燥，湿热，补气；复忌破气，升。诸药俱见前。

宜　清热，除湿，利小便，甘平，酸寒，苦寒，辛温，淡渗。如黄柏、石斛、麦冬、石菖蒲、薏苡仁、车前子、茯苓、木通、泽泻、萆薢、防己之类。

燥　诸涩枯涸，干劲皴揭，属于燥。角弓反张，筋挛急不舒，舌强不能言，二便闭涩，口渴口干，舌苦，皮肤皴揭，毛发脆折，津液不生，血枯胃槁，以致饮食不化，噎膈吐食。

忌　升散，破气，下，辛燥，大热，温。诸药俱见前。

宜　润，益血，辛，甘寒，酸寒，咸寒，有热证者宜兼清热。如麦冬、当归、地黄、肉苁蓉、人乳、牛乳、蜜、胡桃、甘菊花、麻仁、胡麻仁、柏子仁、人参、松实、天冬、五味子、酸枣仁、白芍、蔗浆、芦根汁、童便、梨汁、韭汁，佐以姜汁。

火　诸热瞀瘛，暴喑冒昧，躁扰狂越，骂詈惊骇，胕肿疼酸，气逆上冲，禁栗如丧神守，嚏呕，疮疡，喉痹耳鸣及耳聋，呕涌溢食不下，目昧不明，暴注，瞤瘛，暴病暴死，皆属于火。

忌　补敛，升发，闭气，辛燥，温燥。诸药俱见前。

宜　降折，下，咸寒，苦寒，辛寒，甘寒。如大黄、童便、芒硝、黄芩、黄连、连翘、石膏、山栀、元参、甘草、知母、天冬、麦冬、生地、蓝汁。虚者宜甘寒、咸寒以滋水，不宜用苦寒伤胃。

猝眩仆、九窍流血　多不治。

忌　同火。

宜　服童便、盐汤、竹沥、蓝汁、生梨、生犀角汁。

猝心痛

忌　同火。

宜　服山栀、白芍、延胡索、生甘草、盐汤、苏子。

目暴肿赤痛甚　见肝实条内，忌宜俱同。

二便忽闭　以利小便为先。

忌　同火。宜降润，苦寒，甘寒，辛寒，利窍。如大黄、苏子、生蜜、麻仁、桃仁、石膏、知母、天冬、麦冬、黄芩、山栀、滑石、泽泻、猪苓、车前子、木通、海金沙之类。

头面赤肿

忌　同火。

宜　清热解毒，发散，苦寒，辛寒，甘寒，咸寒。如甘菊花、鼠粘子、连翘、荆芥、薄荷、蝉蜕、大黄、元参、石膏、知母、竹叶、生甘草、童溺之类。

忽大渴思冰水

忌　同火。

宜　润，生津液，辛寒，甘寒，咸寒。如石膏、知母、元参、麦冬、竹叶、花粉、五味子、梨汁、蔗浆、童便、凉水、冰之类。

口干舌苦

忌、宜　俱同火。

暴喑

忌　同火。

宜　降气，发音声，苦，甘寒，辛凉，咸寒。如苏子、枇杷叶、贝母、桔梗、百部、竹沥、天冬、麦冬、甘草、薄荷、元参、桑白皮、童便之类。

暴注

忌　同火。

宜　利水，苦寒，酸寒。如茯苓、黄连、黄芩、白芍、牛膝①、甘草、葛根、滑石、木通；虚者，加人参、莲肉、白扁豆。

躁扰狂越，骂詈惊骇

忌　同火。

宜　清镇，苦寒，辛寒，咸寒。如丹砂、牛黄、黄连、黄芩、山栀、滑石、石膏、知母、童便。大便闭者，加大黄下之，不行加芒硝。

禁栗如丧神守

忌　同火。

宜　同躁扰狂越。

气逆冲上

忌　同火。

宜　降气，酸敛，甘寒，苦寒，咸寒。如苏子、枇杷叶、橘红、五味子、降香、山茱萸、白芍、麦冬、石斛、黄柏、牛膝、桑白皮、童溺之类。

杂证门

疟

经曰：夏伤于暑，秋必痎疟。其证大都多热多寒，或热多寒少，或寒多热少，或单热不寒，或单寒不热，或先寒后热，或先热后寒或有汗，无汗，或汗少，汗多，或自汗、盗汗，或头痛骨痛，或大渴引饮，口苦舌干，或呕吐不思饮食，或烦躁不得眠，或大便燥结，或泻痢，或连发，或间发，或三日发，或发于阳，或发于阴，要皆中气不足，脾胃虚弱，暑邪乘虚客

---

①　膝：原脱，据《神农本草经疏》补。

之而作。虽随经随证投药解散，必先清暑益气，调理脾胃为主，有食者兼消导夺食，有风兼散风，有老痰伏饮者兼豁痰逐饮，感瘴疬者兼消瘴疬，汗多者固表，无汗者解表，泻利者升发兼利小便，便燥者兼益阴润燥。病有阴阳，药分气血，证有缓急，治因先后，人有虚实，法异攻补。久而不解，必属于虚。气虚者补气，血虚者补血，两虚者气血兼补，非大补真气，大健脾胃不得瘳也。

忌　破气，下。诸药俱见前。疟必由于中气虚。破气则伤中气，邪不得解，甚则中满不思食，作泄，恶寒，口干。惟伤食宜消，不同此法。误下则邪气陷于内，变为滞下，或腹满肿胀，呕恶不思食。凡属破气、下泄药，切戒勿施！

宜　清暑益气，健脾开胃兼消痰。宜分脏腑手足六经所见证施治。三阳经疟邪客之者，其证多热多渴，亦易得汗，药宜大剂急逐暑邪，毋使迟留，则病易愈，继以理脾开胃，大补真气，蔑不瘳矣。邪在三阳，药宜辛寒，如石膏、知母、柴胡；甘寒，如葛根、麦冬、竹叶、粳米；苦寒，如黄芩之属为君，乃可以散暑邪，除热渴，坠头疼，兼寒甚者，则间用辛温，如姜皮、桂枝以为向导，以伏其邪，则病易退。凡寒甚者，病因于虚；或作劳者，亦因于虚，皆宜甘温，以人参、黄芪、白术为君，佐以辛甘，如桂枝、姜皮之属。脾胃虚弱，饮食不消者，则补之，以参、术佐以消导，如白豆蔻、麦芽、砂仁、草豆蔻、枳实、橘皮、山楂之属。在阴分者，则以当归、牛膝为君，佐以姜、桂，如热甚而渴者，去姜、桂，加知母、麦冬、竹叶、牛膝、鳖甲。

疟病多挟痰。如热痰，须用贝母为君，自三钱至八钱，竹沥、竹茹、花粉、橘红、茯苓以佐之，甚者可加霞天膏。如寒痰发疟，寒多不咳者，用半夏、白术、橘皮为君，多加生姜皮。

疟病多挟风。有风者必用何首乌为君，白术、橘皮为臣，葛根、姜皮、羌活以佐之，不头痛者除羌活。

暑邪盛，解散不早，陷入于里，则变为滞下，急投芩、连、芍药、滑石、红曲、甘草，佐以葛根、升麻、柴胡，以表里分消之。脾胃薄弱者，加人参、扁豆、莲肉，大剂与之，以愈为度。滞下者愈，疟亦随止，即不止，其势必轻，乃随经随证以治之，不烦多药而自止也。

又：暑热湿之邪内伏，百药不效者，用独雄丸立愈。

凡劳疟，病人阴不足，或作劳，或房劳，病发于阴，或间日一发，或三日一发为病深，须以鳖甲、牛膝、何首乌为君，橘皮为佐，发于夜而便燥者加当归，脾胃弱者勿加，佐以姜皮，热甚勿入，大剂与之，日三乃瘳。

附录诸疟主治

热多

宜　贝母、石膏、麦冬、橘红、干葛、滑石、竹叶、牛膝、知母、黄芩、柴胡、茯苓、乌梅、何首乌、牡蛎、鳖甲。

寒多

宜　桂枝、姜皮、人参、二术、黄芪、当归、橘红、半夏、草豆蔻、白豆蔻、炙甘草。

汗多

宜　人参、白术、黄芪。秋冬加桂枝。

无汗

宜　干葛、柴胡、石膏、羌活、姜皮、人参、苍术。

疟母

宜　鳖甲、射干、牡蛎、三棱、缩砂仁、桂、橘皮、青皮、人参。凡疟疾多热，久不解者，其人必本阴虚，法当益阴除热，非鳖甲、牛膝不能除也，多寒而久不解者，其人必本阳虚，非人参、白术、黄芪不能除。

按：疟有山岚瘴气，停痰留饮而发者，古方类用常山、砒霜等吐之。今人误执其方，见疟辄用，不知二药有大毒，损人真气，犯之多致危殆。慎之！慎之！

滞下

俗呼痢疾。其证腹痛便脓血，或赤，或白，或赤白相杂，或下纯血，或下紫黑血块，或如豆汁，或如鱼冻，或如屋漏水，或下纯黄积类，多里急后重，数登圊而不得便，小便短赤不利，或发热，或口渴，甚则呕恶不思食。此皆暑淫之邪与饮食积滞胶固肠胃而作，必先祛暑渗淫安胃为主，伤气分则调气益气，伤血分则和血补血，挟瘀血则行血。药虽因证而设，要皆以补养胃气为急。故其证以噤口痢为最重。胃气一绝则不可治矣。故曰：安谷则昌，绝谷则亡。俗治多借口"迎而夺之"之说，轻用大黄、朴硝，及误用巴豆、牵牛，以致洞泄肠开而毙。又有妄投诃子、粟谷、亚芙蓉、肉豆蔻收涩之剂，以致便闭腹胀，或湿热上攻，肢节肿胀拘挛，痛不可忍，难以救疗。慎之！慎之！

忌　破气，闭气，收涩，燥，温热，咸寒，滑腻。诸药俱见前。

宜　清热消积，开胃气，升，利小便。如黄连、黄芩、白芍、红曲、山楂、橘红、升麻、葛根、甘草、滑石、莲肉、白扁豆、乌梅。如胃弱，加人参、莲子、升麻；如腹痛，以黄连、白芍、炙甘草、黄柏、升麻煎服；如里急，同上药加当归；如小便赤涩短少，或不利，亦倍之；赤多，倍乌梅、山楂、红曲；

白多，加吴茱萸；恶心欲呕，即噤口痢，多用人参、莲肉、扁豆、白芍、升麻佐之；久痢不止加肉豆蔻、人参、砂仁、白茯苓。凡滞下，非元气壮实，多暾能食之人，慎勿轻用大黄、巴豆、牵牛等下药。

复有毒痢一证，或疹毒内陷下脓血，各药不效者，加忍冬藤为君，地榆、丹砂、犀角汁饮之。

凡产后滞下，积滞虽多，腹痛虽极，不可用大黄等药行之，致伤胃气，遂不可救。但用人参、白芍、当归、红曲、升麻、益母草、炙甘草、滑石末足矣。若恶露未尽兼用乳香、没药各七分五厘，炒砂仁一钱，久之自愈，血虚可加阿胶三钱。

凡胎前滞下，宜用黄芩、黄连、白芍、炙甘草、橘红、赤曲、枳壳、莲肉略用升麻，未满七月勿用滑石。

泻痢

俗呼泄泻，因于湿。

忌　湿润，破气，下，苦寒，滑利。诸药俱见前。

宜　安胃补脾，升，利小便。如人参、茯苓、莲肉、扁豆、白术、车前子、升麻、橘红、藿香、木瓜、干葛、炙甘草、白莱菔。虚寒者，加肉豆蔻、补骨脂、吴茱萸；虚热者，去白术，加川黄连，倍芍药、莲肉。暑湿为病则小水短赤，或口渴，倍用姜炒黄连为君，佐以干葛、升麻。由于感风寒者，二术、吴茱萸、砂仁、陈皮、干姜、紫苏主之。若由于饮食停滞者，兼消导，山楂、麦芽、神曲、陈皮、肉豆蔻。

五疸

方书所载五疸，酒、食、大饥后、过饱、女劳失治而成。然其证必由湿热伤脾及饮食停滞。又有瘀血发黄一证，方所不载，分别一误，则药不对证，多致不救。慎之！慎之！

忌　破血，闭气，下，咸，滑利，滞腻，润，燥热。有瘀血者，兼忌酸寒。诸药俱见前。

宜　清热，利水，除湿，养胃气。有停滞者宜消积滞，有瘀血者宜行血。如茵陈蒿、黄连、茵蓿酒疸非此不愈、栀子、紫草、栝楼根、秦艽、黄芩、滑石、车前子、白鲜皮、白茯苓。虚者加人参；停滞者，加红曲、橘红、谷麦蘗、山楂；瘀血加琥珀、牡丹皮、红曲、红花、桃仁、延胡索、蒲黄、五灵脂、韭；元气壮实者，服前药瘀血不行，可加熟大黄，虚者勿用。

铠按：五疸乃谷疸、酒疸、女劳疸、阳疸、阴疸是也。仲景《金匮》篇立名虽异，治法多同，辨证三十五条，治方一十二法，审黄之必发、不发，在于小便之利与不利。疸之易治、难治，在于口之渴与不渴。上盛者，一身尽热，下郁者，小便为难，渴饮水浆，急当泻，热汗后溺白，即宜投补。缪氏所论五疸，必由湿热伤脾，饮食停滞，增入瘀血发黄一条，治法惟清热利水，除湿养胃。虽极周备，然阴阳虚实未及精详至。如阴黄有先自阳黄，因过投清利湿热，以致阳气衰弱，湿不尽化，转为阴黄，甚至瘪黄黧黑未传。中满有因劳乏伤脾，脾虚湿郁，发黄色瘪，甚至面浮足肿，皆由脾阳伤极，若投清利湿热，必致不救。惟罗谦甫着意于此义，以温脾化湿，用茵陈四逆汤，即附子、干姜、甘草、茵陈；虚者，加入人参、薏苡仁、茯苓之类。

痰

由于热

忌　燥，温热，补敛，升。诸药俱见前。

宜　降润，清热，苦寒，辛寒，佐以咸寒。如苏子、橘红、天冬、枇杷叶、麦冬、黄芩、桑白皮、薄荷、百部、花粉、蒌仁霜、桔梗、贝母、蛤粉、竹沥、童便。胶固者，加霞天膏，并用猫儿刺。

由于风寒

忌　补敛，湿润，酸、咸。诸药俱见前。

宜　降气，辛散。如橘红、苏子、杏仁、天麻、前胡、半夏、南星、葛根、桑白皮、薄荷、白前、生姜汁。

由于湿

忌　润，咸，酸，滞腻，发湿。诸药俱见前。

宜　健脾，燥湿，辛散，佐以淡渗。如人参、二术、橘红、半夏、桑白皮、茯苓、泽泻。

饮　如涎而薄者，或如涎而稠者，伏于胸中及脾胃间，或吐酸水、苦水、黄水、绿水，或伏而不吐，上支心胸胃脘，作痛不可忍，按之不得下，或发寒热，呕吐不能饮食。

忌、宜　俱同脾虚证内停饮条。

诸气

气有余即是火。

忌　升，闭气，酸敛，滞腻。诸药俱见前。虚者，宜降，补敛，调，温，酸，辛，甘。如苏子、枇杷叶、橘红、麦冬、芦根汁、甘蔗、降香、沉香、白豆蔻、郁金、甘草、童便、白芍、五味子。因虚极而气不得行者，加人参。实者，宜破散，香燥，辛苦，辛寒。枳壳、青皮、槟榔、厚朴、木香、沉香、香附、乌药、降香、藿香、缩砂之类。

郁

忌　酸敛，滞腻，补气，闭气。诸药俱见前。属情抱者，宜开发志意，调气散结，和中健脾。如远志、贝母、郁金、石菖蒲、香附、苏子、橘红、白豆蔻、木香、苏合香、缩砂、麦冬之类。属五藏者，木郁达之。宜升，吐。如升麻、柴胡、川芎之类。火郁发之，宜散。如升麻、葛根、柴胡、防风、羌活之类。土郁夺之，宜下。如槟榔、枳实、厚朴、大黄之类。金郁泄之，宜降。如橘红、苏子、桑白皮、猪苓、泽泻、木通、赤小豆、车前子、乌蠡鱼之类。

关格

不得大小便为关，是热在丹田也；吐逆水浆不得下为格，是寒反在胸中也。是阴阳易位。故上下俱病。先投辛香通窍下降之药以治其上，次用下泄苦寒之药以痛二便。此急证，法难缓治，纵有里虚，通后再补。

忌　升，补敛，闭气，酸。诸药俱见前。

宜　降，下，辛寒，辛温。如沉香、白豆蔻、丁香、苏子、龙脑香、苏合香、橘红、生姜、藿香，次用大黄、黄柏、知母、滑石、木通、车前子、牛膝之类。

哕

俗呼呃逆。久病沉痼而发者，属真气虚，多不治。

忌　破气，升散。诸药俱见前。

宜　补敛，甘温，甘寒。如人参、黄芪、炙甘草、麦冬、五味子、益智子、白芍、石斛之类。

伤寒失下而发者

忌　补敛，酸，燥热，滞腻。诸药俱见前。

宜　下。大小承气之类。

便不硬闭，按之腹中和软，未经汗吐者

宜　辛寒解表，白虎汤之类。气逆冲上而发者。

忌　升，补。诸药俱见前。

宜　降气，甘寒，咸寒。如苏子、旋覆花、代赭石、橘红、枇杷叶、竹茹、芦根汁、麦冬之类。

因痰水停膈而发者

忌　升，润，苦寒，甘寒，酸寒。诸药俱见前。

宜　降气，开痰，辛散。如橘红、苏子、贝母、桑白皮、半夏、旋覆花、生姜、白豆蔻之类。

　　吐血、咳血、鼻衄、齿衄、耳衄、舌上出血

　　忌　升提发散，下，破血，补气，闭气，破气，温热，辛燥，复忌极苦寒伤胃。诸药俱见前。

　　宜　降气，清热，凉血益阴，兼行血，咸寒，酸寒，甘寒。如苏子、麦冬、橘皮、枇杷叶、降香、郁金、天冬、沙参、牛膝、阿胶、生地黄、枸杞子、五味子、鳖甲、白芍、犀角汁、牡丹皮、青蒿、剪草、白药子、童便、侧柏叶、小蓟、茅根、棕灰、藕节、当归、蒲黄之类。

　　蓄血

　　俗名内伤。或积劳，或多怒，或饱后行房，或负重努力，或登高坠下，或奔逐过急，皆致蓄血。证多发热，其热类外感而不头疼，不作渴，天明少间，至午复剧，有汗，汗多齐颈而还，自汗，无气以息，目光短，不思饮食，不得眠，二便自利，小便或赤，大便或泄。

　　忌　破气，复忌补气，下，苦寒，辛燥。诸药俱见前。

　　宜　行血，辛温，佐以咸寒。瘀血行后，宜补血，益脾，和肝。如桃仁、红蓝花、延胡索、桂有火之人勿用、郁金、归尾、苏方木、乳香、降香、没药、穿山甲、䗪虫、赤芍、五灵脂、蒲黄、红曲、麒麟竭、韭汁、童便、桃枭①，甚者用大黄、花蕊石。瘀行则止，勿过剂。如元气虚，脾胃素弱者，慎勿轻用大黄。如瘀血行后，宜生地、川续断、鹿角胶、归身、麦冬、牛膝、白芍、炙甘草、酸枣仁、大枣、龙眼肉、枸杞子、山茱萸。

---

　　①　桃枭：经冬不落的干桃子。《本草纲目》桃枭："桃子干悬如枭首磔木之状，故名。"

治血三法药各不同

血虚宜补之。虚则发热，内热法宜甘寒，甘平，酸寒，酸温以益荣血。其药为熟地、白芍、牛膝、炙甘草、酸枣仁、龙眼肉、鹿角胶、淡苁蓉、枸杞子、甘菊花、人乳之类。血热宜清之、凉之。热则为痈肿疮疖，为鼻衄，为齿衄，为牙龈肿，为舌上出血，为舌肿，为血崩，为赤淋，为月事先期，为热入血室，为赤游丹，为眼暴赤痛，法宜酸寒，苦寒，咸寒，辛凉以除实热。其药为童便、牡丹皮、赤芍药、生地、黄芩、犀角、地榆、大小蓟、茜草、黄连、山栀、大黄、青黛、天冬、元参、荆芥之类。血瘀宜通之。瘀必发热发黄，作痛作肿及作结块癖积。法辛温、辛热、辛平、辛寒、甘温以入血通行，佐以咸寒乃可软坚。其药为：当归、红花、桃仁、苏木、桂、五灵脂、蒲黄、郁金、京三棱、延胡索、花蕊石、没药、䗪虫、干漆、自然铜、韭汁、童便、牡蛎、芒硝之类。

盖血为荣阴也，有形可见，有色可察，有证可审者也。病既不同，药亦各异。治之之法，要在合宜。倘失其宜，为厉不浅，可不谨乎。

治吐血三要

宜降气，不宜降火。

气有余即是火，气降则火降，火降则气不上升，血随气行，无溢出上窍之患矣。降火必用寒凉之剂，又伤胃气，胃气伤则脾不能统血，血愈不能归经矣。

今之疗吐血者，大患有二：一则专用寒凉之味，如芩、连、山栀、青黛、柿饼灰、四物汤、黄柏、知母之类，往往伤脾作泄，以致不救。一则专用人参，肺热还伤肺，咳逆愈甚。亦有用参而愈者，此是气虚喘嗽。气属于阳，不由阴虚火炽所致，热亦百不一二也。宜以白芍、炙甘草制肝，枇杷叶、麦冬、薄荷、橘红、贝母清肺，薏苡仁、淮山药养脾，韭菜、番降香、苏子下气，青蒿、鳖甲、银柴胡、牡丹皮、地骨皮补阴清热，酸枣仁、白茯神养心，山茱萸、枸杞子、牛膝补肾。此累试辄验之方。然阴无骤补之法，非多服药不效。病家欲速其功，医者张皇无主，百药杂试，以致殒命，悲夫！宜行血，不宜止血。

血不循经络者，气逆上壅也。夫血得热则行，得寒则凝，故降气行血，则血循经络，不求其止耳自止矣。止血则血凝，血凝必发热劳嗽恶食，及胸胁痛，病日沉痼矣。宜补肝，不宜伐肝。

经曰：五脏者，藏精气而不泻者也。肝为将军之官，主藏血。吐血者，肝失其职也。养肝则肝气平，而血有所归，伐之则肝不能藏血，血愈不止矣。

头痛

挟风寒者

忌　补敛。诸药俱见前。

宜　辛温发散。如羌活、防风、细辛、荆芥、薄荷、川芎、藁本、升麻、白芷、蔓荆子、生姜、葱白之类。

挟邪热者

忌　同挟风寒。

宜　辛寒，苦寒，解散。如石膏、薄荷、黄芩酒炒、芽茶、黑豆、乌梅、甘菊花、土茯苓。

热极目昏便燥者，加酒蒸大黄。

挟痰者

忌　升，补敛，酸甘，滞腻。诸药俱见前。

宜　豁痰降气，辛燥。如苏子、橘红、贝母、半夏、前胡、竹沥、术、天麻之类。

阴虚者

忌　辛热发散。诸药俱见前。

宜　补血益阴，甘寒，酸寒。如生地、甘菊花、当归、天冬、麦冬、枸杞子、黄柏、白芍、忍冬、五味子、乌梅之类。

眉棱骨痛

忌、宜　俱同阴虚头痛。

齿痛

忌升，补敛，燥热，辛温。诸药俱见前。宜清热凉血。苦寒，辛寒，甘寒，咸寒。如麦冬、生地、赤芍、牡丹皮、竹叶、知母、黄连、黄芩、黄柏、元参、石膏、薄荷、苏子、甘草、童便之类。

上下龈痛

属胃与大肠火。

宜　石膏、熟大黄、麦冬、黄芩、黄连、赤芍药、生地、甘草、青黛、细辛、西瓜皮灰、薄荷、枇杷叶、苏子、木通。真牙浮动及黑烂，属肾虚有火，已见肾虚条内。忌宜俱同。

胃脘痛

因火者

忌　补敛，燥热。诸药俱见前。宜降，苦寒，甘寒，咸寒，辛寒。如苏子、橘红、黄连、山栀、麦冬、甘草、石膏、知母、元参、童溺之类。

因寒者

忌　破气，滞腻，苦寒。诸药俱见前。

宜　辛温发散。如橘皮、草豆蔻、益智子、丁香、桂、白术、藿香、白豆蔻、缩砂仁、吴茱萸、厚朴、香附、干姜之类。

因宿食者

忌　升，补敛，苦寒。诸药俱见前。

宜　消导，兼降气。如山楂、橘皮、草果、红曲、枳实、槟榔、草豆蔻、青皮、厚朴、谷麦蘖、缩砂。

因脾胃虚弱以致食停者

消导中加人参。

因瘀血者

忌　补气，酸敛。诸药俱见前。

宜　辛温、苦温以行血。如桃仁、延胡索、红曲、红花、山楂肉、牡丹皮、韭菜、通草、降香、郁金、肉桂、三棱、童便、琥珀、牛膝、赤芍之类。

因血虚者，按之则痛止

忌　破气，复忌补气，燥热，辛温。诸药俱见前。

宜　润，补敛，甘寒，甘温。如麦冬、炙甘草、酸枣仁、石斛、白芍、生地、当归之类。

因虫者

忌　补，升，发散，甘。诸药俱见前。

宜　杀虫，苦酸。如锡灰、苦楝根、槟榔、鹤虱、雷丸、使君子、芜荑、薏苡仁根、大黄、乌梅之类。

因恼怒者

虚弱人，忌破气；壮实人忌补气；总忌酸敛、升。诸药俱见前。

宜　降气，辛温。如苏子、枇杷叶、白豆蔻、降香、缩砂、木香、橘红、延胡索、五灵脂之类。

因痰饮者

忌、宜　俱见痰饮证下。

腹痛

因于寒

忌　苦寒下利，诸药俱见前。

宜　温中，辛散。如白术、厚朴、干姜、吴茱萸、肉桂、炙甘草、木香、缩砂、橘皮之类。

因于热

火在少腹则绞痛。

忌　辛热，香燥，补敛。诸药俱见前。

宜　甘，苦寒。如山栀仁、麦冬、石斛、白芍、甘草、桔梗、黄芩、黄连、滑石、木通、戎盐之类。

诸痛不可按，属实

忌　补气，大热。诸药俱见前。

宜　破散疏利，苦寒。如枳实、青皮、槟榔、三棱、滑石、蓬术、木通、大黄有积滞宜用，无者勿用。

诸痛可按，属虚

忌　破气，破血，下利，发散。诸药俱见前。

宜　补气血，甘温，酸敛。如人参、黄芪、二术、地黄、当归、炙甘草、白芍、山药、酸枣仁、五味子之类。

痹

拘挛而痛也。因风寒湿三者合而成痹，风气胜者为行痹，寒气胜者为痛痹，湿气胜者为着痹。

忌　下，收敛，酸寒、苦寒、咸寒。诸药俱见前。

宜　辛散行气，燥湿，甘温，淡渗。如漆叶、续断、黄芪、甘草、菊花、萆薢、防己、白术、防风、羌活、独活、秦艽、牛膝、木瓜、天麻、茯苓、泽泻、菖蒲、车前子、桑寄生、狗脊、蔓荆子、杜仲、白鲜皮、石斛、细辛、松节、松叶、原蚕砂、威灵仙之类。

痿

属湿热。经曰：治痿独取阳明。

忌　破气，升，辛热，发散。诸药俱见前。

宜　大补气血，清热除湿，甘寒、甘温、苦寒、酸寒。如人参、黄芪、二术、炙甘草、地黄、麦冬、白芍、木瓜、石斛、薏苡仁、黄柏、茯苓、泽泻、车前子、木通、黄连、黄芩之类。

交肠

其病大小便易位而出。或因大怒，火因醉饱，遂至脏气乖乱，不循常道。法当宜吐以开提其气，使阑门清利，得司秘别之职，则愈矣。

忌　破气，燥热。诸药俱见前。

宜　升清降浊，兼补气，淡渗。如升麻、柴胡、苏子、降香、橘红、人参、术、茯苓、泽泻、猪苓、木通、滑石、车前子。

鬼疰、尸疰、飞尸、客忤

此系天地阴邪杀厉之气乘虚中人，或偏身青黯，或忽消瘦声哑，面色青黄不定，或忽惊厥，目直视，手握拳，或遍身骨节疼痛非常。

忌　破气；复忌补气。升，燥热，酸敛。药俱见前。

宜　辟恶气，安神镇心，辛香发散，金石镇坠。如牛黄、丹砂、苏合香、天竺黄、琥珀、沉香、龙脑香、乳香、安息香、木香、麝香、珍珠、雄黄、鬼臼、龙脑、犀角、金银箔、虎骨、代赭石、天灵盖、獭肝、生地、菖蒲、远志之类。

妇人门

赤白带下

妇人多忧思郁怒，损伤心脾，肝火时发，血走不归经，所以多患赤白带也。白带多是脾虚，盖肝气郁则脾受伤，脾伤则湿土之气下陷，是脾精不守，不能输为荣血，而下白滑之物矣，皆由风木郁于地中使然耳。法当开提肝气，补助脾元，宜以补中益气汤，加酸枣仁、茯苓、山药、黄柏、苍术、麦冬之类，浓煎，不时饮之。再用六味地黄丸中加牡蛎粉、海螵蛸、杜仲、牛膝，蜜丸，光大如豆，空心饥时吞下五六钱。阴虚火炽加枸杞子、五味子、黄柏。白带多数气虚，补气健脾，治法之要领也。

带下如浓泔而臭秽特甚者，湿热甚也。且多有湿痰下坠者，宜苍术、白术、黄柏、黄芩、车前子为主，佐以升提。

带下如鸡子清者，脾肾虚极也。面色必不华，足胫必浮，腰腿必酸，其五味子八味丸，间用开脾养心之剂，如归脾汤之类。阴虚有火，宜八味丸中加五味子、菟丝子、车前子、黄柏。叔和云：崩中日久为白带，漏下多时骨水枯。盖言崩久气血虚脱，而白滑之物下不止耳。此证虽有气血寒热之分，归总属于虚。

赤淋多因于心火、肝火时炽不已，久而阴血渐虚，中气渐损，遂下赤矣。治宜养心为主，兼以和肝缓中，凉血清气。

赤带久不止，则血虚，宜胶艾四物汤，加便煅牡蛎粉、酸枣仁、麦冬。

标急而元气不甚惫者，先救其标；标急而元气衰剧者，则当本而标之可也。

忌　破气，降，温热。诸药俱见前。

宜　补敛，清热，辛甘，苦寒，佐以淡渗。如生地、人参、白芍、阿胶、山茱萸、黄柏、五味子、麦冬、鹿角胶、枸杞子、续断、杜仲、牛膝、茯苓、车前子、泽泻、蛇床子、香附、补骨脂、牡蛎、艾、二术之类。

血枯经闭

出于脾胃薄弱，气血不生。

忌　破气，破血，燥热，腻膈滑肠，升发，苦寒。诸药俱见前。

宜　补脾胃，甘温，甘平。如人参、莲肉、酸枣仁、白扁豆、甘草、茯苓、山药、橘红、白芍、缩砂、菟丝子、牛膝、牡丹皮、鹿角胶、阿胶、芡实、麦冬之类。

经行先期

为血热。

忌　升，补气，辛温，燥热。如香附、当归、乌药、艾以上辛温。余忌药俱见前。

宜　凉血清热，补肝肾，兼降气，甘寒，酸寒，苦寒。如生地、牡丹皮、白芍、天冬、麦冬、枸杞子、杜仲、青蒿、枇杷叶、苏子、鳖甲、阿胶、黄柏、黄芩、知母之类。

经行后期

为血虚。

忌　行血，破气，燥热，苦寒。诸药俱见前。

宜　补肝肾，甘温，酸温。如熟地黄、山药、人参、菟丝子、山茱萸、杜仲、续断、阿胶、艾叶、五味子、当归、枸杞子、鹿角胶、牛膝之类。

月事过多

属心火盛，脾气弱。

忌　破气，降，辛温，苦寒。诸药俱见前。

宜　凉血，敛摄，酸平，甘寒。如麦冬、生地泄泻禁用、青蒿、生甘草、牡丹皮、白芍、酸枣仁、五味子之类。

崩中

属气血两虚有热。

忌　破气，行血，降，温热，辛燥，苦寒。诸药俱见前。

宜　补气血，兼清热，甘温，甘寒，酸敛。如人参、黄芪、生熟地、地榆、芍药、鹿角胶、香附、续断、甘草、麦冬、山茱萸、杜仲、五味子、白茅根、菖蒲炒、桑耳灰、侧柏叶、艾叶、木耳灰之类。

热入血室

类伤寒，或经事适来忽住，或届期不行，忽发大热、口渴，或厥，但不头疼为异于伤寒耳。

忌　补气，温燥，辛燥，收敛，下泄，大热，发。诸药俱见前。宜行血清热，甘寒，咸寒，苦寒。如生地、牡丹皮、蒲黄、苏木、牛膝、延胡索、麦冬、犀角、白芍、黄芩、童溺、荆芥穗。如便闭，加大黄。

种子　内分男女、气虚、血虚、精寒、血热、火炽、精滑、因证选用。

忌　破气，破血，燥，过用辛热。诸药俱见前。

宜　调气补血，男子宜固精。桑螵蛸温平，治男子精滑、柏实甘温，治男子精滑、精寒、莲须甘温，治男子精滑、海狗脊咸热，治男子精寒、鱼胶平，治男子精滑、巴戟天温，治男子精寒、阳起石热，治男子精寒、覆盆子甘温，治男子精寒、何首乌苦温，益男子气血、车前子咸寒，治男女火炽、鹿茸温咸，治男子精寒、牛膝苦平，治男子血虚阴痿、补骨脂辛温，治男子精寒、阴弱、沙苑蒺藜甘平，男子固精益血、黄柏苦寒，治男女火炽、鹿角胶温平，治男女气血虚、精寒、肉苁蓉温酸咸，治男女血虚精寒、麦冬甘寒，治男女血热、人参微温，治男女气虚脾胃薄弱、五味子酸温，治男女精滑精寒、白薇温平，女、山茱萸酸温，治男女精滑、精寒、天冬苦寒，治男女火炽、白芍酸寒，女、莲肉甘平，治男女胃弱精滑、熟地黄甘寒，男女益血生精、当归辛温，女、紫石英温，女、艾辛温，女。

忌　破气，升散，燥热，苦寒，滑肠。诸药俱见前。

宜　顺气，甘寒，酸寒。如苏子、橘红、枇杷叶、茯苓、麦冬、芦根、竹茹、木瓜、白芍、竹叶、人参、缩砂、白梅、乌梅之类。

安胎

忌　破气，破血，升散，辛热，辛燥，诸药俱见前。

八月以后及胎前滞下者，方可用枳壳。气虚者不用。三月以前宜养脾胃，四月以后宜壮腰肾，补血益阴，顺气，总宜清热。如茯苓、麦冬、山药、人参、芍药、白术、橘红、炙甘草、缩砂、艾叶、杜仲、生地、益母草、鹿角胶、阿胶、续断、黄芩、枸杞子、青蒿子、桑寄生、鲤鱼、乌雌鸡、葱白之类。

胎漏

属气血虚有热。

忌、宜　俱同安胎条。

难产

忌　破气，破血，收敛。诸药俱见前。

宜　补气血，滑利，润。如人参、柞树枝、鱼胶、冬葵子、白芷梢、牛膝、桂心、当归、川芎、益母草、百草霜、麻油、猪脂、酒、生鸡子、兔头、滑石、麝香之类。

预防血晕

腹痛坐草时，即用苏木菊花心者一两，生地一两，降香末二钱，水三碗，煎一碗，加童便碗，儿堕地即饮之，永无恶血动心之患。房中当打醋炭，万一血晕亦须此药。更以家宝丹一丸，灌下神效。

凡妇人气弱者，无气力送子出产门，须服人参。此药能兼治横生、倒产，世医不知也。

凡临产交骨不开，惟浓煮柞木枝汤，饮之则自开，柞木俗名一叶一刺，其木枝干直上，每一叶下必发一刺，胞衣不下用乳香、没药末各七分五厘，麝香一份，芒硝一钱五分，研细以酒调服，立下，饮热童便以滋药力更妙。

产后诸病

忌　破气，升，汗，吐，下，燥，苦寒，大热，诸药俱见前。

宜　行血，次宜补血清热，总宜补养肝脾肾。辛温、甘寒、酸寒。如苏木、黑豆、鹿角末、红花、乳香、没药、牛膝、炮姜、当归脾胃弱者勿用、桃仁胃弱者禁用亦不可过用、桂天寒无火之人可用、益母草、泽泻、干地黄、续断、鹿角胶、杜仲、山茱萸、人参、青蒿、麦冬、白芍、五味子之类。

产后少腹诸痛，按之痛甚有结块，名儿枕痛

忌　酸敛，补气，破气，升，下，汗，燥。诸药俱见前。

宜　行血活血散结，兼健脾。如延胡索、红花、牡丹皮、苏方木、山楂肉、益母草、蓬莪术、蒲黄、鹿角胶、当归、黑豆、生地、泽兰、牛膝、五灵脂、缩砂、橘红、童便、桃仁、干姜。痛极加乳香、没药各六七分，天寒加桂。暑月勿用，肺热有火勿用。

产后少腹痛，按之即止者，属血虚

忌　行血，破气，汗，吐，下，燥，苦寒，大热。诸药俱见前。

宜　补血，补脾，和肝。如干地黄、白芍、当归、续断、鹿角胶、阿胶、牛膝、人参、枣仁、麦冬、炙甘草、大枣、山药、橘皮之类。

产后泄泻

忌　消导，滑肠，腻膈，发散，破气，苦寒。诸药俱见前。

宜　温中补气，健脾开胃。如人参、甘草、山药、莲肉、扁豆、茯苓、白芍、橘皮、车前子、肉豆蔻内热津液不足者少用、藿香、五味子、补骨脂内热外炽者勿用、缩砂之类。

产后发热或自汗、盗汗

忌　苦寒，发散，升提，破气，破血，下，辛燥，大热，寒滑伤肠。诸药俱见前。

宜　补血，凉血，补肝，补心，生津液，兼敛涩实表。如干地黄、炙甘草、白芍、五味子、麦冬、酸枣仁、牡丹皮、童便、青蒿、鳖甲、泽兰、黑豆、黄芪、人参肺热者禁用。

产后头痛由于血虚

忌　发散，破血，升提，辛燥，大热。诸药俱见前。

宜　益血，凉血，甘温，甘寒，佐以酸寒。如生地、甘菊花、乌梅、麦冬、苏子、童便、甘草、当归、白芍、黑豆、五味子、鳖甲之类。

产后发渴由于血虚有热

忌　同产后发热。

宜　同产后发热加蔗浆，倍麦冬、五味子。

产后气喘由于气血两虚

忌　同产后发热。

宜　补气虚，润肺，下降。如人参、橘红、生地、天冬、麦冬、苏子、枇杷叶、瓜蒌仁、栝楼根、童便、五味子、竹茹之类。

产后恶寒由于气血两虚

忌　同产后发热。

宜　补气血，温中，甘温，佐以辛温。如人参、黄芪、炙甘草、干地黄、龙眼肉、当归、炮干姜之类。

产后小便不利或短赤由于肾水真阴不足

忌　利小便，余忌同产后发热。诸药俱见前。

宜　生津液，益阴，补血，凉血，清热，甘温，甘寒，酸寒。如天冬、麦冬、生地、枸杞子、山茱萸、白芍、车前子、牛膝、五味子、青蒿子、龟甲、竹叶之类。

产后大便闭结由于血枯内热

忌　补气，行血，辛热，燥，下，升，苦寒。诸药俱见前。

宜　益血，凉血，润燥，滋肝肾，生津液。如生地、熟地、天冬、麦冬、五味子、蔗浆、牡丹皮、肉苁蓉、当归、麻仁、人乳、蜜之类。

产后不得眠

忌　同产后大便闭结。

宜　补心，降心火，补肝，补脾阴，兼清内热。如生地、麦冬、茯神、丹渗、沙参、酸枣仁、白芍、竹叶、远志、莲肉、龙眼肉之类。

产后腹胀由于阴血虚、脾阴虚

忌　破气宽中，升提发散，消导，吐，下，甘，苦寒，咸寒，大热，温燥，滞腻。诸药俱见前。

宜　益脾阴，补脾，和肝，酸寒，收敛，甘温。如白芍、酸枣仁、人参、茯苓、石斛、橘皮、山药、五味子、木瓜、莲实、车前子、芡实之类。

产后恶心欲呕或吐由于胃虚

忌　升提发散，湿润滞腻，苦寒，生冷，燥热。诸药俱见前。

宜　降气，补气，安胃，酸寒，佐以辛温。如苏子、枇杷叶、竹茹、人参、橘红、麦冬、白芍、藿香、石斛、木瓜、白豆蔻、生姜。由于寒，倍生姜、白豆蔻、藿香。由于热，倍竹茹，去生姜、白豆蔻、藿香。

下乳汁

漏芦、狗四足、猪四足、麦冬、人参、瓜蒌仁、葵子、猪胰、木通之类。

小儿门

痘疮

血热证

忌　温补，燥热。如天灵盖、鸡冠血、桑螵、鲮鱼甲、人齿、官桂、附子、丁香、木香、冰片以上燥热，余忌药俱见前。

宜　凉血活血，解毒，甘寒，苦寒。如犀角、生地、人中黄、紫草、黄连、麦冬、牡丹皮、白芍、童溺、金银花、元参、贝母、蝉蜕、鼠粘子之类。

虚寒者

忌　汗，吐，下，苦寒，酸寒。诸药俱见前。

宜　辛，甘，发散，补气，温，疮密者佐以解毒。如人参、黄芪、甘草、桂枝、丁香、当归胃弱大便不闭者禁用、莲肉、糯米、大枣、龙眼肉、干葛、木香、忍冬藤之类。

痧疹

此证多有呕吐者，勿治呕吐，但治痧毒，则呕自止，况呕中便有发散之义。

忌　破气，温补，酸敛燥热，辛温，滞腻。诸药俱见前。

宜　清热透肌，辛寒，甘寒，苦寒。如石膏、鼠粘子、赤柽木即西河柳、知母、甘草、元参、麦冬、连翘、薄荷、竹叶、黄连、黄芩、葛根、黄柏、蝉蜕、栝楼根、青黛、蔗浆、知母。如冬月，佐以辛散，荆芥、麻黄去节，沫蜜酒炒，只可用一剂。

痧疹者，手太阴肺、足阳明胃二经之火热，发而为病者也。小儿居多，大人亦时有之。殆时气瘟疫之类！与其证类多咳嗽，多嚏，眼中如泪，多泄泻，多痰，多热，多渴，多烦闷，其则躁乱，咽痛唇焦神昏，是其候也。治法当以清凉发散为主。药用辛寒、甘寒、苦寒宜升发之。惟忌酸收，最宜辛散，误施温补，祸不旋踵。辛散如荆芥、西河柳、干葛、石膏、鼠粘子、麻黄，清凉如元参、竹叶、栝楼根、青黛、薄荷，甘寒如麦冬、生甘草、蔗浆，苦寒如黄芩、黄连、黄柏、贝母、连翘，随证轻重，制剂大小，中病则已，毋太过焉。

　　痧疹乃肺胃邪热所致。初发时必咳嗽，宜清热透毒，不得止嗽。疹后咳嗽，但用贝母、苦桔梗、甘草、薄荷、栝楼根、元参、麦冬，以清余热，消痰壅则自愈，慎勿用五味子等收敛之剂。多喘，喘者邪热壅于肺故也，慎勿用定喘药，惟应大剂竹叶石膏汤加西河柳两许，元参、薄荷各两钱。如冬天寒甚，痧毒郁于内，不得透出者，加蜜酒炒麻黄，一剂立止。凡热势盛者，即用白虎汤加西河柳。忌用升麻，服之必喘。多泄泻，慎勿止泻，惟用黄连、干葛、升麻、甘草，则泻自止。泻则阳明之邪热得解，是亦表里分消之义也。疹后泄泻及便脓血，皆由热邪内陷故也，大忌止涩，惟宜升散，仍用升麻、甘草、干葛、黄连、白芍、白扁豆。便脓血则加滑石末，必自愈。

　　痧后元气不复者，脾胃薄弱者，宜用白芍、炙甘草为君，莲肉、山药、白扁豆、麦冬、青黛、龙眼肉为臣。多服必渐强，慎勿轻用参、术。

　　痧后生疮不已，余热未尽故也。宜用金银花、荆芥穗、连翘、元参、甘草、怀生地、鳖虱胡麻①、黄连、木通，浓煎饮之良。

痧疹不宜依证施治，惟当治本。本者，手太阴、足阳明二经之邪热也。解其邪热，则诸证自退矣。

呕吐

因伤乳食者

忌　升，苦寒。诸药俱见前。

宜　温中，消导。如橘皮、缩砂、枳实、厚朴、谷麦蘗、草果、山楂、红曲、半夏、人参之类。

因寒者

忌　破气，升，苦寒。诸药俱见前。

宜　辛热，温中。如藿香、橘皮、丁香、人参、白术、生姜、半夏、白豆蔻之类。

因暑者

忌　升，破气，温热。诸药俱见前。

宜　清暑，补气，安胃，兼利小便。如黄连、香薷、人参、木瓜、茯苓、竹茹、石斛、橘皮、甘草、白扁豆、麦冬、白梅、滑石、木通、泽泻之类。

有虫者

忌　升，甘。诸药俱见前。

宜　酸敛，佐以苦寒。如白芍、五味子、木瓜、黄连、楝根、乌梅、槟榔、榧子肉、木香、使君子。总之，数呕吐宜安胃，久则宜补气。

泄泻

总忌　破气，下，滑利，滞腻。诸药俱见前。

---

① 鳖虱胡麻：即亚麻，甘，微温。入阳明经。散风热，解湿毒。

因食者

宜　和胃消食。如橘皮、草果、红曲、谷麦蘖、白豆蔻、白术、山楂、白茯苓、肉豆蔻、缩砂之类。

因湿者

宜　燥脾，利水。如二术、橘皮、木瓜、茯苓、泽泻、车前子、石斛、黄连、山药、猪苓、升麻、葛根之类。

因暑者

前药中加人参、莲肉、白扁豆。总之，当补脾胃，兼升，兼利小便。

急惊

忌　补敛，升，燥热。诸药俱见前。

宜　降，清热，镇坠，豁痰和肝。如丹砂、琥珀、牛黄、天竺黄、贝母、竹沥、钩藤、僵蚕、茯神、犀角、金箔、胆星、珍珠、全蝎、龙脑、麝香、白檀香之类。

慢惊

多因久吐泻、大病后阴阳两虚而成。

忌　破气，下，升，苦寒，及治急惊药。诸药俱见前。

宜　补脾健胃，和肝益气。甘温，酸平，佐以辛热。如人参、黄芪、茯苓、白芍、甘草、龙眼肉、酸枣仁、石菖蒲、远志、麦冬、茯神、冬瓜仁、橘红之类。

疳积

忌　破气，酸敛，燥热。诸药俱见前。

宜　除疳热，兼消导，苦寒，甘寒，佐以辛寒，辛温。如胡黄连、川黄连、肉豆蔻、谷麦蘖、神曲、山楂、木香、橘皮、白芜荑、使君子、芦荟、白术、白芙蓉花、五谷虫、雷丸、青黛、厚朴之类。

诸虫

忌　升，甘。诸药俱见前。

宜　杀虫，酸寒，苦寒，佐以辛寒。如槟榔、雷丸、使君子、苦楝根、锡灰、鹤虱、芦荟、芍药、乌梅、黄连、黄芩、牵牛之类。汗下，如生甘草、茜草、生地、贝母、紫花地丁、白药子、大黄、金银花、苍耳子、连翘、夏枯草、鼠粘子、矾石以上内、半枝莲、牛黄、蟾酥、红药子、白及、白蔹以上内外、龙脑香、铁锈、桑碴、铜青、雄黄以上外。

瘰疬马刀疮附

同属少阳胆经，治法亦同。

忌　补气，辛热，酸饮。诸药俱见前。

宜　清热散结，和肝凉胆，苦寒，甘寒，咸寒，佐以辛寒。如连翘、元参、忍冬藤、乳香、麝香、夏枯草、鼠粘子、贝母、天明精、没药、薄荷、肥皂荚、皂角子、何首乌、柴胡、黄芩、甘草、昆布、牡蛎、鳖甲、栝楼根、恶实、漏芦、海藻、海蛤、苏合油、雄黄、矾石、斑蝥、蟾酥、鳖虱胡麻之类。

瘿瘤

忌、宜　俱同瘰疬，兼宜薛荔、半夏、文蛤、南星、通草、生姜。

痔　有内外二证

忌　破气，降，燥热，辛温。诸药俱见前。

宜　凉血，活血，除大肠热，兼升，去血过多者宜补血，甘寒，苦寒，酸寒，佐以辛寒。如生地、五倍子、黄连、黄芩、白芍、地榆、猬皮、大小蓟、黄柏、侧柏叶、槐实、皂荚、灰熊胆、升麻、鳖甲、红花、龙脑香、茜草、黄芪、赤石脂、蛇蜕、椇实臼、白矾、郁金、银花、青黛、象牙末、蛀竹屑、犀牛角䚡、白蜡之类。

通肠漏

忌　破气，下，发散。温燥诸药俱见前。

宜　凉血，清利湿热，解毒，消漏管，补气血，长肉。如槐实、黄连、黄芩、青黛、地榆、白及、忍冬藤、生地以上凉血解毒、猪悬蹄、黄牛角䚡、刺猬皮、蛀竹屑、明矾、蜈蚣以上消漏管、黄芪、熟地、当归、人参、白芍、五味子、牛膝、山药、枯矾、黄蜡、麻皮灰、铅华、没食子以上补气血长肉、天明精、地骨皮俱要鲜者、皮屑、文蛤以上煎浓汤熏洗。

乳岩、乳痈、内外吹

忌　补气，升，温补，辛热，燥，酸敛。诸药俱见前。

宜　散结气，和肝，凉血活血，清热解毒。如贝母、橘叶、连翘、栝楼根、山慈菇、山豆根、蒲公英、紫花地丁、黄连、甘草、柴胡、白芷、青皮、橘皮、牡鼠粪、王不留行、乳香、没药、漏芦、夏枯草、忍冬藤、瓜蒌仁、头垢、人爪、鲮鱼甲、半枝莲、茜根之类。

阴蚀　即下部䘌疮。

忌　同乳岩。

宜　凉血活血，除热散毒，苦寒，辛寒。如青黛、茜草根、苦参、鲜地骨皮、黄柏、小蓟、艾叶、木瓜、牛膝、木通内、全蝎、蛇床子、橄榄核、蛀竹屑、猪脊髓、青葙子、腻粉、官粉、杏仁、珠末、皂角、铅丹、象牙末、龙脑香、白僵蚕粉、霜天灵盖、滴乳、白蜡自全蝎下俱外。

金疮

忌　破气，闭气，升散，酸敛，苦寒，冷利，燥，酸寒。诸药俱见前。

宜　止血，和血，凉血，甘温，甘寒，佐以辛温。如地黄、䗪虫、当归、续断、牛膝、甘草、麦冬、地榆、半夏、茜草、鹿角胶、杜仲、川芎、乳香、没药、艾叶、水扬花、钓樟根、黄荆子炒黑、王不留行、古钱、自然铜、狗头骨、黄麻皮灰、芦竹箨①、韭内、大蓟、小蓟、刘寄奴、花蕊石、麒麟竭内外、古石灰、白蜡、降香、海螵蛸、桑柴灰、紫檀木、三七外。

破伤风

忌　同金疮。

宜　同金疮，佐以祛风药。如白芷、荆芥、防风、柴胡之属。

跌扑损伤

忌　同金疮。

宜　同金疮。有瘀血停滞者，宜加行血药。如桃仁、红花、苏木、自然铜、䗪虫、千年石灰、古文钱之类。

蹉②折挫闪

忌、宜　俱同金疮跌扑。

火灼

忌　燥热，及寒物涂罨。如井泥、冰、凉水、芭蕉根、醋以上寒物。余忌药俱见前。

宜　拔火毒，辛散，润，甘寒，苦寒。如柴胡、葛根、甘草、升麻、黄连、麦冬、连翘、栝楼根、石膏、黄柏、鸡子油、柏白皮、生胡麻、食盐、豆酱、黄芩、地榆、山栀之类。外用好酒满浸伤处，温即易之，如遍体被伤，用酒满浸，时时易之

---

① 芦竹箨：俗称"笋壳"。竹类主杆所生的叶。竹笋时期包于笋外，在竹竿生长过程中陆续脱落，芦竹箨有清热泻火的作用。

② 蹉：肢体猛折而筋骨受伤。

即不死。一方用蜜水润。一方石灰水和生芝麻油敷，治已烂臭甚者，神验。一方用黏米炒黑，为末，将菜汁调敷，神效。

漆疮

宜　蟹、茱萸皮、鸡子白、杉材、石蟹、韭菜炒热罨上、井中苔萍。

卷 二

石金土水部

丹 砂

[批] 忌一切血。解胎毒，止胎惊。

味甘，微寒，无毒。主身体五脏百病，养精神，安魂魄，益气明目，通血脉，止烦满，消渴，杀精魅邪恶，除中恶腹痛、毒气、疥瘘诸疮，悦泽人面。久服通神明，不老轻身神仙。

丹砂禀地二之火，兼天七之气以生。为清镇少阴君火之上药，辟除鬼魅百邪之神物。安定神明则精气自固，火不妄炎则金水得平，而魂魄自定矣。同珍珠、琥珀、金箔、牛黄、犀角、天竺黄、滑石末服，治小儿急惊，有神。研飞，如尘，以甘草、生地，浓煎汁，调分许，与儿初生时服之，能止胎惊、解胎毒。入六一散，治暑气伏于心经，神昏口渴，及泄泻如火热。入补心丹，镇心神，定魂魄。入乳香托里散，散痈疽热毒，及毒气攻心发谵语。若经伏火，及一切烹炼，则毒等砒、硇，服之必毙，戒之！

云 母

[批] 忌羊血，用矾炼则柔烂。

味甘，平，无毒。主身皮死肌，中风寒热，如在车船上。除邪气，安五脏，益精明目，下气坚肌，续绝补中，疗五劳七伤，虚损少气，止痢。久服延年，悦泽不老。

云母，石药中温良之品也。甘缓，温和，石性镇坠，能使火气下降，火降则水升，既济之象也。得铅丹熬成膏，可贴一切痈疽疮毒。和以升丹细末，更著奇效。性虽甘平，终属石质，与脏腑气血实非同类，只宜用以治病取效。若夫益精明目延年，必不然之论也，岂敢信耳。

石钟乳

[批] 忌羊血。敷疮毒。

味甘，温，无毒。主咳逆上气，明目益精，安五脏，通百节，利九窍，下乳汁，益气补虚损，疗脚弱疼冷、下焦伤竭，强阴。久服延年。

石钟乳禀石之气而生。其性慓悍，得火则有大毒，纵治虚寒，尚须审察。甄权主寒嗽通声者，以辛散邪结，温祛寒气故也。得牛黄、白蜡、象牙、珍珠、乳香、没药、桦皮炭、龟板炭、枯白矾、蛀竹屑，细研，治广疮结毒，烂坏鼻梁，及阴蚀阳物。敷之有神。石性大温，若加火煅，有毒无疑。经曰：石药性悍，味斯言也。

紫石英

[批] 凡入丸散，火煅醋淬七次，碾沫水飞。

味甘、辛，温，无毒。主咳逆，心腹邪气，补不足，女子风寒在子宫，绝孕十年无子，疗上气，心腹痛，寒热邪气结气，补心气不足，定惊悸，安魂魄，填下焦，止消渴，除胃中久寒，散痈肿，令人悦泽。久服温中，轻身延年。

紫石英禀土中阳气以生，味厚于气，阳中之阴，降也。入手少阴心、足厥阴肝经。时珍曰：上能镇心怯，下能益肝虚，乃益心肝，通血脉，镇坠虚火归元之品，为女人暖子宫之要药。同白薇、艾叶、鹿角胶、当归、山茱萸、川芎、香附，治女人子宫虚寒无子。其性镇重，气暖而补，故心神不安，肝血不足，及女子血海虚寒不孕，诚为要药。只可暂用，不宜久服。妇人绝孕由阴虚火旺，不能摄受精气者，忌用。

白石英

味甘、辛，微温，无毒。主消渴，阴痿不足，咳逆，胸膈间久寒，益气，除风湿痹，疗肺痿、肺痈吐脓。久服轻身长年。

白石英禀土中之阳，兼金气以生，味厚于气，阳中之阴，降也。入手太阴肺、手阳明大肠经气分。藏器曰：湿可去枯，白石英、紫石英之属是也。时珍云：治痿痹、肺痈枯燥之病。只可暂用，切勿久服。凡石类皆然，不独石英也。

雄黄

［批］疗蛇疗毒。

味苦、甘，平、温，有毒。主寒热，鼠瘘恶疮，疽痔死肌，疗疥虫䘌疮，目痛，鼻中息肉，及绝筋破骨，百节中大风，积聚癖气，中恶腹痛，鬼疰，杀精物恶鬼邪气、百虫毒，胜五兵，杀诸蛇虺毒，解藜芦毒。

雄黄禀火金之性，得正阳之气以生。气味俱厚，升也，阳也。入足阳明胃经。功能燥湿杀虫，为疮家要药。

同红药子、白药子、白及、白蔹、乳香、没药、冰片敷一切肿毒痈疽。研细末，入猪胆内，套指头上，治天蛇疗毒发于中指。同蜈蚣、牛角䚡、猪悬蹄甲、猬皮、象牙末、黄蜡、白矾，治通肠漏。同漆叶、苦参、刺蒺藜、白芷、荆芥、天麻、蚕虱、胡麻、半枝莲、豨莶、百部、天门冬，治大麻风眉毛脱。敷疥癣、恶疮、疗肿，辟鬼魅邪气在所必用。然性热有毒，外用易见其长，内服难免无害。凡在服饵，中病乃已，毋尽剂也。

磁石

［批］凡入丸散，火煅醋淬，研细水飞。

味辛、咸，寒，无毒。主周痹风湿，肢节中痛，不可持物，洗洗①酸消，除大热烦满及耳聋。养肾脏，坚骨气，益精，除咽痛，通关节，消痈肿、鼠瘘、颈核、小儿惊痫。

磁石生有铁处，得金水之气。气味俱厚，沉而降，阳中阴也。入肾、肝二经。咸以入肾，性镇坠而下吸。甄权云：补男子肾虚，风虚身强，腰中不利，加而用之。宗奭云：养肾气，填精髓，肾虚耳聋目昏者，皆用之。

诸药石皆有毒，且不宜久服，独磁石性禀冲和，无猛悍之气，有补肾益精之功，大都渍酒优于丸散，石性体重故尔。

阳起石

[批] 忌羊血。不入汤。凡用火煅醋淬七次，研细水飞。

味咸，微温，无毒。主崩中漏下，破子脏中血，癥瘕结气，寒热腹痛，无子，阴痿不起，补不足，疗男子茎头寒，阴下湿痒，祛臭汗，消水肿。久服不饥，令人有子。

阳起石禀纯阳之气以生。齐州阳起山常有暖气，虽大雪覆境，独此山无少积，盖石气熏蒸也。入右肾命门，补助阳气，并除积寒宿血留滞下焦之圣药。同破故纸、鹿茸、腽肭脐、菟丝子、狗阴茎、肉苁蓉、巴戟天，治命门虚寒，阴痿不起，精寒无嗣。阴虚火旺者忌之。阳痿属于失志，以致火气闭密，不得发越而然，及崩中漏下由于火盛而非虚寒者，并不宜服。

太阴玄精石

味咸，温，无毒。主除风冷邪气湿痹，益精气，妇人痼冷漏下，心腹积聚冷气，止头疼，解肌。

---

① 洗洗：寒栗貌。

太阴玄精石出盐卤之地，乃至阴之精凝结而成，故其形皆六出，老阴之数也。其色青白，龟背者良。详其主治气味应带辛寒，所以能除风冷邪气，解肌。《本经》误认为温，故有妇人癥冷漏下冷气之治，皆非所宜也。入来复丹，治缓急诸病，但有胃气，无不获安。伤寒阴证不宜服。咸能走血，用以引经入肾则可，多则反泻肾伤血矣。戒之！

代赭石

［批］入药煅赤，醋淬三次。

味苦、甘，寒，无毒。主鬼疰贼风蛊毒，杀精物恶鬼，腹中毒邪气，女子赤沃漏下，带下百病，产后胞衣不出，堕胎，养血气。除五脏血脉中热，血痹血瘀，大人小儿惊气入腹，及阴痿不起。

代赭石禀土中阴气以生。气薄味厚，阴也，降也。入手少阴心、足厥阴肝经。好古曰：虚则气浮，重以镇之，代赭石之重以镇虚逆。故仲景旋覆代赭汤，治伤寒汗吐下后，心下痞硬，噫气不除。下部虚寒者，不宜用。阳虚阴痿者，忌之。

硇 砂

［批］忌羊血。鼻中息肉。

味咸、苦、辛，温，有毒。主积聚，破结血，烂胎，止痛，下气。疗咳嗽宿冷，祛恶肉，生好肌。

硇砂乃卤液所结，秉阴毒之气，舍阳毒之精。能消五金八石，腐坏人肠胃，化人心为血，柔金银，可为锌药。其毒猛烈，如此柔金化石之性，其能生好肌乎？此前人之误耳！同明矾、牛黄、铅粉、象牙、珍珠为末，点鼻中息肉，即落。此药惟祛恶肉、息肉、目翳胬肉、恶疮，是其所长。内服必害人命，戒之！中其毒者绿豆解之。

石硫黄

味酸，温、大热，有毒。主妇人阴蚀，疽痔恶血，坚筋骨，除头秃，疗心腹积聚邪气，冷癖在胁，咳逆上气，脚冷弱无力，及鼻衄，恶疮，下部䘌疮，止血，杀疥虫。

硫黄禀火气以生，气味俱厚，纯阳之物也。酸温能补命门不足，大热能除下焦湿气。《本经》主坚筋骨，《别录》疗鼻衄，止血，皆非其宜。夫热甚则骨消筋缓，火载血上则错经妄行，岂大热之物能疗？无是理也！

入鸡子，同艾叶煮食，治妇人白带因于虚寒者。此药古方未有服耳。《本经》只用治疮蚀，攻积聚，而近世遂为常服，丸散如来复丹、半硫丸、金液丹，及诸方书所载者，不可缕指，称其功用未能殚述。然人身之中，阳常有余，阴常不足，病寒者少，病热者多。假令果系虚寒证，法当补气回阳，亦何须藉此毒石哉？世人徒知取效良捷，而不知其为害之酷烈也。戒之！中其毒者，黑铅煎汤解之，或食冷猪血、猪肉、鸭羹，并解之。

炉甘石

［批］点目翳。

味甘，温，无毒。主止血，消肿毒，生肌，明目祛翳，退赤，收湿除烂，治目中一切诸病。

炉甘石受金气而结，其性带涩，温能散风热，性涩能粘物，为目病要药。同黄连煮、煅，加入海螵蛸、硼砂、冰片、朱砂，研极细，点目疾，祛翳障。

寒水石

味辛、甘，寒、大寒，无毒。主身热，腹中积聚邪气，皮中如火烧，烦满。水饮之，除时气热盛，五脏伏热，胃中热，止渴，水肿，小腹痹。久服不饥。

寒水石生卤地，禀积阴之气而成。其气大寒，能除有余邪热。经曰：诸胀腹大，皆属于热者宜之。凡阴虚火旺咳嗽、吐血、多痰、潮热骨蒸，脾虚作泄、诸湿肿满皆属于脾土者，忌之。

石　膏

[批] 硬者是，软者即寒水石，如煨熟寒性缓，糖炒则不妨胃。

味辛、甘，微寒、大寒，无毒。主中风寒热，心下逆气惊喘，口干舌焦，不能息，腹中坚痛，除邪鬼，产乳金疮。除时气头痛身热，三焦大热，皮肤热，肠胃中结气，解肌发汗，止消渴烦满，腹胀暴气，喘息咽热，除肺胃热，散阳邪。

石膏禀金水之正，得天地至清至寒之气，阴中之阳，可升可降，入足阳明胃、手太阴肺、手少阳三焦经气分。能散阳明邪热，降肺经热痰。甄权以治伤寒头痛如裂，壮热如火。日华治天行热狂。洁古谓止阳明经头痛，发热恶寒，日晡潮热，大渴引饮，中暑暍，牙痛。胃主肌肉，肺主皮毛，故又为发斑、发疹之要品。起死回生功同金液。若用之甚少，则难责其功，世医罔解。兹特表而著之。

入仲景白虎汤，专解阳明邪热。若劳役人病，此元气先虚者，可加人参。如发斑，阳毒盛者，白虎汤加竹叶、麦冬。必以石膏为君，自一两至四两，麦冬亦如之。甚则更加黄连、黄柏、黄芩名三黄石膏汤。自一剂至四剂，妊娠病此亦同。《内经》谓有故无损是也。

伤寒汗后烦热不解，竹叶石膏汤主之。小儿痧疹发热，口渴唇焦，咳嗽多嚏，或多痰，或作泄，竹叶石膏汤加赤桎木枝两许，贝母、栝楼根各二三钱主之。甚者加三黄，发斑亦同。

本解实热，祛暑气，散邪热，止渴除烦之要药。温热二病多兼阳明，若头痛，遍身骨痛，而不渴不引饮者，邪在太阳，未传阳明不当用。七八日来邪已结里，内有燥粪，往来寒热，宜下者勿用。暑气兼湿作泄，脾胃弱甚者勿用。疟邪不在阳明则不渴，亦不宜用。产后寒热，由于血虚，或由恶露未尽；骨蒸劳热，由于阴精不足，而不由外感者，并勿误用。金疮、下乳更非其职。宜详察之。

滑 石

味甘，寒、大寒，无毒。主身热泄澼，女子乳难，癃闭，利小便，荡胃中积聚寒热，通九窍六腑津液，祛留结，止渴，令人利中，益精气。久服轻身，耐肌长年。

滑石，石中之得冲气者也。入足太阳膀胱、足阳明胃、手少阴心经。滑以利诸窍，通壅滞，下垢腻；甘以和胃气，寒以散积热。为祛暑散热，利水除湿，消积滞，利下窍之要药。丹溪用以燥湿，分水道，实大肠，化食毒，行积滞，逐凝血，解燥渴，补脾胃，降心火，偏主石淋。时珍谓：上能利毛腠之窍，下能利精溺之窍，荡热燥湿之品，皆此意耳。

和甘草为六一散。解中暑、伤寒、疫疠，并百药、酒食邪热毒，及烦满短气，腹胀闷痛，淋秘涩痛；疗身热呕吐泄泻，肠澼下痢赤白，除烦热，胸中积聚寒热，止消渴、蓄水，妇人催生下乳；治吹乳，乳痈，牙痛，齿疳。加丹砂名辰砂益元散。治心经伏暑，下利纯血，烦躁口渴，神昏不爽。

本利窍消暑之药，若病人因阴精不足内热，以致小水短少或赤涩，或不利，烦渴身热由于阴虚火炽水涸者，皆禁用。脾肾俱虚者，虽作泄勿服。

赤石脂

［批］入丸散。镶固落顶，火煅水飞，晒干用。

味甘、酸、辛，大温，无毒。主养心气，明目益精，疗腹痛肠澼下痢赤白，小便利，及痈疽痔疮，女子崩中漏下，产难胞衣不出。久服补髓好颜色，益智不饥，轻身延年。

赤石脂禀土金之气，色赤象火，气薄味厚，降而能收，阳中阴也。入手阳明大肠，兼心、肾经。经曰：涩可去脱。大小肠下后虚脱，并涩剂无以固之。凡泄利肠澼，久则下焦虚脱滑，不闭藏，其他固涩之药性多轻浮，不能达下，惟石脂体重而涩，直入下焦阴分，故为久利泄澼之要药。

火热暴注者，不宜用。非的受寒邪，下利白积者，不宜用。崩中法当补阴清热，不可全仗收涩，滞下本属湿热积滞，法当祛暑除积，止涩之药定非所宜。慎之！

花乳石

味涩、酸，平，无毒。主金疮出血，刮末敷之即合，仍不作脓。疗产妇血晕恶血。治一切失血伤损、内漏、目翳。

花乳石其功专于止血，能使血化为水。足厥阴肝经血分之药。妇人血晕，乃恶血上薄，消化恶血，则晕自止矣。凡虚劳吐血，多由火炎迫血上行，当用滋阴降火者，不宜服。无瘀血停积，胸膈不板痛者，亦忌之。

浮 石

味咸，平，无毒。主清金降火，消积块，化老痰，消瘤瘿、结核、疝气，止咳下气。

浮石乃水沫结成，体轻色白，其质玲珑，肺之象也。入手太阴肺经。咸寒润下之性能除上焦痰热，止咳嗽而软坚。咳逆由于虚气上冲者，勿用。痰饮由于脾肾元虚者，忌之。

礞　石

［批］入药用硝等分，锅内煅至金色，取出研末，水飞去硝。夺命散治急慢惊风。

味甘、咸，平，无毒。主食积不消，留滞脏腑，宿食癥块久不瘥，小儿食积羸瘦，妇人积年食癥，攻刺心腹。

礞石，禀食中刚猛之性，体重而降，阴也，沉也。入足厥阴肝经。能消一切积聚痰结。咸软坚，重坠下。故时珍用治小儿惊痰喘急，同燄硝①等分煅过，为末，每服半钱，或一钱，名夺命散。治小儿惊风，痰涎壅塞，命在须臾。急惊痰热者，薄荷、自然汁入生蜜调下；慢惊脾虚者，木香汤入熟蜜调下，或雪糕丸，绿豆大，每服二三丸。乃治惊利痰之圣药。入滚痰丸治诸痰怪证。其功消积滞，坠痰涎，诚为要药。然攻击太过，性复沉坠。凡积滞癥结脾胃壮实者可用。如虚弱者忌之，小儿惊痰食积初发者可用。虚寒久病者，忌之。如王隐君制滚痰丸，谓百病皆生于痰，不论虚实寒热概用，殊为未妥。不知痰有二因，因于脾胃不能运化，积滞生痰，或多食酒面湿热之物，以致胶固稠黏，咯唾难出者，用之豁痰利窍，除热泄结，应如桴鼓。因于阴虚火炎，煎熬津液，凝结为痰，或发热声哑，痰血杂出者，如误投之，则阴气愈虚，阳火反炽，痰热未退，而脾胃先败矣。前人立方不能无敝，在后人善于简择耳。

卷二

八一

---

① 燄硝："燄"同"焰"。《说文解字》："火行微燄燄也。"燄硝即芒硝。

硼砂

味苦、辛，暖，无毒。主消痰，止嗽，破癥结喉痹，祛口气，消障翳，除噎膈反胃，积块瘀肉，阴癀，骨硬，恶疮，及口齿诸病。

硼砂出西南番，采取煎淋而结。色白体轻，能解上焦胸膈肺分之痰热。宗奭云：含化咽津，治喉中肿痛，膈上痰热。初觉便治，不能成喉痹也。同冰片、人中白、青黛为末，敷口舌疮效。性能柔五金，祛垢腻，克削为用，消散为能，宜攻有余，难施不足。此暂用之药，非久服之剂。

珊瑚

味甘，平，无毒。主宿血，祛目中翳。为末，吹鼻，止鼻衄。

珊瑚得水中阴气以生，性主消散。日华主明目，镇心止惊痫。时珍主点眼，去飞丝。同珍珠、琥珀、石蟹，为极细末，点入目中，祛肤翳。

砒霜

味苦、酸，大热，有大毒。主诸疟，风痰在胸膈。可作吐药，不可多服，能伤人。蚀痈疽、败肉、枯痔，杀虫，杀人及禽兽。

砒霜禀火之毒气，复兼煅炼，则毒愈甚。酸苦涌泄，虽能吐诸疟，风痰不知。《内经》云：夏伤于暑，秋必痎疟。当清暑益气健脾，是为正治，岂宜用此大热大毒之药。如果元气壮实有痰者，服之必大吐，虽暂获安，所损真气实多矣。如人服至半钱许，则立毙。若得酒及烧酒服，则肠胃腐烂，顷刻杀人，虽绿豆、冷水亦难解矣。奈何今人用之治疟，是以必死之药，治不死之病，岂不误哉！除枯痔杀虫用以外敷之外，慎勿服之，切戒！切戒！

禹余粮

［批］赤白带下，下焦虚脱。

味甘，寒，无毒。主咳逆，寒热烦满，下赤白血闭，癥瘕，疗小腹痛结烦疼，主崩中，固大肠。

禹余粮得土中冲和之气，体重而涩，为镇固之剂。时珍谓入手阳明大肠、足阳明胃经血分。李知先诗曰：下焦有病人难会，须用余粮赤石脂。同赤石脂、干姜、粳米，名桃花汤。仲景治少阴病，下利不止，便脓血者。同赤石脂，治伤寒下利不止，与理中汤而利益甚者。同干姜，等分，为末服，治赤白带下。同赤石脂等分，为末，人参汤调服。柯韵伯治下焦虚脱最效。泄泻由于实热者不宜用。

无名异

味甘，平，无毒。主金疮，折伤内损，止痛生肌肉，收湿气。

无名异禀地中阴水之气以生。甘能补血，寒能除热。苏颂醋摩敷肿毒痈疽，亦取其活血凉血之功。除折伤肿毒外，无他用。

矾 石

［批］缠喉风吹药。汗斑擦药。蜡矾丸。

味酸，寒，无毒。主寒热，泄痢，白沃，阴蚀恶疮，目痛。坚骨齿，除固热在骨髓，祛鼻中息肉。燥湿解毒追涎，治痈疽疔肿。

矾石即白矾，其性燥急，收涩，解毒。涩以止脱，皆消毒除热燥湿之功。与巴豆同煅令枯，取矾研末，以管吹入喉中，流出热涎，立解喉痹。其证俗呼缠喉风是也。皮肤疥癣、脓窠、坐板、肥疮等疮，皆资其用，各合所宜以施之。得硫黄、雄黄、白附子、海金沙、密陀僧，为末，擦汗斑殊效。一年者去皮一次，十年者去皮十次。擦后坐卧勿当风，勿行房摇扇。制半夏能散湿痰，忌食积、痰，兼除五饮。同芒硝，可烧水银成粉，治一切疮中有虫。得黄蜡和丸，名蜡矾丸，治一切肿毒有神。凡治痈疽当服之以护膜，膜苟不破，虽剧必瘥。《本经》主寒热泄利。盖指泄利久不止，虚脱滑泄者。假令湿热方炽，积滞正多，误用收涩，为害不一。目痛不由胬肉、外障，由阴虚血热者，亦不宜用。岐伯曰：久服伤人骨，故凡阴虚内热，火炽水涸，发为咽喉痛者，亦非所宜。

绿 矾

味酸，凉，无毒。主喉痹虫牙，口疮恶疮，疥癣。酿鲫鱼烧灰服，疗肠风泻血。

绿矾所禀与白矾同，而力差缓。煅赤醋淬，即为矾红。然诸治之外，又善消积滞，除胀满黄肿。凡腹中坚，肉积，诸药不能化者，以矾红同健脾消食药为丸，投之辄消。得红曲、山楂、肉豆蔻，消肉积。加麦芽、橘皮、草果、槟榔、三棱、蓬术，消一切肉积及米面食坚积，绿矾、矾红虽能消肉食坚积，然能令人作泻，胃弱人不宜多用，服此者终身忌食荞麦，犯之立毙。

石 灰

[批] 金疮。

味辛，温，有毒。主疽疡疥瘙，热气恶疮癞疾，死肌，堕眉，杀痔虫，祛黑子息肉，疗髓骨疽。

石灰烧青石而成，火气未散，性能灼物，能蚀恶肉而生新，止金疮血甚良。合百草团末，治金疮殊胜。凡血见石灰则止。百草又能活血凉血故也。入三仙膏，点一切痈疽肿毒，轻者即可消散。其功所主皆属外敷，不入汤饮。

密陀僧

味咸、辛，平，有小毒。主久痢，五痔，金疮，面上斑䵷①。

密陀僧感银铜之气而结。重能消磨坚积，咸能入血凉血。今惟治䵷黯黯敷面外，无复用以服食者，大都可外敷，不可内服。

自然铜

［批］打扑损伤。

味辛，平，无毒。主折伤，散血止痛，破积聚，消瘀血。

自然铜禀土金之气以生，乃入血行血，续筋接骨之神药也。同当归、没药，各半钱，以酒调服，治打扑损伤，仍以手摩痛处，即时见效。同乳香、没药、䗪虫、五铢钱、麻皮灰、血竭、胎骨，作丸，煎当归、地黄、续断、牛膝、丹皮、红花，浓汤送下，治跌扑损伤，或金刃伤骨断筋，皆效。凡使中病即止，不可过服，以其有火金之毒，走散太甚。

金 箔

［批］能拔疔根。

味辛，平，有毒。主镇精神，坚骨髓，通利五脏，除邪气。

① 䵷：同䵟，皮肤黧黑枯槁。

金箔禀西方刚利之性，善能制木，体重而降，亦能镇心，心气虚怯，则惊邪宜入，精神不安。肝病风热则惊痫失志，魂魄飞扬。肝属木而畏金，与心为子母之脏，故同治之。入至宝丹治中风不语气绝，中恶虫毒尸疰，难产血晕等证。入牛黄清心丸、紫雪丹、镇心丸等，治一切恍惚，癫狂，瘴疫毒疠，小儿惊痫百病。作针，针疔疮，纳药拔疔。磨细屑，挑开疔疮头上抹入。能拔疔根，除镇心安神外，勿宜服食。

水　银

味辛，寒，有毒。主疥瘘痂疡白秃，杀皮肤中虱，堕胎除热。以敷男子阴，阴消无气。杀金、银、铜、锡毒。

水银从石中迸出为石汞，从丹砂中出者为朱里汞。禀至阴之气，善能杀虫。其性下走无停歇，伏炼五金为泥。得矾石、丹砂、芒硝、雄黄、黑铅，入阳城罐内，如法升炼，名红粉霜，能止痛生肌，少加冰片，研匀，擦广疮有效。同大风子、蛇床子、樟脑、轻粉、枯矾、雄黄、胡桃油，治疥癣虫疮。藏器曰：水银入耳能食人脑，至尽入肉，令百节挛缩，倒阴绝阳。人患疮疥，勿以水银涂之。性滑重，直入肉，宜谨之。头疮切不可用，恐入经络，必缓筋骨，百药不治也。妇人误服多致绝孕，惟宜外敷，不宜内服。入口为疠，可不叹哉！

灵　砂

[批] 疗九窍出血。

味甘，温，无毒。主五脏百病，养神安魂魄，益气明目，通血脉，止烦满，益精神，杀精魅恶鬼气。

灵砂乃硫汞制成，名二气砂。得水火既济，二气交合，夺造化之功，窃阴阳之妙，可以变化五行，升降气血，为除邪养正、扶危救急之灵丹。又主上盛下虚，痰涎壅盛，头旋吐逆，霍乱反胃，心腹冷痛，更为镇坠之神药。九窍出血，因暴惊，而得其脉虚者，灵砂丹三十粒，人参汤下，三服愈。此证不可认作血热妄行而用凉药，乃惊则气浮，神魂发越，阳气暴壅故也。得镇坠则神魂复安，而血自循经矣。虽水火既济，阴阳配合，然硫汞有毒性，亦下坠，只可藉其坠阳交阴，却病于一时，安能资其养神益气！凡胃虚呕吐、伤暑、霍乱、肺热生痰，病属于虚，非关骤发者，咸在所忌。

轻　粉

［批］忌一切血。

味辛，冷，无毒。主通大肠，敷小儿疳痹、瘰疬，杀疮疥癣虫，及鼻上酒皶，风疮瘙痒，痰涎积滞，毒疮。

轻粉升炼水银而成。疗治与水银相似，第其性稍轻浮。总除肠胃积滞热结。其主瘰疬、疥癣、酒皶、瘙痒，皆从外治，亦取其除热杀虫之功。虽能下膈涎，消积滞，然其性有毒，走而不守。若服之过剂或不得当，则毒气熏蒸，窜入经络筋骨，莫之能出。痰涎既去，血液随亡，筋失所养，变为筋挛骨痛，营卫不从，结为肿块漏疮，或手足皲裂、顽痹等证，遂成痼疾，贻害无穷。凡闭结出血，虚不能润泽；小儿疳病，脾胃两虚；小儿慢惊，痰涎壅上；杨梅结毒，发于气虚；久病之人咸不宜服。

铅

味甘，寒，无毒。主镇心安神，伤寒毒气，反胃呕哕。蛇蝎所咬，灸熨之。

铅禀先天壬癸之气以生。一者数之始，水者物之初，为万物之先，金丹之母，八石之祖，五金之宝。中含生气，性属至阴。如火气上浮，阴阳将离者，兹得镇坠，则阳火归元。能于五行万物之中，解一切毒气者，无过先天生气，土中冲气。铅兼有之，故为解诸毒之首药。入养正丹，治一切上盛下虚，孤阳发越，烦躁面赤，恍惚警惕，用此镇坠阳气，使火入阴分，则上焦得宁，而后可以随证施治。入黑锡丹，治一切下元虚冷，阳气垂绝，阴阳将离，及沉寒痼冷诸病。性极沉重，未经烹炼，癸水之阴质尚存，多服能损心脾。《悟真篇》云：非类难为巧是已。凡脾胃虚寒，阳火不足，饮食不化，下部阴湿诸证，法并忌之。

粉　锡

味辛，寒，无毒。主伏尸，毒螫，杀三虫，祛鳖瘕，疗恶疮，止小便利，堕胎。

粉锡即铅粉，乃化铅所作，体用与铅相似，性善杀虫。甄权主积聚不消，炒焦止小儿疳痢。藏器主久痢成疳。和鸡子白服，以粪黑为度，皆取其消积、杀虫、止痢也。李时珍云：胡粉铅之变黑为白者也。体用虽同，铅及黄丹而无消盐火烧之性，但能入气分，不入血分，稍异也。服食而大便色黑者，乃选其本质，所谓色坏还为铅也。用入膏药以代黄丹，虽能消疳、逐积、杀虫，然其性冷善走，如脾胃虚弱者，不宜用。娠妇忌之。

铅　丹

[批] 止痛生肌。口疮糜烂。血风臁疮。

味辛，微寒，无毒。主吐逆胃反，惊痫癫疾，除热下气，止小便利，除毒热脐挛，金疮溢血。炼化还成九光。

铅丹即熬铅所作黄丹，禀壬癸之气，得火成丹，有灵通变化之神。其体重降，故能镇心安神，又为外科膏药中必用之物。单用敷疮，能止痛长肉生肌。同蜂蜜十倍之相和，蒸黑，治小儿口疮糜烂，以鸡毛蘸搽，甚效。同黄蜡、香油熬膏，摊贴血风臁疮。吐逆由于胃虚，及因寒发吐者，皆不宜服。

铅　霜

[批] 喉痹。梳头令黑。

味甘、酸，冷，无毒。主消痰，止惊悸，解酒毒，祛胸膈烦闷，中风痰实，止渴。

铅白霜，铅假汞气交感，因醋拨其英华所结。道家谓之神符白雪。气寒能除热生津，镇惊祛怯，皆有奇效。同甘草、青黛为末，醋糊丸，芡子大，治喉痹肿痛，含咽一丸，立效。单用，包梳，日日梳须发，令黑，胜于染者。

其性极冷，非久服常用之物，病已即去之。胃弱脾虚肠滑者，不宜用。风寒咳嗽，多痰者，亦忌之。

芒　硝

味辛、苦、咸，大寒，无毒。主五脏积聚，久热胃烂，除邪气，破留血，腹中痰实结搏，通经脉，利大小便及月水，破五淋，推陈致新，能散恶血，堕胎。

芒硝禀天地至阴极寒之气，乃太阴之精，以消物为性，能消五金八石。咸能软坚，辛能散结，寒以除热。病由积热者，非得辛苦大寒之药，推荡消散不能除也。入仲景大承气汤，治伤寒七八日后，邪结下焦，少腹按之坚痛，下之愈。入桃仁承气汤，治伤寒邪热，失汗，蓄血少腹，或先因内伤留血下焦者，下之愈。

朴　硝

味苦、辛，咸寒、大寒，无毒。主百病，除寒热邪气，逐六腑积聚，结固留癖，胃中食饮热结，破留血闭绝，停痰痞满，推陈致新。

朴硝乃初次煎成者，气味烈于芒硝。主治功用与芒硝无别，总为除邪热，逐六腑积聚，结固痰癖，破留血闭绝之要药。

元明粉

辛、甘，冷，无毒。主心热烦躁，并五脏宿滞癥结，明目，退膈上虚热，消肿毒。

元明粉，即芒硝投滚汤沸化，夜置冰霜之下结起在水，而去水取硝。用白莱菔切片，煮汁投硝，以结起多次者。其色莹白，其味辛咸，沉而降，阴也。入心、肝、胃经，辛散，咸软兼能润下，故能散热结，逐热血，消肿毒，皆软坚散结之功也。消石、朴硝，一经澄炼，便名芒硝、马牙硝、风化硝、甜硝；若经煅过即名元明粉。究其功用，无坚不磨，无结不散，无热不荡，无积不摧，可谓直往无前，无留碍之性也。非邪结下焦，坚实不可按者不用，恐误伐下焦真阴故也。病不由于邪热深固，闭结难通，断勿轻投。至于血涸津枯，以致大肠燥结；阴虚精乏，以致大热骨蒸；火炎于上，以致头痛目昏、口渴、耳聋、咽痛、吐血、衄血、虚极类实等证，切戒勿施！庶免虚虚之咎而无悔不可追之大错也。

食 盐

[批] 干霍乱。

味甘、咸，寒，无毒。主杀鬼蛊邪疰毒气，下部蟨疮，伤寒寒热，吐胸中痰癖，止心腹卒痛，坚肌骨。多食伤肺喜咳。

盐禀水气以生。《洪范》润下作咸。《素问》水生咸。此盐之根源也。气薄味厚，阴也，降也。入足少阴肾、手少阴心、手太阴肺、足阳明胃、手阳明大肠经。经曰：热湿于内，治以咸寒。"五脏苦欲补泻"云：心欲软，急食咸以软之。咸寒能除热补心。故日华以之助水脏，及霍乱心痛，明目，止风泪邪气，一切虫伤，疮肿火灼，通大小便，疗疝气，悉取其走血、软坚、除热、润下之功。独用，一大匙熬，令黄，入童子小便一升，合和温服，治霍乱上不得吐，下不得泻，气绝欲死者，少顷吐下即愈。一味煎浓汤，治蚯蚓咬毒，形如大风，眉发皆落，浸洗数遍即愈。

咸走血，血病无多食咸，多食则脉凝泣而变色。凡血病，及喘嗽、水肿、消渴，法所大忌。以其或伤肺引痰，或涩血脉，或助水邪，或走精液故也。

戎 盐

味咸，寒，无毒。主明目，目痛，益气坚肌骨，祛毒蛊，心腹痛，溺血，吐血，齿舌血出。

戎盐生于涯埃坂墙之阴，禀水中至阴之气凝结而成。时珍云：不经煎炼，功同食盐，入药似胜，亦取其软坚除热之功。忌同食盐。

古文钱

[批] 同胡桃嚼即碎。

味辛，平，有毒。主翳障，明目，疗风赤眼，盐卤浸用。妇人生产横逆，心腹痛，月隔，五淋，烧以醋淬用。

古文钱历年既久，毒性必失，甚则有但存形质者，其功走下焦阴分，散凝滞气血，开壅塞道路，故主如上诸证，又能疗跌扑损伤，其为散凝滞之药无疑。同自然铜、胎骨、䗪虫、血竭、无名异、黄荆子、没药、乳香、狗骨，治跌扑损伤，及金刃伤，神效。如肝肾虚而内障生花者，不宜用。

铁　落

味辛、甘，平，无毒。主风热恶疮，疡疽疮痂，疥气在皮肤中，除胸膈中热气，食不下，止烦。

铁落是煅家烧铁赤沸，砧上煅之，如皮甲落下者，水出于铁不离金象，体重而降，故《素问》有生铁落饮，疗病狂怒者。狂怒属肝气暴升，故取金气以制之。日华治惊邪癫痫，小儿客忤，并煎服之，悉此意耳。

铁　锈

［批］拔疔根。

主恶疮疥癣，和油涂之。蜘蛛虫等咬，和蒜磨敷之。

铁锈得金气之英华，味应辛、苦，气应寒，故能除湿热而解毒气也。取露天入土多年锈钉，火煅醋淬，刮下锈末，同蟾酥、冰片、麝香，研极细，以金针刺入疔疮中，令至根，然后以药塞入，能拔疔根，辄效。盖疔肿未有不因肝经风热所致，此药属金，善能平木，故有如是之功。

银　朱

味辛，温，有毒。主破积滞，劫痰涎散结，疗疥癣恶疮，杀虫及虱。

银朱乃硫黄同汞升炼而成，其性燥烈，服之，亦能烂龈挛筋，其功过与轻粉同也，不宜服食。

铜　青

味酸，平，微毒。主妇人血气心痛，合金疮，止血，明目，祛肤赤息肉，风烂眼泪出，治恶疮疳疮，吐风痰，杀虫。

铜青乃铜之液气所结。能入肝胆，故有明目杀疳之功。目痛肤翳不由风热外侵，而因于肝虚血少者，非所宜用。

伏龙肝

味辛，微温。主妇人崩中，吐血，止咳逆，止血。醋调消痈肿毒气，治心痛狂颠，催生下胞，小儿夜啼，及反胃中恶。

伏龙肝得火土之气而成，乃灶中对釜月下黄土，以灶有神，故号伏龙肝。取其土中有神，性本冲和，能镇重下坠也。阴虚吐血者不宜用，以其中有火气故也。

百草霜

味辛，温，无毒。主消化积滞，止上下诸血，妇人崩中带下，胎产前后诸病。

百草霜、釜底墨、梁上倒挂尘。时珍云：皆是烟气结成，其体质有轻虚结实之异。重者归中下二焦，轻者入心肺之分，其治失血、胎产诸病，皆取血见黑见灰则止，亦水能制火之意也。虽能止血，无益肠胃，救标则可治本则非。

梁上尘

［批］吹喉痹。牙疳口疮。

味辛、苦，微寒，无毒。主腹痛，噎膈中恶，鼻衄，小儿软疮。

梁上尘乃空中烟气结成，其体轻而上腾，其味苦而清热。同枯矾、猪牙皂荚，盐炒为末，吹、点喉痹、乳蛾，皆妙。

孩儿茶

味苦、涩，平，无毒。主清上膈热，化痰生津，涂金疮。一切诸疮，生肌定痛，止血收涩。

孩儿茶是茶得土之阴气，其主清膈热，化痰生津皆茶之用也。同硼砂等分，为末，搽牙疳口疮。同珍珠、冰片，为末，敷下疳阴疮。今人多用外治，内服甚稀。

东壁土

［批］解百毒。

味甘，温，无毒。主下部疮，脱肛，止泄痢霍乱烦闷。

东壁土先得太阳真火之气，补土而胜湿，故能燥湿除疮。猝中暑热，搅土浆与之即解。同蚬壳为末，敷豌痘疮①。泡汤解百毒。

黄 土

味甘，平，无毒。主泄痢，冷热赤白，腹中热毒绞结痛，下血。取入地干土，水煮三五沸，绞去渍，暖服一二升，又解诸药毒、中肉毒、合口椒野菌诸毒。

土为万物之母，黄乃中央正色。张司空云：三尺以上曰粪，三尺以下曰土，在人脏腑则脾胃应之，是以黄土入药，能安和脾胃，止下血，解百毒，取其补助戊己之功也。气味和平，性无偏至。

井底泥

味甘，大寒，无毒。主烫火疮，涂之。疗妊娠热病，取敷心下及丹田，可护胎气。

井底泥禀地中至阴之气，故能解热，护胎无失。

蚯蚓泥

［批］小儿囊肿，时行腮肿，燕窝生疮。

味甘、酸，寒，无毒。主小儿阴囊忽虚热肿痛，敷狂犬伤，出犬毛，神效。

---

① 疮：原脱，据《神农本草经疏》补。

蚯蚓泥禀阴湿之性，有除热解毒之功。以甘草汁入轻粉末，调涂小儿阴囊虚热肿痛；水和敷一切丹毒；以柏叶汁调涂时行腮肿；取韭菜地上蚯蚓屎，米汁水和，煅过，入百草霜等分，研末，香油调涂，燕窝生疮。病属虚寒者，不宜用。

水

味甘，平。主五劳七伤，肾虚脾弱，阳盛阴虚，目不能瞑，及霍乱吐利，伤寒后欲作奔豚。

水味皆甘入药，用者惟千里水、东流水、甘澜水、新汲井华水。藏器曰：千里水、东流水，皆堪荡涤邪秽。思邈曰：江水流泉，远涉归海，不逆上流，用以治头，必归于下。《医学正传》云：甘澜水甘温而性柔，故烹伤寒阴证等药用之。顺流水，性顺而下流，故治下焦腰膝之证及通利大小便药用之。新汲井华水，其功极广，凉能清热，甘可助阴，宜煎补阴药，及气血痰火药用之。凡井水有远从地脉来者为上，近处江湖渗来者次之。其城市沟渠污水杂入者成碱，用须煎滚停一时，候碱澄乃用之，否则气味俱恶，不堪入药也。雨后水浑，须擂入桃、杏仁澄之。若停污浊暖，非直无益，亦且损人。

草部上

人　参

[批] 反藜芦。气虚久病，产后不语。

味甘，微寒、微温，无毒。主补五脏，安精神，定魂魄，止惊悸，除邪气，明目，开心益智，疗肠胃中冷，心腹鼓痛，胸胁逆满，霍乱吐逆，调中止消渴，通血脉，破坚积，令人不忘。久服轻身延年。

人参得土中清阳之气，禀春升少阳之令而生。气味均齐，不厚不薄，升多于降，阳中之阳也。又曰：阳中微阴，盖指其生长真元之气而言。言乎天，得其生生升发之气；言乎地，得清阳至和之精。状类人形，上应瑶光，故能回阳气于垂绝，却虚邪于俄顷。功魁群草，力等丸丹。为补五脏阳气之君药，开胃气之神品。

同大枣、白芍、炙甘草、枣仁、龙眼肉，补脾阴。同鹿茸、肉苁蓉、巴戟天、五味子、麦冬、菟丝子、山茱萸、地黄、枸杞子、杜仲、柏子仁，治肾气衰阳痿，乃扶衰之要剂，兼令人有子。同藿香、木瓜、橘红，治胃虚呕吐反胃。如妊娠呕吐，加竹茹、枇杷叶。同白术、吴茱萸，治脾泄久不止。同五味子、吴茱萸、补骨脂、肉豆蔻，治肾泄。同白芍、炙甘草，治血虚腹痛鼓痛。同干姜、白术、炙甘草，治中寒泄泻下利清谷，甚则加肉桂，附子。同附子、干姜、肉桂，治寒厥，指爪青黯，便清蜷卧。同附子、五味子，治阳气脱，温肠胃中冷。同麦冬、五味子，名生脉散，治肺虚气喘，夏月服之，益气除热止消渴；加白术，又治中暑伤气，倦怠。同沉香、白芍，治真气虚，气不归元，因而胸胁逆满。同茯苓、远志、益智仁、枣仁、麦冬，治精神恍惚，惊悸魂魄不定。同沉香、茯神，治心虚邪客作痛。同鹿角胶、杜仲、续断、当归、地黄、苏木，治负重努力，内伤失血，去苏木，加生地，治胎漏不安。同黄芪、白芍、五味子，治汗多亡阳。同苏木、麦冬，治产后气喘。

  在白虎汤，治劳伤元气，人患热病，渴甚并头疼；在败毒散，治气虚，人患四时不正伤寒；在参苏饮，治肺虚，人伤风。同鳖甲、青皮、干漆、䗪虫、肉桂、牡蛎、射干，消疟母。同菊花、当归、地黄、枸杞子、蒺藜、甘草、柴胡，则明目。同黄连、红曲、白芍、滑石、升麻，治带下赤色腹痛。同黄连、乌梅、莲肉、升麻、滑石、肉豆蔻，治滞下久不止。同白术、茯苓、木瓜、藿香、炙甘草，止虚烦躁。同牛黄、犀角、天竺黄、钩藤钩、丹砂、雄黄、珍珠、茯神、远志，治惊痫。同地黄、阿胶、麦冬、山茱萸、五味子、续断、杜仲，治血崩。加牛膝、大蓟、鹿角胶，治血淋。同橘皮、紫苏、木瓜、白术、竹茹，治恶阻安胎。热多者，去白术、紫苏，加麦冬。同五加皮、白鲜皮、石斛、秦艽、木瓜、薏苡仁、萆薢、牛膝、沉香、菖蒲、白术、苍术，治痹。同黄柏、黄芪、白术、五味子、麦冬、木瓜、白芍、薏苡仁、茯苓，治痿。同附子、白术、白芍、甘草、茯苓，治慢惊风、慢脾风。同白术、黄芪、芍药，治自汗。同生姜皮，各等分，水煎露一宿，五更温服，治气虚久疟不止。同苏木、当归、童便，治产后血晕。同石菖蒲、莲肉，等分，水煎，治产后不语。同乳香、丹砂、鸡子白、姜汁三匙，调匀，别用当归两许煎浓，同吞，治横生倒养难产，神效。同附子、肉桂、麦冬、五味子，治房劳过度，脱阳欲绝，下部虚冷。同黄芪、天冬、五味子、牛膝、枸杞子、菖蒲，治中风不语。

论其功能之广，信非虚语。第其性亦有所不宜，世之录其长者，或遗其短，摘其瑕者，并弃其瑜。是以或当用而后时，或非宜而妄设，不蒙其利，徒见其害。二者之误，其失则一，遂使良药不见信于世。粗工互胜其口说，惜哉！岂知人参本补五脏真阳之气者也。若夫虚羸尫怯，劳役饥饱所伤，以致阳气短乏，陷入阴分，发热倦怠，四肢无力，或胃弱不能食，脾虚不磨运，或真阳衰少，肾气乏绝，阳道不举，完谷不化，下利清水，中风失音，产后气喘，小儿慢惊，吐泻不止，痘后气虚，溃疡长肉等证，投之靡不立效。惟能不利肺家有热咳嗽，吐痰吐血，衄血齿衄，内热骨蒸痨瘵，阴虚火动之候。王好古谓肺热还伤肺是已。又有痧疹初发，身虽热而斑点未形；伤寒始作，形证未定而邪热方炽，若误投之，斯皆实实之害，非药可解。经曰：实实虚虚，损不足而益有余。如是者，医杀之耳。可不慎哉！

甘　草

[批] 忌猪肉，反大戟、芫花、甘遂、海藻。

味甘，平，无毒。主五脏六腑寒热邪气，坚筋骨，长肌肉，倍气力，金疮尰①，解毒，温中下气，烦满短气，伤脏咳嗽，止渴，通经脉，利血气，解百药毒。为九土之精，安和七十二种石，一千二百种草。久服轻身延年。

甘草禀土中冲和之阳气。震亨曰：大缓诸火，黄中通理，

---

① 尰：脚肿。

厚德载物之君子也。东垣曰：气薄味厚，可升可降，阴中阳也。阳不足者补之以甘，甘温能除大热，性能缓急而又协和诸药，使之不争。生用气平而泻心火，炙之气温而散表寒。时珍曰：协和群品有元老之功，普治百邪得王道之化，可谓药中之良相也。

同黄芪、防风，能运毒走表，为痘疹气血两虚者，首尾必资之剂。得白芍则补脾，甲己化土也。同人参、黄芪、白术、大枣、当归身、麦冬，加升麻、柴胡，为补中益气药，专理饥饱劳役内伤，阳气下陷发热。同人参、干姜、肉桂，则温中。同麦冬、苏子、枇杷叶，则下气。同黄连、芍药、升麻、滑石，解热毒滞下。同桔梗、元参、牛蒡子、栝楼根，清利咽喉虚热。同人参、菖蒲、益智仁、龙眼肉、远志，治健忘。同麦冬、石膏、竹叶、知母，除烦闷、躁渴、头痛，解肌。同紫花地丁、金银花、甘菊、夏枯草、益母草、贝母、白及、白芷，消一切疔肿。同川黄连，止小儿胎毒惊痫。同黄连、木通、赤芍、生地，泻心经有余之火。单用水炙百遍，煎熬斤许，治悬痈①如神。炙则补伤寒病瘥后血虚。

甘能缓中，中满者忌之。呕家、酒家，忌甘。诸湿肿满及胀满病，咸不宜服。

黄　精

味甘，平，无毒。主补中益气，除风湿，安五脏。久服轻身延年不饥。天老曰：太阳之草名黄精，饵之可以长生。

黄精纯得土之冲气，其色正黄，味厚气薄。补中益气，久

---

① 悬痈：腭上肿起的一种病证。《医宗金鉴·幼科杂病心法要诀·悬痈》："腭上肿起，号悬痈。"

服延年。虽非治疗之所急，而为养性之上药。同桑椹、首乌、茅术、漆叶，作丸饵，可以变白，杀三虫，能使足温而不寒。同白术久服，轻身，不饥。同地黄、天冬，酿酒，可祛风益血气。

黄 芪

味甘，微温，无毒。主痈疽久败疮，排脓止痛，大风癞疾，五痔鼠瘘，补虚，小儿百病，妇人子脏风邪气，逐五脏间恶血，补丈夫虚损，五劳羸瘦，止渴，腹痛泄痢，益气，利阴气。

黄芪禀天之阳气、地之冲气。气薄味厚，可升可降，阳也。入肺、脾、胃经。甘温益元气，甘温除大热，性能实表，益血补中，皆阳生阴长之微妙也。

在补中益气汤，为治劳倦发热之要剂。同生熟地黄、黄柏、黄芩、黄连、当归，加炒枣仁，为治阴虚盗汗之正法；去黄柏、黄芩、黄连，加人参、五味子、甘草，治表虚自汗。同桂枝、白芍、防风、炙甘草，能实表，治表虚畏风，伤风自汗。与茅术、生地，等分，牛膝、黄柏减半，作丸，治积年湿毒臁疮，百药不效。同白芷、白及、甘草、金银花、皂角刺，排脓止痛。同人参、甘草，治痘疮，阳虚无热证。

功能实表，有表邪者勿用。能助气，气实者勿用。能内塞补不足，胸膈气闭闷，肠胃有积滞者勿用。能补阳，阳盛阴虚者忌之。上焦热甚，下焦虚寒者忌之。病人多怒，肝气不和者勿服。痘疮血分热盛者，禁用。

干地黄

味甘、苦，寒，无毒。主折跌绝筋，伤中，逐血痹，填骨髓，长肌肉。作汤除寒热积聚，除痹，主男子五劳七伤，女子伤中，胞漏下血，破恶血，溺血。利大小肠，祛胃中宿食，饱力断绝。补五脏内伤不足，通血脉，益气力，利耳目。

生地黄

［批］血热妄行，胎动下血。

大寒，主妇人崩中血不止，及产后血上薄心闷绝，伤身胎动下血，胎不落，堕坠蜿折，瘀血留血，鼻衄吐血，皆捣饮之。

熟地黄

［批］湿毒臁疮。

味甘、微苦，微温，无毒。主填骨髓，长肌肉，生精血，补五脏内伤不足，通血脉，利耳目，黑须发，男子五劳七伤，女子伤中胞漏，经候不调，胎产百病，补血气，滋肾水，益真阴，祛脐腹急痛，病后胫股酸痛坐而欲起，目䀮䀮①无所见。

地黄禀仲冬之气以生。黄乃土之正色，兼禀地之和气，气薄味厚，沉而降，阴也。入心、肝、肾、小肠经。平补宜干，凉血宜生，填补宜熟。元素曰：熟者，假酒力九蒸则微温而补肾。血衰者用之。脐下痛者属肾经，非熟地黄不能除，乃补肾脏之要药，益阴血之上品。

生地黄同大、小蓟各半，俱捣取自然汁，和童便饮，治一切血热妄行，吐血，齿衄，鼻衄，神效。取汁和面作饼饦冷淘，治虫心痛。同苎麻根，捣汁碗许，加炒砂仁末三钱，治胎动下血。同麦冬，治产后烦闷。同当归、赤芍、乳香、没药、肉桂、黄荆子，为末，治一切跌打折伤，瘀血作痛。同金银花、甘草、荆芥穗、元参、连翘、黄柏、地榆、白芷、木通，治血分湿热

---

① 䀮（máng 忙）䀮：目不明也。《灵枢经·经脉》："目䀮䀮无所见。"

生脓疮痛甚者，浓煎恣饮，立瘥。同黄连、连翘、薄荷、甘草、菊花、木通，治目暴赤痛。入琼玉膏，为阴阳两补之要剂。

熟地黄同沙蒺藜、肉苁蓉、鹿茸、山茱萸、五味子，能益男子精。同人参、枸杞、五味子、麦冬、鹿茸、车前子、覆盆子、菟丝子，多服令人有子。得青蒿子、鳖甲、银柴胡、沙参、天冬、麦冬、黄柏、甘草、地骨皮、丹皮、白芍、牛膝，治骨蒸劳热。同黄芪、黄连、黄柏、酸枣仁、五味、白芍、麦冬、龙眼肉、牡蛎粉，治盗汗久不止。同人参、远志、麦冬、枣仁、柏子仁、茯神、甘草，治心虚惊悸、怔忡、健忘。得麦冬、五味子、牛膝、枸杞、车前子、阿胶、天冬，治溺血。同人参、麦冬、五味子、牛膝，渍酒，能益气力，逐及奔马。同当归、白芍、川芎、阿胶、鹿角胶，能益母安胎。同砂仁，治胎动下血腰痛。同青蒿、地骨皮、麦冬、白芍、山茱萸、枇杷叶，治妇人月事先期。同生姜，治产后中风。同当归、川芎、蒲黄、黑豆、炮姜、泽兰、益母、牛膝、续断、杜仲、鹿角胶，治一切产后血虚发热。得肉桂、乳香、没药、五灵脂，治儿枕痛，夏月去桂。同芍药、当归、川芎、阿胶、蕲艾、香附，治经事不调。同菊花、女贞子、枸杞子、沙蒺藜，能明目益精。同鹿茸、五味子、人参、人乳粉、白茯苓，能生齿。同何首乌、桑椹、甘菊花、旱莲草，能乌须发。

凡阴虚咳嗽，内热骨蒸，或吐血等候，一见脾胃薄弱，大便不实，或天明肾泄，产后泄泻，产后不食，俱禁用。凡产后恶食作泻，恶露作痛，虽见发热，不可用，误用则泻不止。凡见此证宜多加炮姜、桂心、人参，必自愈。凡胸膈多痰，气道不利，升降窒塞，药宜通而不宜滞，汤液中禁入地黄。

白　术

味苦、甘，温，无毒。主风寒湿痹，死肌痉疸，止汗除热，消食。主大风在身面，风眩头痛，目泪出，消痰水，逐皮肤间风水结肿，除心下急满，及霍乱吐下不止，利腰脐间血，益津液，暖胃消谷嗜食，止泻痢，消足胫湿肿。作煎饵久服，轻身延年不饥。

术禀初夏之气，得土之冲气，其气芳烈，其味甘浓，其性纯阳，为除风痹之上药，安脾胃之神品。陶弘景有赤、白二种。时珍有苍、白之分，白者补益功多，苍者祛邪力胜，乃药性偏长，物无兼力，此天地生物自然之道也。同人参、茯苓、白芍、甘草、橘皮、莲肉、缩砂，能健脾开胃消饮食，为壮脾胃之要药，调中之正法。同藿香、橘皮、茯苓、人参、木瓜、猪苓、泽泻、缩砂，治霍乱吐泻转筋。同煨干葛、防风、茯苓、甘草、车前子、猪苓、泽泻，治湿胜作泻若雷奔。同枳实，消痞满气分。同黄芩，安胎清热。同苦参、牡蛎，治小儿胃家湿热，饮食不生肌肉。同人参、芍药、木瓜、薏苡仁、茯苓、桑白皮、赤小豆、车前子、橘皮、猪苓、泽泻，治一切水肿，日重者倍人参，夜重者加地黄、倍芍药。同枳实、半夏、橘皮、砂仁、人参，除心腹胀痛，消宿食开胃，祛痰涎及泄泻。同人参、橘红、茯苓、木瓜、藿香，治反胃吐逆。因于寒者，加生姜；因于热者，加竹茹、枇杷叶、芦根。

凡病属阴虚血少，精不足，内热骨蒸，口干唇燥，咳嗽吐痰，吐血，齿衄，鼻衄，咽塞，便秘滞下者，法咸忌之。术性燥而闭气，肝肾有动气者勿服。刘涓子《痈疽论》云：溃疡忌白术，以其燥肾闭气，而反生脓作痛也。五脏皆属阴，世人但知白术健脾，此指脾为湿邪所干，术能燥湿，湿去则脾健，故曰补也。不知脾虚无湿邪者用之，反燥脾家津液，是损脾阴也，何补之有。此最易误，故特表而出之。

苍 术

[批] 滋脾肾。

味苦，温，无毒。主风寒湿痹，死肌痉疸。作煎饵，久服轻身延年。

苍术禀土中阳气以生。时珍云：甘而辛烈，性温而燥，可升可降，阴中阳也。入脾、肺、胃、大肠、小肠经。日华主山岚瘴气温疾。震亨主散风益气，总解诸郁。东垣曰：主治与白术同，此惟除湿发汗，与白术止汗特异，不可以此代彼。盖有止发之殊，总言其芳烈开郁，辟邪，燥湿之功也。

同厚朴、橘皮、甘草，名平胃散，治脾胃不和，心腹胁肋胀满刺痛，呕恶吞酸，噫气，体重节痛，自利霍乱。同藿香、厚朴、半夏、橘皮，治山岚瘴气，及停痰作疟。同香附、山楂、神曲、抚芎、栀子，治六郁，胸膈痞满，或吐酸呕吐。同黄柏、牛膝、木瓜、石斛，能健步潜行。同黄芪、生地、黄柏，治一切臁疮，湿毒攻注足胫成疮，久不愈作丸饵良。同麦冬、石斛、黄柏、白芍、木瓜、薏苡、五味子，为治痿要药。同四物汤，加麦冬、荆芥、防风、地榆，能治肠风下血。同雄羊肝，治雀盲。同补骨脂、川椒、茴香、青盐、川楝子、黄柏，治疝。同熟地、桑椹，修事采日精月华，干则蜜丸，日三服，可变白。同芝麻浆，拌干，为末，空心米汤或调酒服三钱，能滋脾肾。忌同白术。

菖 蒲

味辛，温，无毒。主风寒湿痹，咳逆上气，开心孔，补五脏，通九窍，明耳目，出音声，主耳聋，痈疮，温肠胃，止小便，利四肢湿痹不得屈伸，小儿温疟，身积热不解。可作浴汤。久服轻身，聪明耳目，不忘不迷惑，延年益心智，高志不老。

菖蒲禀孟夏六阳之气以生，乃阳精芳草也。能开发阳气，外充百骸。辛温四达以散邪结，此通利心、脾二经之要药也。同熟地、黄柏，作丸，治肾虚耳聋，若中年预服，可使老而听聪。同二术、木通、薏苡、石斛、萆薢、黄柏，为除湿强步之要药。兼治下部脓窠湿疮，如神。佐人参、麦冬、枣仁、茯神、远志、熟地、生地，为补心之剂。如心气郁结者，加沉香，能益火以开心。

此云补五脏延年者，单指严栖修炼之士，辟谷服饵之用。参合养性，诸药以助发阳气，辟除阴岚，臻乎太和。至于世俗之人，五欲炽然，六淫迭至，讵可穷年卒岁，久饵偏燥之物乎！

葳蕤

味甘，平，无毒。主中风暴热，不能动摇，跌筋结肉，诸不足，心腹结气，虚热，湿毒腰痛，茎中寒及目痛眦烂泪出。久服祛面黑䵟，好颜色，润泽，轻身不老。

葳蕤禀天地清和之气，得稼穑之甘，能升能降，阳中阴也。入肺、脾、肝、肾经。日华除烦闷止渴，润心肺，补五劳七伤，虚损腰、脚疼痛。时珍治虚劳寒热，及一切不足之证，以代参、芪，不寒不燥，大有殊功。不只祛风热湿毒而已。同黄精、桑椹、首乌，能驻颜。性本醇良，气味和缓，譬诸盛德之人，无往不利，故可长资其用。

天门冬

味苦、甘，平，大寒，无毒。主诸暴风湿偏痹，强骨髓，杀三虫，祛伏尸，保定肺气，祛寒热，养肌肤，止消渴，利小便，冷而能补。久服轻身益气延年。

天门冬禀大寒初气以生，得地之阴精独厚。味厚于气，阴也，降也。能清热保肺，下通于肾，为除肺、肾虚热之要药。

同麦冬、百部、桑白皮、枇杷叶、元参、贝母、童便、竹沥，为清肺消痰止嗽必用之药。同熟地、麦冬、五味子、黄柏、枸杞子、车前子、牛膝，为丸，补阴除热，滋肾脏燥。如脾胃弱，加山药、茯苓、砂仁佐之。同麦冬、五味子，熬膏，入炼蜜，益肺甚妙，亦治消渴。同菊花酿酒，除一切风，能愈大风病。水煮则除风热，兼除烦闷。同生地、麦冬、白芍、鳖甲、牛膝、杜仲、续断、童便，治吐血。同干漆、百部、鳖甲、青黛、獭肝、象胆，杀三虫，而除劳瘵。同薏苡仁、桑黄白，及紫菀、百部、百合，能除肺痿，吐脓血。同青蒿、鳖甲、麦冬、银柴胡、牛膝、白芍、地骨皮、五味子，治妇人骨蒸。同麻仁、麦冬、生地、童便，能除大肠热燥，胃强者，略加桃仁。同熟地、胡麻仁，和蜜久服，驻颜不饥。

凡病属阴虚水涸，火起下焦，上炎于肺，煎熬津液，黏腻成痰而为痰壅，咳逆气喘，吐血，寒热声哑之证，诚哉要药。然大寒而苦，不利脾胃，阴虚精竭之病全赖脾胃气强，能纳能消，以滋精气。若脾胃先困，后天源绝，丸饵虽佳，总统于食，汤液虽妙，终属于饮，又以苦寒损胃气，致泄泻恶食，则危殆矣。必不得已当与薏苡仁、茯苓、山药、甘草、白芍同用，或以麦冬代之可也，误用之必泄。

沙 参

[批] 有南北两种，南者稍逊。反藜芦。

味甘，微寒，无毒。主血积，惊气，除寒热，补中益肺气，疗胸痹心腹痛，结热邪气，头痛，皮间邪热，安五脏。久服利人。

沙参禀天地清和之气，能补五脏之阴，甘能缓急，寒能除热，入手太阴肺经。洁古曰：肺寒者用人参；肺热者用沙参代之。取其味甘也。

同天冬、麦冬、百部、五味、桑白皮，治肺痿肺热。同贝母、枇杷叶、瓜蒌、甘草、桑白皮、百部、天冬、款冬花，治久嗽。脏腑无实热，肺虚寒客作嗽者勿服。

石　斛

味甘，平，无毒。主伤中，除痹，下气，补五脏虚劳羸瘦，强阴益精，补内绝不足，平胃气，长肌肉，逐皮肤邪热痱气，脚膝疼冷痹弱。久服厚肠胃，定志除惊，轻身延年。

石斛禀土中冲阳兼春和之气以生，气薄味厚，阳中阴也。入足阳明胃、足太阴脾、手少阴心、足少阴肾经。甘能除热助脾，平能下气益阴，以其补益四经，兼能除脾胃之湿也。

同麦冬、茯苓、橘皮、甘草，则益胃强四肢。同麦冬、五味、人参、炙甘草、白芍、枸杞、牛膝、杜仲，则理伤中，补五脏虚劳羸瘦，强阴益精。同枇杷叶、麦冬、橘皮则下气。得木瓜、牛膝、桑白皮、石楠叶、白鲜皮、黄柏、茯苓、菖蒲，则主诸痹，逐皮肤邪热痱气冷痹弱。夏月一味酒蒸，泡汤代茶，顿健足力。宜入汤酒，不宜入丸。慎勿误用。木斛味大苦，饵之损胃。

麦门冬

[批] 反鲫鱼。

味甘，平，微寒，无毒。主心腹结气，伤中伤饱，胃络绝，赢瘦短气，身重目黄，心下支满，虚劳客热，口干燥渴，止呕吐，愈痿蹶，强阴益精，消谷调中，保神，定肺气，安五脏，令人肥健，美颜色，有子。久服轻身，不老不饥。

麦门冬禀春阳生生之气，感清和稼穑之甘，阳中微阴，降也。入足阳明胃、手少阴心、手太阴肺经。实胃经之正药。

同人参、五味子，为生脉散，能复脉通心，夏暑伤气服之良，酒后饮之解酒毒；肺热者，去人参，加枸杞子作饮，治一切虚劳客热。同五味、枸杞、地黄、牛膝、鳖甲、枣仁、天冬，治五劳七伤。胃强者，可加当归；火盛者，可入黄柏、砂仁、甘草。同石膏、知母、竹叶，治阳明疟，大渴引饮烦躁，或呕吐。虚者加人参；痰多者加贝母、橘红。同天冬、薏苡、黄柏、芍药、茯苓、石斛、桑白皮、五味、牛膝，治肺痿吐脓。同覆盆子、沙蒺藜、黄柏、五味子，止泄精。同茯苓、黄连、石斛、猪苓、泽泻、车前子，疗心腹结气，身重目黄。同黄连，治消渴。同沙参、五味子，治心肺虚热，虚劳客热。同石膏、知母、竹叶、粳米，疗时气头痛，大渴烦躁及发狂。因作劳内伤而发虚赢者，皆可量加人参，名人参白虎汤。同青蒿、鳖甲、牛膝、地黄、芍药、天冬、枸杞子、五味子、胡黄连、山药、山茱萸、茯苓，蜜丸，治骨蒸劳热。单用两许，止烦渴，主水病，面目肢节浮肿，能下水。补益功专肺胃，而虚寒泄泻及痘疮，虚寒作泄，产后虚汗泄泻，咸忌之。

薯蓣

味甘，温、平，无毒。主伤中，补虚赢，除寒热邪气，补中益气力，长肌肉。主头面游风，头风眼眩，下气，止腰痛，补虚赢瘦，充五脏，除烦热，强阴。久服耳目聪明，轻身不饥延年。

薯蓣即山药，得土之冲气，春之和气以生。甘能除大热，甘能益阴气，温平补肝肾。《药性论》云：能补五劳七伤是也。同地黄、枸杞、牛膝、菊花、沙蒺藜、五味子，则补肝肾，益阴气，治一切虚羸，长肌，增力，明目。同莲肉、扁豆、人参、白芍、茯苓、炙甘草、橘皮，则补脾健胃止泄泻，加木瓜、藿香，安吐逆。同羊肉、肉苁蓉作羹，可扶衰补虚羸。生捣敷痈疮，能消热肿。

薏苡仁

［批］肺痿肺痈。

味甘，微寒，无毒。主筋急拘挛，不可屈伸，久风湿痹，下气，除筋骨邪气不仁，利肠胃，消水肿，令人能食，祛干湿脚气。久服轻身。

薏苡仁得地之燥气，禀天地之秋气，阳中之阴，降也。时珍云：阳明胃药，能健脾益胃，虚则补其母，故肺痿、肺痈用之。筋骨之病以治阳明为本，故拘挛筋急，风痹用之。土能胜水除湿，故泄利水肿用之。皆淡渗燥湿健脾之功也。

同木瓜、石斛、萆薢、黄柏、生地、麦冬，治痿厥。同五加皮、牛膝、石斛、生地、甘草，主筋拘急。加白术、苍术、菖蒲、菊花，可治痹。佐以附子，能治胸痹偏缓。独用数两，煮浓汤，顿饮，可治肺经因湿火所伤，吐脓血，及一切肺痿、肺痈、咳嗽、涕唾上气。此除湿燥脾之药。凡病人大便燥，小水短少，阴寒转筋，脾虚无湿者忌之。妊娠禁用。

当　归

味甘、辛，温、大温，无毒。主咳逆上气，温疟寒热，洗洗在皮肤中，妇人漏下绝子，诸恶疮疡，金疮，煮汁饮之。温中止痛，除客血内塞，中风痉汗不出，湿痹中恶，客气虚冷，补五脏，生肌肉。

当归禀天之温气，土之甘味。甘以缓之，辛以散之润之，温以通之畅之。气厚味薄，可升可降，阳中微阴。入心、肝、脾三经血分。东垣曰：头止血而上行，身养血而中守，梢破血而下流，全活血而不走，为活血补血之要药。

同川芎、芍药、地黄，名四物汤，主妇人血分百病，加炒黑干姜、炒黑豆、泽兰、牛膝、益母草、蒲黄，治妇人产后百病。同桂枝、苍术、菊花、牛膝，主痹。同牛膝、鳖甲、橘皮、生姜，治疟在阴分久不止。同枣仁、远志、人参、茯神，治心血虚不得眠。同黄芪、生地、熟地、黄芩、黄连、黄柏，治盗汗。同荆芥、白芷、川芎、地黄，治破伤风。同续断、牛膝、杜仲、地黄、鹿角屑、桂，治一切折伤跌蹼挫闪作疼。同川芎、人参，治难产及倒生。同益母草、红蓝花、蒲黄、牛膝，治产后血上薄心。同鹿角胶、地黄、芍药、续断、杜仲，治妇人血闭无子。同地榆、金银花、滑石、红曲，治滞下纯血，里急后重。

气味辛温，虽能活血补血，终是行走之性，故能滑肠。其气与胃气不相宜，故肠胃薄弱，泄泻溏薄，及一切脾胃病，恶食，不思食，不消食，并禁用。即在产后胎前亦忌之。

牡丹皮

味辛、苦，寒、微寒，无毒。主寒热，中风瘛疭，惊痫邪气，除癥坚瘀血留舍肠胃，安五脏，疗痈疮，除时气头痛，客热五劳，劳气头腰痛，风噤癫疾。

牡丹皮禀天地之精，为群花之首。得春木之性，阴中微阳，色赤象火，入心、肾、肝、三焦四经。辛以散结聚，苦寒除血热，乃和血、生血、凉血之要药。甄权主经脉不通，血沥腰痛。东垣治心虚肠胃积热，心火炽盛，心气不足，以此为君。元素治骨蒸无汗及痘疮，血热衄血、吐血，血中伏火非此不除。入清胃散，治阳明胃经血热齿痛。入四物汤，泻阴胞中火，治妇人骨蒸。同生地、犀角、芍药，名犀角地黄汤，治热入营分，能解毒化斑。同青蒿子、天冬、麦冬、沙参、地黄、五味、牛膝、枸杞，治无汗骨蒸。

凡妇人血崩，及经行过期不净，并妊娠者，法并忌之。

芍 药

[批] 反藜芦，避中寒酒炒。

味苦、酸，平、微寒，无毒。主邪气腹痛，除血痹，破坚积寒热疝瘕，止痛，利小便，益气通顺血脉，缓中，散恶血，逐贼血，祛水气，利膀胱、大小肠，消痈肿，时行寒热，中恶，腹痛腰痛。

芍药禀天地之阴，兼甲木之气，气薄味厚，升而微降，阳中阴也。又可升可降，阴也，降也。为手太阴肺、足太阴脾引经药。甄权主妇人血闭不通。日华主女人一切病，胎前产后诸疾。元素主泻肝，安脾肺，收胃气，止泻利，固腠理，和血脉，收阴敛逆。好古主理中气，脾虚中满，心下痞，胁下痛。时珍止下利腹痛后重，入肝脾血分。《图经》载有两种，金芍药色白；木芍药色赤。白补血，赤行血。白者止痛下气，能于土中泻木，入脾经血分，泻肝家火邪，故其所主收而补，制肝补脾，陡健脾经。赤者破血通利，能行血中之滞，入肝家血分，主邪气腹痛，破坚积凝滞之血，通而凉肝，肝火自平。

白芍药酒炒为君，佐以炙甘草，为健脾最胜之剂，能治血虚腹痛。同黄连、滑石、甘草、升麻、人参、莲肉、扁豆、红曲、煨干葛，治滞下之神药。同人参、白术、茯苓、甘草、肉豆蔻、橘皮、车前子，治脾虚泄泻。同炙甘草、莲肉，治痘疮，有热作泄，热甚，加酒炒黄连。同荆芥、防风、生地、炙甘草、黄芪，治肠风下血。同当归、地黄、牛膝、炒黑干姜、续断、麦冬、五味，治产后血虚发热。同白芷、炙甘草，治痘疮血虚发痒。同黄芪、防风，治表虚伤风自汗。

赤芍药同藿香、橘皮、木瓜、甘草，治中恶腹痛。同川芎、红花、生地、当归、白芷、荆芥，治破伤风发热疼痛。同牛膝、当归、地黄、延胡索、山楂、泽兰、红花、五灵脂，治初产恶露不下腹痛，冬月加肉桂。同金银花、白芷、鲮鲤甲、紫花地丁、夏枯草、茜草、甘菊，消一切痈肿。同香附、当归、地黄、延胡、青皮，治经阻腹痛，加五灵脂、蒲黄，散恶血，逐败血。

白芍药酸寒，凡中寒腹痛，中寒作泄，腹中冷痛，及肠胃中觉冷等证，咸忌之。赤芍药破血，凡一切血虚病及泄泻，产后恶露已行，少腹痛已止，痈疽已溃，并不宜服。

川 芎

味辛，温，无毒。主中风入脑头痛，寒痹筋挛缓急，金疮，妇人血闭无子，除脑中冷痛，面上游风去来，目泪出，多涕唾，忽忽如醉，诸寒冷气，心腹坚痛，中恶卒急肿痛，胁风痛，温中内寒。

川芎禀天之温气，地之辛味，气味俱阳，阳主上升，辛温主散。元素曰：上行头目，下行血海，能散肝经之风，为血虚头痛之圣药。震亨曰：抚芎总解诸郁，直达三焦，为通阴阳气血之使，其性走窜而无阴凝黏滞之气，乃血中气药，而不可多用耳。同当归、地黄、干漆、延胡索、五灵脂、芍药、牡蛎粉、京三棱，治血瘕。同白芷、茜草根、黄芪、金银花、生地，能排脓消瘀血。同菊花、当归、地黄、天冬、白芍、炙甘草，专主血虚头痛，火盛者加童便。同当归尾、桂心、牛膝，治子死腹中。同续断、熟地、杜仲、鹿角胶、山茱萸、人参、黄芪、五味、枣仁，治血崩久不止。

凡病人上盛下虚，虚火炎上，呕吐，咳嗽，自汗，易汗，盗汗，咽干口燥，发热作渴烦躁，并忌之。

续 断

味苦、甘、辛，微温，无毒。主伤中，补不足，金疮痈疡折跌，续筋骨，妇人乳难，崩中漏血，金疮血内漏，止痛生肌肉，及踠伤恶血腰痛，关节缓急。久服益气。

续断得土金之气，兼天之阳气，入足厥阴肝、足少阴肾经。为治胎产，续绝伤，补不足，疗金疮，理腰肾之要药。

行血理伤，以当归、牛膝、肉桂、延胡同用。止血，补不足，疗崩中，与鹿角胶、阿胶、地黄、麦冬、杜仲、五味子、人参、山茱萸、枸杞、黄芪同用。欲安胎，则与凉血、补血、顺气药同用。欲疗金疮，则与金疮药同用。禁与苦寒药同用以治血病，及与大辛热药用与胎前。

蒺藜子

味苦、辛，温、微温，无毒。主恶血，破癥积聚，喉痹，乳难，身体风痒，头痛，咳逆伤肺肺痿，止烦下气，小儿头疮，痈肿阴㿉。久服长肌肉，明目轻身。叶主风痒，可以煮浴。

蒺藜有两种：一出秦州，刺蒺藜感地中阳气所生，主恶血，破癥结喉痹，风痒；一出同州，沙苑白蒺藜感马精所生，味甘，微腥，主咳逆肺痿，明目轻身，以其入肾益精故也。

刺蒺藜同何首乌、豨莶叶、䗪虫胡麻、地黄、木瓜、荆芥穗、天门冬、黄柏，治遍身风痒。沙苑白蒺藜同莲须、山茱萸、五味子、莲肉、覆盆子、鱼胶、龙骨、鹿角胶，能固精益肾，令人有子，兼主小便遗沥。得甘菊花、枸杞子、决明子、女贞子、槐角子，能明目。单服能复明三十年目疾。同州沙蒺藜性能固精。命门火炽，阳道数举，交媾精不得出者，勿服。

覆盆子

味甘，平，无毒，主益气轻身，令发不白。

覆盆子得木气而生。入足少阴肾经。苏恭主补虚，续绝，强阴健阳。日华主安五脏，益颜色，皆取其益肾添精收摄之功。

同黄柏、沙苑蒺藜、莲须、五味、砂仁、鱼胶、山茱萸，治梦遗泄精。同车前子、五味、菟丝、沙蒺藜，为五子衍宗丸，治男子气亏之中年无子，加巴戟天、腽肭脐、补骨脂、鹿茸、鹿角胶、山茱萸、肉苁蓉，治阳虚阴痿，临房不举，或精寒精薄。强阳不倒者，忌之。

蛇床子

味苦、辛、甘，平，无毒。主妇人阴中肿痛，男子阴痿湿痒，除痹气，利关节，癫痫，恶疮，温中下气，令妇人子脏热，男子阴强。久服轻身，好颜色，令人有子。

蛇床子苦能除湿，温能散寒，辛能润肾，甘能益脾，性能助阳，故能除男妇一切虚寒湿所生诸病，而又补益也。

同巴戟天、远志、牛膝、何首乌、阳起石，治男子阴痿湿痒。同巴戟天、牛膝、续断、地黄、黄柏、鹿角胶，治妇人阴中肿痛。同黄柏、山茱萸、五味子、茯苓、车前子、香附、续断、补骨脂，治一切带下赤者，加阿胶、鹿角胶。其性温燥，肾家有火及下部有热者，勿服。

丹 参

[批] 反藜芦。

味苦，微寒，无毒。主心腹邪气，肠鸣幽幽如走水，寒热积聚。破癥除瘕，止烦满，益气养血，祛心腹痼疾结气，腰脊强，脚痹，除风邪留热，破宿血，生心血，调经脉，止崩中。久服利人。

丹参入手少阴心、足少阴肾、足厥阴肝三经血分之药。入天王补心丹则补心。同牛膝、地黄、黄芪、黄柏，则健步。同当归、牛膝、细辛，则下死胎。同鳖甲、牡蛎、丹皮、青蒿、延胡索、牛膝、干漆、水，主寒热积聚，破癥除瘕，心腹痼疾结气。同麦冬、沙参、五味子、甘草、青蒿、瓜蒌，止烦满。同人参、麦冬、枣仁、地黄，能益气养血。同牛膝、萆薢、木瓜、豨莶草、杜仲、续断，主腰脊强，脚痹，除风邪留热。妊娠无故勿服。

远 志

[批] 忧怒发疽。

味苦，温，无毒。主咳逆伤中，补不足，除邪气，利九窍，益智慧，耳目聪明，不忘强志，倍力，利丈夫，定心气，止惊悸，益精，祛心下膈气，皮肤中热，面目黄，久服轻身不老。茎名小草，性味功用略同。故亦主益精，补阴气，止虚损梦泄。

远志感天之阳气，得地之芳烈而生，菖蒲之流，阳草也。苦能泄热，温能散郁，为手少阴心、足少阴肾经气分之药。同茯神、人参、地黄、枣仁、丹砂，为镇心定惊要药。同人参、白芍、枣仁、茯神、炙甘草、天竺黄、钩藤钩，治小儿心虚易惊。加白檀香治一切惊及慢惊。同茯神、天竺黄、钩藤钩、丹砂、金箔、珍珠、琥珀、胆星、犀角，治小儿急惊。同人参、柏子仁、枣仁、麦冬、茯神、茯苓、当归、五味子、益智仁、生地、甘草、沉香，治心气弱，心血少，馁怯易惊，梦寐多魇，神不守舍，怔忡健忘，失志，阳痿。同茯神、人参、白术、龙眼、枣仁、黄芪、当归、木香、炙甘草，能归脾益智。入当归六黄汤，能止阴虚盗汗。单用酒煎，治一切痈疽发背。病从七情忧郁恼怒而得者，服之皆愈。凡心经有实火，应用黄连、生地者，禁与参、术等补阳气药同用。

何首乌

味苦、涩，微温，无毒。主瘰疬，消痈肿，疗头面风疮，治五痔，止心痛，益血气，黑髭须，悦颜色，久服长筋骨，益精髓，延年不老。亦治妇人产后及带下诸疾。

何首乌禀春深生气，春为木化，入通于肝，外合于风，升也，阳也，入肝肾二经。时珍主养血，益肝固精，益肾健筋骨，乌髭发，为益精血、祛肝风之上药。雌雄二种，遇夜则交，有阴阳交合之象，故能令人有子。久服延年不老，皆益精血之功也。

同甘菊花、枸杞子、地黄、牛膝、天冬、赤茯苓、白茯苓、桑椹、南烛子，则益精血，乌髭发，驻颜延年。同牛膝、鳖甲、橘红、青皮，治疟邪在阴分，久而不解。如表气已虚，脾胃已弱，则加人参，肺热者去人参，换当归。同刺蒺藜、甘菊花、天门冬、胡麻仁、漆叶、白芷、荆芥穗、苦参、地黄、百部，治头面诸风及大麻风。同金银花、地榆、犀角、山豆根、黄连、芍药、干葛、升麻、甘草、滑石，治毒痢下纯血诸药不效，有神。

此为益血之药，与萝卜相恶，令人髭须早白。忌与天雄、乌头、附子、仙茅、姜桂等诸燥热药同用，修事勿犯，铁器米泔水浸经宿，晒干蒸用。

旱莲草

［批］能生发，小便溺血，肠风下血，偏正头风。

味甘、酸，平，无毒。主血痢，针灸疮发洪血不止，敷之立已。汁涂眉发，生速而繁。

旱莲草又名鳢肠，禀北方坎水之气，纯阴之草也。入肾、肝、胃、大小肠经。善凉血，益肾阴，黑须发，固牙齿，变白之草以兹为胜。用蓝叶各一握，油一斤，入浸，密封四十九日，每卧时以铁匙点一切眼疾翳膜遮睛，再摩顶上四十九遍，久久甚佳。并治头痛，能生发。同车前草，等分，杵取汁，空心服三杯，治小便溺血。独用，焙研，米饮下，治肠风脏毒，下血不止。同盐，少许擦掌心，治风牙疼痛。取汁滴鼻中，治偏正头痛。性冷，阴寒之质虽善凉血，不益脾胃，病虽血热，如脾胃虚败，饮食难消，及易溏薄作泄者，勿轻与服。

白　薇

味苦、咸，平、大寒，无毒。主暴中风身热支满，忽忽不知人，狂惑邪气，寒热酸疼，温疟洗洗，发作有时，疗伤中淋露，下水气，利阴气，益精。

白薇禀天地之阴气，入足阳明经，为祛风除热之药，妇人调经种子，往往用之，性能益阴除热，故令有孕也。佐地黄、白芍、当归、苁蓉、黄柏、鹿角胶、杜仲、山茱萸、天冬、麦冬、丹参，蜜丸，久服可使易孕。凡温疟、瘅疟，久而不解，必属阴虚，除疟邪药中加用则易疗。及天行热病得愈后，阴虚内热或余热未除者，随证随经应投药中，亦宜加之。

此药咸苦大寒，凡汗多亡阳或内虚不思食，食亦不消，或下后内虚腹中觉冷，或因下过甚，泄泻不止，皆不可服。

菟丝子

［批］面斑。

味辛、甘，平，无毒。主续绝伤，补不足，益气力，肥健人，养肌强阴，坚筋骨，主茎中寒精自出，溺有余沥，口苦燥渴，寒血为积。久服明目，轻身延年。

菟丝子禀春末夏初之气以生，凝地之冲气以成，感秋之气而实。《雷公》谓：禀中和凝正阳之气而结者也。经曰：肾苦燥，急食辛以润之，菟丝子之属是也。与辛香燥热之辛迥乎不同，为补脾、肾、肝三经要药。

同莲肉、山药、人参，能实脾止泄。嗜食加五味子、肉豆蔻、砂仁，能治肾泄。同五味子、沙蒺藜、覆盆子、莲须、山茱萸、巴戟天、车前子、没食子、枸杞子，能益脾肾，固精种子。同甘菊花、沙蒺藜、枸杞子、熟地黄、羚羊角、谷精草、决明子，能明目。同人参、白术、牛膝、胡麻仁，治丈夫腰膝冷痛，或顽麻无力。单服偏补人卫气，能助人筋脉。苗生研，涂面斑神效。肾家多火，强阳不痿者忌之，大便燥结者亦忌之。

牛 膝

［批］久疟，茎中痛。

味苦、酸，平，无毒。主寒湿痿痹，四肢拘挛，膝痛不可屈伸，逐血气，伤热火烂，堕胎，疗伤中少气，男子阴消，老人失溺，补中续绝，填骨髓，除脑中痛及腰脊痛，妇人月水不通，血结，利阴气，止发白。久服轻身耐老。

牛膝禀地中阳气，兼木火之化，味厚气薄。走而能补，性善下行，故入肝肾。补肝则筋舒，下行则理膝，行血则痛止。怀庆产者补益功多，四川产者，下行祛湿在用者之耳。

同白术、仙茅、木瓜、石斛、茯苓、石楠叶、五加皮、萆薢、生地、黄芪、芍药、虎骨、沉香、桂，治诸痹。同甘菊花、石斛、木瓜、何首乌、地黄、虎骨、沉香、人参、白术、黄芪、天冬、麦冬、杜仲、续断、芍药、橘皮、黄柏、桑寄生、白鲜皮，治一切痿痹，四肢拘挛，筋骨疼痛。同当归、地黄，能下死胎。加朴硝，立下胞衣。同木瓜、石斛、萆薢、生地、黄柏、五加皮、骨碎补、续断、金银花、白及、芍药、甘草、甘菊根、紫花地丁、茜草、连翘，治鹤膝风。根、苗同用二两，浓煎，调鳖甲末三钱，空心服，治疟在阴分久不瘥者，三剂必已。胃虚者，加人参、橘红。同青蒿、生地、麦冬、枸杞，熬膏，治妇人血虚发热，内热口干，舌苦。鲜牛膝三四两，白酒浓煎，治小便不利，茎中痛欲死，兼治妇人血结腹坚痛，立愈。金疮作痛，生捣敷立瘥。经闭未久疑似有娠者勿用。上焦药中勿入，血崩不止者忌之。

狗脊

味苦、甘，平、微温，无毒。主腰背强，机关缓急，周痹寒湿膝痛，颇利老人，疗失溺不节，男女脚弱，腰痛，风邪淋露，少气目暗，坚脊利俯仰，女子伤中关节重。

狗脊禀地中冲阳，兼天之阳气。苦能燥湿，甘能益血，温能养气，补而能走，除湿益肾之药也。得鹿茸、白芷、艾叶、茯苓、蛇床子，治室女冲任带脉虚寒下白带。得牛膝、菟丝子、地黄、山茱萸、鹿角胶、杜仲，固精强骨壮腰肾。得沉香、牛膝、石斛、木瓜、五加皮、白鲜皮、菊花、刺蒺藜，能通利关节，除五缓六急。肾虚有热，小水不利，或短涩赤黄，口苦舌干，皆忌之。

五味子

味酸，温，无毒。主益气，咳逆上气，劳伤羸瘦，补不足，强阴益男子精，养五脏，除热生阴中肌。

五味子得地之阴，兼天之阳气。苏恭曰：皮肉皆酸，核中辛、苦、咸、甘都有，故名五味。味厚气轻，阴中微阳，入手太阴肺血分，足少阴肾经气分。东垣收肺气，补气不足，肺寒气逆，宜与干姜同用。《别录》专补肾，兼补五脏，收摄真气归元。

同人参、麦冬，名生脉散，能复脉通心。入八味丸代附子，能润肾强阴。同吴茱萸、山茱萸、肉豆蔻、补骨脂、人参，治肾泄。同地黄、枸杞子、车前子、覆盆子、肉苁蓉、鹿角胶、麦冬、人参、杜仲、沙蒺藜、黄柏，主令人有子。同天冬、麦冬、百部、阿胶、薄荷，主肺虚久嗽。同干葛、白扁豆，解酒毒。痧疹初发，及一切停饮，肝家有动气，肺家有实热者，皆禁用。

补骨脂

［批］忌羊肉诸血。精气不固，肾漏，肾虚腰痛。

味辛，大温，无毒。主五劳七伤，风虚冷，骨髓伤败，肾冷精流，及妇人血气堕胎。

补骨脂禀天令之阳，得火土之气。阳中微阴，降多升少，入手厥阴心包络、命门、足太阴脾经，能暖水脏，阴中生阳，肾中真阳。得补脾藉母气资生，则能熟腐水谷，蒸糟粕而化精微，为壮火益土之要药。同青盐，等分，同炒为末，每服二钱，米饮下，治精气不固。同韭子，等分，治玉茎不痿，精滑无歇，时如针刺，捏之则脆，病名肾漏。同肉豆蔻、木香，治脾肾虚泻。单用炒为末，温酒调服三钱，治肾虚腰痛，神效。或加木香一钱。

凡病阴虚火动，阳道妄举，梦遗尿血，小便短涩及目赤，口苦舌干，大便燥结，内热作渴，火升嘈杂易饥，湿热成痿以致骨乏无力，皆忌服。

淫羊藿

味辛，温，无毒。主阴痿绝阳，茎中痛，利小便，益气力，强志，坚筋骨，消瘰疬赤痈，下部有疮，洗出虫。丈夫久服令人有子。

淫羊藿得天地金土之阳气，入心、肝、肾经。可升可降，阳也。辛以润肾燥，温以益阳气，为补命门之要药。同沙蒺藜、枸杞子、肉苁蓉、五味子、牛膝、山茱萸，为补阳之妙剂。虚阳易举，梦遗不止，便赤，口干，强阳不痿，并忌之。

附 子

味辛、甘，温、大热，有大毒。主风寒咳逆邪气，破癥坚积聚血瘕，金疮，寒湿踒躄，拘挛膝痛，脚疼冷弱，不能行步，腰脊风寒，心腹冷痛，霍乱转筋，下利赤白，坚筋骨，温中，强阴，堕胎，为百药长。

附子禀地中火土燥烈之气，兼天之热气，气厚味薄。阳中之阴，降多升少，浮中沉，无所不至。入命门、三焦，兼脾肾二经。其性走而不守。得甘草，则性缓。得肉桂，则补命门。偕诸补气药则温中；补血药则强阴，坚筋骨。气性热极，入血善行，故善堕胎。引人参、白术、黄芪、茯苓，则温暖脾胃，除脾湿，祛肾寒，补下焦阳虚；佐以肉桂，则除脏腑沉寒，三焦厥逆，湿淫腹痛，胃寒蛔动，亦治督脉为病，脊强而厥。天雄、乌头、侧子本是同生，第其形质有异，老嫩或殊，大热大毒，未有别也。得干姜、桂枝，主伤寒直中阴经，温中散寒而能出汗；佐人参，兼肉桂、五味，则补命门相火不足，回阳有神。得人参、肉桂，治元虚暴寒之气入腹，腹痛作泄，完谷不化，小水不禁；佐白术，为除寒湿之圣药。得黄芪、人参、炙甘草、白芍、橘皮、五味子，主痈疽溃后，去脓血过多，以致饮食不进，恶心呕吐，饮食不化，不生肌肉；亦主久漏冷疮。得人参、白芍、炙甘草、砂仁、橘皮，主小儿慢惊；加莲肉、白扁豆，则治吐泻不止。得术、桂、牛膝、木瓜、橘皮，主寒疝痛极立止。得术、木瓜、石斛、萆薢、薏苡仁、橘皮、茯苓，治风湿麻痹肿痛，脚气之无热证者，辄验。得人参、橘皮，主久病呕哕反胃，虚无热证者良。同肉桂之辛，入八味丸以润肾燥，阳虚无热证者宜之。论其性质之所能，乃是退阴寒益阳火，兼除寒湿之要药。引补气血药入命门，为益相火之上剂。如果阴寒、寒湿，阳虚气弱，阴极似阳之病，投之有起死之功。若误用于阴虚内热，血液衰少，伤寒瘟疫，热病阳厥等证，靡不立毙，谨列其害于后，医师司命，宜深鉴之，亦生人之大幸也。

凡病人一见内热口燥，咽干口渴，渴欲引饮，咳嗽多痰，烦躁，五心烦热，骨蒸劳热恶寒，阴虚内热外寒，虚火上攻齿痛，脾阴不足以致饮食无味，小便黄赤短涩及不利，大便不通或燥结，腹内觉热闷，喜饮冷浆及鲜果，畏火及日光，兼畏人声及木声，虚阳易兴，梦泄不止，产后发热，产后血行不止，及恶疮臭秽，小产憎寒壮热，中暑厥晕，阴虚头晕，中暑暴泻，痢下如火，赤白滞下；小儿中暑，伤食作泄，小便短赤，口渴思饮，血虚腹痛按之即止，火炎欲呕，外类反胃而恶热，焦烦得寒暂止，中热腹中绞痛，中暑霍乱吐泻，或干霍乱，或久疟寒热并盛，或赤白浊、赤白淋、尿血、便血、血崩、吐衄、齿衄、舌上出血、目昏、神短、耳鸣、盗汗、汗血、多汗恶热；老人精绝阳痿，少年纵欲伤精，以致阴精不守，精滑脑漏；妇人血枯无子，血枯经闭，肾虚小便余沥，血虚大便燥结，阴虚口苦舌干，心经有热，梦寐纷纭，下部湿热，行履重滞，湿热痿痹，湿热作泄，湿热脚气；小儿急惊内热，痘疮干焦黑陷，痘疮火闭不出，痘疮皮薄娇红，痘疮因热咬牙，痘疮挟热下利，痘疮余毒生痈；中风僵仆不语，口眼歪斜，语言謇涩，半身不遂，中风痰多神昏；一切痈疽未溃，金疮失血发痉，血虚头痛，偏头风痛。

以上内、外、男、妇、小儿其七十余证，病属阴虚及诸火热，无关阳弱，亦非阴寒，法所均忌。倘误犯之，轻变为重，重者必死。临证施治，宜谨审之，世徒见其投之阳虚之候，服之功效甚捷，而不知其用之阴虚如上诸病，亦复下咽莫救，枉害人命可不慎诸！

巴戟天

味辛、甘，微温，无毒。主大风邪气，阴痿不起，强筋骨，安五脏，补中，增志，益气，疗头面游风，少腹及阴中相引痛，下气，补五劳，益精，利男子。

巴戟天禀土德真阳之精，兼天之阳和，能补元阳，而兼散邪入肾经血分。诸虚为病者，不求速效而愈也。

得黄柏、橘核、荔枝核、牛膝、萆薢、木瓜、金铃子、地黄，治疝气因于肾虚。得五味子、肉苁蓉、鹿茸、山茱萸、柏子仁、补骨脂、枸杞子，治阴痿；去鹿茸、肉苁蓉，加黄柏、牛膝、麦冬、地黄、车前子，治阴虚白浊久不愈。得鹿角胶、柏子仁、天冬、远志、莲须、覆盆子、黄柏，治夜梦鬼交泄精。同甘菊花、石菖蒲、何首乌、刺蒺藜、黑豆、山茱萸、天冬，治头面上风。得熟大黄，治饮酒人脚弱。凡病相火炽盛，思欲不得，便赤口苦，目昏目痛，烦躁口渴，大便燥闭，法咸忌之。

肉苁蓉

[批] 老人便燥。

味甘、酸、咸，微温，无毒。主五劳七伤，补中，除茎中寒热痛，养五脏，强阴，益精气，多子，妇人癥瘕，除膀胱邪气，腰痛。久服轻身。

肉苁蓉得地之阴气、天之阳气以生，入心、肾、包络、命门四经。滋肾补精血之要药。得鹿角胶、杜仲、地黄、当归、麦冬，主妇人不孕。同人参、鹿茸、牡狗阴茎、鹿角胶、杜仲、补骨脂，主男子阳痿，老人阳衰，一切肾虚腰痛，兼令人有子。同地黄、枸杞、牛膝、鳖甲、天冬、麦冬、当归、鹿角胶、杜仲、青蒿、五味子、黄柏、山茱萸，治五劳七伤，茎中寒热痛，妇人癥瘕。独用数两，漂淡，去鳞甲并中心白膜，白酒煮烂，顿食，治老人便燥闭结，有神。肾中有热，强阳易兴，而精不固者，忌之。泄泻者禁用。

胡芦巴

[批] 冷气疝瘕。寒湿脚气。

味苦，大温，无毒。主元脏虚，冷气疝瘕，寒湿脚气。

胡芦巴禀土中纯阳之气。时珍曰：入命门，益右肾，暖丹田。《嘉祐》为元脏虚冷之要药。得附子、硫黄，治肾脏虚冷，腹胁胀满，面色青黑无热证者。同茴香、巴戟天、川乌头、楝实、吴茱萸，并炒为末，酒糊丸，名胡芦巴丸，治大人小儿小肠奔豚偏坠，及小腹有形如卵，上下走痛不可忍者。同小茴香、荞麦面，酒糊为丸，治冷气疝瘕。同补骨脂，等分，炒为末，用木瓜切顶去瓤，安药在内，令满以顶合住，签定蒸烂，捣丸，梧子大，酒下，治寒湿脚气，腿膝疼痛，行步无力者，神效。相火炽盛，肝肾血虚者禁用。

仙 茅

味辛，温，有毒。主心腹冷气不能食，腰脚风冷挛痹不能行，丈夫虚劳，老人失溺无子，益阳道。久服通神强记，助筋骨，益肌肤，长精神，明目。

仙茅禀火金之气，虽云辛温，其实辛热，气味俱厚，可升可降，阴中之阳，补三焦、命门真火之药也。同枸杞子、车前子、茯苓、茴香、柏子仁、生地、熟地、酒煮糊丸，名仙茅丸，能壮筋骨，益精神，明目，黑髭须。虽能补命门，益阳道，助筋骨，除风痹，然而病因不同，寒热迥别，施之一误，祸如反掌。凡一概阴虚发热，咳嗽吐血，衄血，齿血，血淋，遗精白浊，梦与鬼交，肾虚腰痛，脚膝无力；虚火上炎，口干咽痛；失志阳痿，水涸精竭，不能孕育；老人孤阳无阴，遗尿失精；血虚不能养筋，以致偏枯痿痹；阴虚内热外寒，阳厥火极似水等证，法并禁用。

艾 叶

［批］发背初起，熏狐惑虫，涂癣。

味苦，微温，无毒。主灸百病。可作煎，止下痢，吐血，下部䘌疮，妇人漏血，利阴气，生肌肉，辟风寒，使人有子。作煎勿令见风。

艾叶禀天地阳气以生，熟则大热，生则微温，可升可降，其气芳烈，纯阳之草也。入肝、脾、肾经。弘景：捣汁，止伤血，杀蛔虫。苏恭：止衄血，下血，脓血痢，主崩血，金疮，安胎。日华主妇人带下，霍乱转筋。时珍云：服之走三阴，逐寒湿；烧则热气内注，通筋入骨，能灸百病。治白带之要药，调经之妙品。

同醋炒香附、阿胶、枳壳，入四物汤，治妇人月事不调，血少无热证者，神效。同阿胶、白芍、人参、橘皮、甘草，治妊娠产后血虚人作痢下血，胎前加黄芩，产后加当归。发背初起，急灸疮头，以湿纸贴上，先干处是头著艾灸之。不论壮数，痛者灸至不痛，不痛者灸至痛，乃止其毒，即散不散亦免内攻，夺命神方也。烧烟入管中，熏狐惑虫虫，良。苦酒作煎，治癣。

凡胎动不安由于热而不由于寒；妊娠下痢脓血由于暑湿，肠胃热甚而非单湿为病；崩中由于血虚内热；经事先期由于血热；吐血不由于鬼击中恶；霍乱转筋不由于寒邪，而由于脾胃虚弱停滞，或由于伤暑所致；不孕由于血虚而不由于风寒入子宫，法并忌用。

肉豆蔻

［批］糯米粉裹煨透用。

味辛，温，无毒。主温中，消食止泄。治积冷心腹胀痛，霍乱中恶，鬼气冷痃，呕沫冷气，小儿乳霍。暖脾胃，固大肠。

肉豆蔻禀火土金之气，入脾、胃、大肠经。芳香入脾，辛温和中，为理脾开胃，消食止泻之要药。同人参、补骨脂、吴茱萸、五味子、砂仁，为治肾泄及冷泄之圣药。同砂仁、橘皮、人参、红曲、山楂、藿香、麦芽，为开胃进饮食、消宿食止泻之上剂。独用，以糯米粉裹煨为末，枣肉和丸，砂仁汤下，名公子登筵散，服之即可赴席，其开胃消导之功甚捷。大肠素有火热，及中暑热泄暴注，肠风下血，胃火齿痛，及湿热积滞方盛，滞下初起，皆不宜服。

高良姜

[批] 男女心口一点痛。

味辛、苦，大温，无毒。主暴冷胃中冷逆，霍乱腹痛。子名红豆蔻。主治略同。

高良姜禀地二之火，以生纯阳，浮也。入脾胃经。甄权治腹内久冷气痛。日华主转筋泻痢，反胃，解酒毒，消宿食。苏颂主恶心呕清水。皆取其暖胃温中，散寒祛冷之功也。同香附子，等分，为末，加生姜汁一匙，盐一捻，米饮调服三钱，治男女心口一点痛。如胃火作呕，伤暑霍乱，火热注泻，心虚作痛，咸忌之。

茴 香

[批] 痈肿痛连卵腹。

味辛，平，无毒。主诸瘘霍乱，及蛇伤。大茴香性热，功用略同。

茴香得土金冲气，兼天之阳气，辛香发散，甘平和胃，入脾、胃、肾、膀胱经。治膀胱、肾间冷气，及疝气之要药。得川楝子、荔枝核、橘核、肉桂、苍术、木瓜、牛膝，治寒湿成疝。得炒砂仁、食盐，主中恶腹痛，霍乱腹痛吐逆。恶毒痈肿，或连阴卵，髀间疼痛挛急，牵入少腹不可忍，一宿则杀人者，用茴叶捣取汁一升服之，日三四，进以滓贴肿上。冬间用根。此外国神方，起死回生。胃肾多火，阳道数举，得热则呕者，勿服。

白豆蔻

味辛，大温，无毒。主积冷气，止吐逆反胃，消谷下气，除疟疾寒热，解酒毒。

白豆蔻感秋燥之令，得火金之气，味薄气厚，轻清而生，阳也，浮也。入手太阴肺、足阳明胃经。东垣以散肺中滞气，宽膈进食，祛白睛翳膜，皆散滞之功也。得人参、生姜、橘皮、藿香，治胃虚反胃，及因寒呕吐，殊验。得半夏、橘红、生姜、白术、茯苓，治寒痰停胃作呕吐。得橘皮、白术、刺蒺藜、决明子、甘菊花、密蒙花、木贼草、谷精草，理脾虚白睛生障翳。得藿香、橘皮、木香，理上焦滞气。加乌药、香附、紫苏，治妇人一切气逆不和，佐人参、白术、生姜、橘皮，治秋深疟发，寒多热少，呕吐胃弱，饮食不进。同扁豆、五味子、橘红、木瓜，能解酒毒，及中酒呕吐恶心。

凡呕吐不因于寒，及阳虚者皆不得入。如火升作呕，因热腹痛，法咸忌之。

香附子

［批］升降诸气。气郁吐血。

味甘，微寒，无毒。主除胸中热，充皮毛。久服令人益气，长须眉。

香附子禀天地温燥之气，兼土金之味，性应微温，气厚于味，阳中之阴，降也。入足厥阴肝经气分，亦入手太阴肺经，能行十二经，入脉气分，为血中之气药。苏颂治心腹中客热膀胱间，连胁下气妨，常日忧愁不乐，心忪少气。东垣治一切气，霍乱吐泻，腹痛。时珍以治妇人崩漏，带下，月经不调，胎前产后百病。然须辅以益血凉血之品。气虚者兼入补气药乃可奏功。凡气郁血滞必用之药也。

同沉香、砂仁、炙甘草，为末，每盐汤点服一钱，能升降诸气，并一切气病痞胀，喘哕噎酸，烦闷虚痛走注。常服开胃消痰，散壅思食，早行山行，尤宜服之。同砂仁、炙甘草，能临产顺胎，九月十月服此，永无惊恐。独用，为末，童便调下二钱，治气郁吐血。同川芎，治气郁头痛。同赤芍，为末，加盐一捻，煎服，治赤白带下。此香燥苦温之品，凡月事先期因于血热，法当凉血勿用。

缩砂仁

［批］干霍乱。

味辛，温，无毒。主虚劳冷泻，宿食不消，赤白泄痢，腹中虚痛下气。

缩砂仁禀天地阳和之气，入肺、脾、肾、肝、胃、大肠、小肠经，可升可降，降多于升，阳也。辛能散气润气，温能和畅通达。藏器主上气奔豚鬼疰。日华主一切气霍乱转筋。杨氏主止痛安胎。洁古治脾胃气结滞不散，皆下气散结，温中和胃之功。香气入脾，辛能润肾，为开脾胃之要药，和中气之正品。若兼肾虚气不归元，非此为向导不济，殆胜桂、附热毒之害多矣。好古云：得人参、益智则入脾；得黄柏、茯苓则入肾；得赤、白石脂则入大小肠也。

得人参、橘皮、藿香、茯苓、白芍、炙甘草，治泄泻呕吐，及不思食。得藿香、橘皮、木瓜，治霍乱转筋，腹痛吐泻。独用两许，炒为末，入食盐三钱，滚汤泡浸，冷服，治干霍乱，累效。凡腹痛属火泄泻得之，暑热胎动，由于血热滞下，由于湿热上气咳逆，由于火动迫肺，而不由于寒气所伤，皆须详察鉴别，误则有损无益，慎之！

郁 金

［批］失心癫狂。金刃箭伤。

味辛、苦，寒，无毒。主血积下气，生肌止血，破恶血，血淋，尿血，金疮，蛊毒。

郁金禀天地清凉之气，兼土中金火之味，气味俱薄，阴也，降也。入心、肝、胃经。辛能散，苦能泄，其性轻扬，能开郁滞，为调逆气破积血之要药。同韭菜汁、番降香、当归、生地、童便，治怒气伤肝吐血，又治鼻衄，唾血，喉中血腥气，及经脉逆行；有痰者，加竹沥。同白矾减半，为末，米粥糊丸，白汤下，治惊忧失心癫狂，名白金丸。此血分之气药，其治诸血证，谓血之上行，皆属内热火炎，此能降气入血，气降则火降，则血不妄矣。若病由真阴虚极，阴分火炎，迫血妄行，溢出上窍，而非气分拂逆，肝气不平，以致伤肝吐血者，不宜用也。用亦无效。

三七

味甘、微苦，温，无毒。主止血散血定痛。

三七，时珍曰：此药近时始出，南人军中用为金疮要药。大抵入阳明、厥阴血分，故能治吐血、衄血、下血，血中痢，崩中，一切血病。单用，嚼烂，罨跌扑杖疮青肿即消。金刃箭伤血出不止者，为末，掺之即止。一味醋磨，涂痈肿即散。能损新血，无瘀血勿用。

草豆蔻

［批］气虚瘴疟，热少寒多。

味辛，温，无毒。主温中，心腹痛，呕吐，祛口臭气，治瘴疠寒疟。

草豆蔻得火金之气，阳也，浮也。入足太阴脾、足阳明胃经。辛香破滞，燥湿祛寒。产闽中建宁者，其气芳烈，类白豆蔻，散冷气，疗胃痛，理中焦。产滇、贵、南粤者，气猛浊，俗呼草果。善破瘴疠，消停滞。闽产者入人参养胃汤，能消一切宿食，开拓中焦滞气。滇粤产者，同熟附子，等分，加姜枣，水煎，名果附汤，治气虚瘴疟，热少寒多，或单寒不热，及脾寒疟，大便泄，小便多，不能食者，神验。此祛寒破滞，消食除瘴之药。凡疟不由瘴气；心胃痛由于火，而不由于寒；泄泻暴注口渴而由于暑气湿热，法咸忌之。

木　香

味辛，温，无毒。主邪气，辟毒疫瘟鬼，强志，主淋露，疗气劣，气不足，肌中偏寒，消毒，杀鬼精物，温疟蛊毒，引药之精，行肝经气。煨热实大肠，久服不梦寤魇寐。

木香禀夏秋之阳气，兼土之阳精，气味俱厚，阴中阳也。性属纯阳，专主诸气不顺。与补药为佐则补，与泄药为君则泄，能升降诸气，乃三焦气分药也。同延胡索，治一切血气刺心痛。同牵牛、雷丸、槟榔，杀一切虫。佐黄连、芍药，治一切滞下，惟身热作呕逆口渴者，勿用。同橘皮、砂仁、白豆蔻、紫苏，调一切气不通顺，及冷气攻痛作泄，大怒后气逆，胸胁胀满，两胁作痛。肺虚有热者忌之。元气虚脱，及阴虚内热诸病有热，心痛属火，皆禁用。

益智仁

味辛，温，无毒。主遗精虚漏，小便余沥，益气安神，补不足，安三焦，调诸气，缩小便。

益智仁得火土金之气，入脾、肾经。其气芳香，燥而收敛。东垣治客寒犯胃，和中益气，及人多唾。好古主益脾胃，理元气，补肾虚。河间谓能开发郁结，使气宣通，皆以其香，可入脾开郁，辛散结而润下于开通结滞之中，复有收敛之义。当于补药中兼用，不宜多服。佐人参、茯苓、半夏、橘皮、车前子，则摄涎秽，立效。同藿香、苏子、橘皮、枇杷叶、木瓜，止逆气上壅。同五味子、山茱萸炒盐、人参，治小便频数淋沥。同人参、干姜、橘皮、藿香，治因寒犯胃作呕吐。其气芳香，性本燥热，病属有火及燥热者，皆当忌之。凡呕吐由于热，而不因于寒；气逆由于怒，而不由于虚；小便余沥，由于水涸精亏内热，而不由于肾气虚寒；泄泻由于湿火暴注，而不由于气虚肠滑，法并忌之。

使君子

[批] 脾疳。小儿虚肿。

味甘，温，无毒。主小儿五疳，小便混浊，杀虫，疗泻痢。

使君子得土之冲气，入脾胃经。不苦不辛，能杀疳蛔，为小儿之上药，补脾胃之要品。得芦荟、芜荑、滑石、麦芽、厚朴、橘皮，治一切疳疾。同芦荟，等分，为末，米饮服一钱，治小儿脾疳。独用一两，以蜜五钱，炙尽为末，每食后米汤服一钱，治小儿虚肿，头面阴囊俱浮。小儿泄泻有赤积，是暑气所伤，禁与肉豆蔻、诃子等涩热药同用。服后亦忌食热物、热茶，犯之即泄。

骨碎补

[批] 风虫牙痛。

味苦、涩，温，无毒。主破血，止血，补折伤。

骨碎补得金石之气，好生阴处，得阴气为多，入足少阴肾经。甄权主骨中毒气，风血疼痛，五劳六极，手足不收。雷公用治耳聋。戴元礼治痢风、足痿软。皆入肾强骨之验也。得青盐、槐角，炒研细擦牙，能固齿。同乳香，等分，为末糊丸，名金针丸。治风虫牙痛，塞蛀牙孔中。同独活寄生汤、虎骨四斤丸，酒和服，治痢后下虚，不善调养，或远行，或房劳，或外感，致两足痿软，或痛，或痹，遂成瘫风。外用杜牛膝、杉木节、萆薢、白芷、南星，煎汤，频频熏洗。此亦从肾虚骨痿而治也。不宜与风燥药同用。

干姜

味辛，温、大热，无毒。主胸满咳逆上气，温中止血，出汗，逐风湿痹，肠澼下痢，寒冷腹痛，中恶霍乱胀满，风邪诸毒，皮肤间结气，止唾血。生者尤良。

干姜禀天地之阳气，大辛大热，阳中之阳也。辛可散邪理结，温可除寒通气。生则逐寒发表，炮则暖胃守中，炒黑能引诸补血药入阴分，则阴生热退，血不妄行。生用同橘皮、乌药、白豆蔻，除胸满咳逆上气。同紫苏、桂枝，能温中出汗，加术则能逐风湿痹。同白术、茯苓、人参、甘草，治下利寒冷腹痛。炒黑，同生地、白芍、当归、牛膝，治产后恶露不尽，血虚发热。同地黄、地榆、芍药、麦冬、人参、黄芪、甘草、升麻，治肠澼下血。同藿香、砂仁、橘皮、紫苏、木香，治中恶；去木香，加木瓜，则治霍乱胀满；加桂枝，并治风邪诸毒，皮肤间结气。同橘皮、人参，止胃虚呕逆。同橘皮、白术、贝母、茯苓，治痰疟久不愈。同人参、白术、桂枝、橘皮，治寒疟。同人参、白术、甘草，治虚寒泄泻，中寒作泄。辛散气血之品，久服损阴伤目。

凡阴虚内热，阴虚咳嗽吐血，表虚有热汗出，自汗盗汗，脏毒下血，因热呕恶，火热腹痛，法并忌用。

生 姜

[批] 贴风湿痛。

味辛，温、热，无毒。主伤寒头痛鼻塞，咳逆上气，止呕吐。久服去臭气，通神明。

姜皮

味辛，凉，无毒。主消浮肿腹胀，和脾胃。生姜所禀与干姜性味无殊。第消痰止呕，出汗散风，祛寒止泄，疏肝导滞则功优于干姜。捣汁和黄明胶熬，贴风湿痛。忌同干姜。

姜 黄

味辛、苦，寒，无毒。主心腹结积，疰忤，下气破血，除风热，消痈肿，功力烈于郁金。

姜黄得火金之气，辛香燥烈，性不应寒，阳中之阴，降也。入肝、脾经。苦辛泄热散结，故主心腹结积之属血分者。日华治癥瘕血块，通月经，及扑损瘀血。苏颂治气胀及产后败血攻心。戴原礼云：能入手臂治痛，皆下气破血，辛走苦泄之功也。得当归、地黄、牛膝、延胡索、肉桂，治一切积血在腹作痛。同肉桂、枳壳，治右胁痛、臂痛。同桂心，等分为末，酒服，治产后血痛有块，血下尽即愈。凡病人因血虚臂痛，血虚腹痛，非瘀血凝滞，气逆上壅作胀者，切勿误用，令病转剧，慎之！

红 花

[批] 热病胎死，痘疔，聤耳。炒用。

味辛，温，无毒。主产后血晕口噤，腹内恶血不尽绞痛，胎死腹中，并酒煮服。亦主蛊毒下血。堪作燕脂。苗生捣碎，敷游肿。子吞数颗，主痘疮不出。燕脂主小儿聤耳，滴耳中。

红蓝花禀火土之气，阴中之阳也，入心、肝经血分。震亨云：多用破恶血，少用养血。时珍主活血润燥，止痛散肿通经，乃活血行血之要药也。一味以新汲水煎浓汁，和童便热服，治热病胎死腹中，及胞衣不下，产后血晕，无不立效。同延胡索、当归、生地、牛膝、赤芍、益母草、川芎，或丸或煎，治经阻少腹作痛及结块良。

子同生犀角、紫草、生地，治天行痘疮，血热有功。

燕脂其汁所造也。痘疮初发时以之抹眼眶眼角，可免痘疮入眼。同薄荷、金丝荷叶汁，入矾末少许，滴耳中，治聤耳。同冰片、珍珠，细末，治痘毒及痘疔，剔破令人吮出恶血，抹入疮眼中良。此行血之药，中病即止，过用能使血行不止而毙，慎之！

京三棱

味苦，平，无毒。主老癖癥瘕积聚结块，产后恶血血结，通月水，堕胎。

京三棱禀火土之气，阴中之阳。入肝、脾经。从血药则治血，从气药则治气，所以能治一切凝结停滞有形坚积之证也。同蓬莪术、青皮、香附、延胡索、肉桂、牡蛎、鳖甲、人参，消一切坚癥老癖积聚。同青皮、红花、当归、川芎、生地、芍药、桂心、牛膝、延胡索、五灵脂，治产后一切恶血停滞留结，及月水凝结不通，少腹作痛不可按。同橘皮、青皮、砂仁、红曲、山楂、麦芽、人参、肉豆蔻、黄连，消一切食积，并气壅塞不通。凡真气虚者，勿服。如用以消导，必资人参、芍药、地黄之力，而后可以无弊。东垣五积方皆有人参，意可知已。如只专用克削，真气泻伤，故积不去，新积复至矣，戒之！

蓬莪术

味苦，辛、温，无毒。主心腹痛，中恶疰忤鬼气，霍乱冷气，吐酸水，解毒，食饮不消，酒磨服之，又疗妇人血气，丈夫奔豚。

蓬莪术感夏末秋初之气，得金土之味，阳中之阴，降也，入足厥阴肝经气分，能破气中之血。入气药发诸香；酒磨行气；醋磨破血，主积聚诸气最要之药。得人参、橘皮、缩砂仁、京三棱、肉豆蔻、青皮、麦芽、谷芽、木香，消一切饮食停滞积聚，及小儿癥癖甚良。此药行气破血散结，是其所长。若气血两虚，脾胃素弱，而无积滞者用之，反损真气，使食愈不消而脾胃益弱。即有血气凝结，饮食积滞，当与健脾开胃，补益元气药同用，乃无损耳。

阿　魏

［批］贴痞块。

味辛，平，无毒。主杀诸小虫，去臭气，破癥积损，下恶气，除邪鬼蛊毒。

阿魏禀火金之气，兼天之阳气，气味俱厚，阳也。入脾、胃经。苏恭曰：体性极臭而能止臭，亦奇物也。

同人参、橘皮、京三棱、蓬莪术、砂仁，治一切肉食坚积。同安息香、百部、青黛、丹砂，治尸疰恶气。同麝香、硫黄、苏合油，入膏药，贴一切痞块。凡人之血气闻香则顺，闻臭则逆，脾胃虚弱者，虽有痞块坚积，不可轻用，当补胃气，胃气强则坚积可渐磨而消矣。轩岐曰：治大积大聚，衰其大半而止，正此谓也。

延胡索

［批］膜外气痛。惊厥心痛。

味辛，温，无毒。主破血，妇人月经不调，腹中结块，崩中淋露，产后诸血病，血晕，暴血冲上，因损下血，活血利气心气，小腹痛。

延胡索禀初夏之气，兼金之辛味，可升可降，阴中阳也。入手、足厥阴、太阴四经。温能和畅则气行，辛能走散则血活，气行血活故能主产后因血所为诸病。

君当归、生地、牛膝、益母草、童便，主产后血晕，有神。得四物汤、鹿角胶、牛膝、香附，主妇人经阻少腹作痛，或结块。单用，为末，猪胰一具，切作块子，炙熟，蘸末频食，治膜外气疼及气块。同金铃子肉，等分，为末，温酒或滚汤下二钱，治热厥心痛，或发或止，久不愈，身热足寒者。

凡经事先期，及一切血热为病忌之。若崩中淋露，皆应补气血凉血，清热则愈，一切辛走之药，法所当禁。

泽 兰

味苦、甘，微温，无毒。主乳妇内衄，中风余疾，大腹水肿，身面四肢浮肿，骨节中水，金疮，痈肿疮脓，产后金疮内塞。

泽兰感土泽之气，兼得春气，入肝、脾经。苦能泄热，甘能和血，散肝郁，舒脾气。苏颂曰：妇人方中最为急用，行而带补之药也。

得炒黑豆、炮干姜、当归、川芎、地黄、牛膝、益母草、赤芍、蒲黄、五灵脂，治产后恶露不尽，少腹作痛；寒月加桂；多火及内热虚劳人，去桂并五灵脂，加人参、鳖甲、香附、麦冬、童便，治产后诸虚百病；肺热者去人参。除妇人产后，他用甚稀。

茺蔚子

［批］能下死胎。消一切疔。

味辛、甘，微温，无毒。主明目益精，除水气，疗血逆，大热头痛心烦。茎主瘾疹痒，可作浴汤。汁服主胎漏，产难，胎衣不下，血运血风，及子死腹中，产后血胀闷，活血破血，调经解毒。

茺蔚禀地中之阳，感春夏之气生成，阳草也。活血行血，有补阴之功，故名益母。入手、足厥阴经血分，为妇人胎产调经要药。午月①五日采紫花益母草，捣汁，分贮瓷器各少许，晒干，剔取和蜜封固，加人参、琥珀、乳香、没药、血竭、沉香、丹砂、五灵脂，能催生及胞衣不下，神效；兼产后血晕，瘀血迫心，恶露不行腹痛，少腹儿枕痛，调经治血闭经阻，经行作痛。单用，和童便服，能下死胎，及治热入血室，发热烦躁类伤寒。君四物汤、杜仲、阿胶、续断，为丸，安胎止痛。得生地、白芍、麦冬、枇杷叶、青蒿、五味子、阿胶，治血热经行先期，及胎漏下血。同生甘菊、苍耳草、金银花、紫花地丁，各一握，贝母、鼠粘子、白芷、僵蚕、白及、白蔹、生甘草、连翘、生地，各三钱，熬夏枯草汁，和药同煎浓，顿饮之，消一切疔肿发背及无名肿毒。

性善行走，能行血通经，血崩者禁用。瞳子散大禁用。惟热血欲贯瞳神②者，与凉血药同用则不忌。

兰　草

［批］脾瘅。

味辛，平，无毒。主利水道，杀蛊毒，辟不详，除胸中痰

癖。久服益气，轻身不老，通神明。

兰草即孩儿菊，又名省头草。禀天地清芬之气，入肺胃经，辛平散结滞，芬芳除秽恶，开胃除恶，清肺消痰，散郁结之圣药也。

同藿香、枇杷叶、石斛、竹茹、橘红，开胃气之神品。加入沉香、郁金、白豆蔻、真苏子、芦根汁，下气开郁，治噎膈之将成者。同栝楼根、麦冬、黄连、竹叶、芦根汁，治消渴。单用，水煎服，治口干名脾瘅。

卷　四

草部下

麻　黄

[批] 去根节。蜜炙发汗，根节止汗，一物两性也。

味苦，温、微温，无毒。主中风伤寒头痛，温疟，发表出汗，祛邪热气，止咳逆上气。除寒热，破癥坚积聚、五脏邪气，缓急风胁痛，字乳余疾，止好唾，通腠理，解肌，泄邪恶气，消赤黑斑毒。不可多服。

麻黄禀天地清扬刚烈之气，气味俱薄，轻清而浮，阳也，升也。手太阴肺经之药，入足太阳膀胱经，兼走手少阴心、手阳明大肠经。洁古云：去营中寒邪，泄卫中风热。轻可去实，疗伤寒，为解肌第一。多服令人虚，走散真元之气故也。仲景治伤寒有麻黄汤、大小青龙汤。治肺病有射干麻黄汤、厚朴麻黄汤。治少阴病发热，脉沉，有麻黄附子细辛汤、麻黄附子甘草汤。同石膏、杏仁、桑白皮、甘草，治寒邪郁于肺经，以致喘满咳嗽。同桂枝，可治风痹冷痛。蜜炒麻黄，治冬月痘疮为风寒所郁，以致倒靥喘闷，一服立解。其性轻扬善散，发表最速。若表虚自汗，阴虚盗汗，肺虚有热多痰，咳嗽，以致鼻塞痘疮倒靥；不因寒邪所郁而因热甚，虚人伤风，气虚发喘，阴虚火炎，以致眩晕头痛；南方中风瘫痪，及平日阳虚腠理不密之人，皆禁用。汗多亡阳能损人寿，戒之！戒之！春深夏月以至初秋法所同禁。

葛　根

味甘、辛，平，无毒。主消渴，身大热，呕吐，诸痹，起阴气，解诸毒，疗伤寒中风头痛，解肌发表，出汗开腠理，疗金疮，止胁风痛。生根汁，大寒，疗消渴，伤寒壮热；葛谷，主下痢；叶，主金疮止血；花，主消酒。

葛根禀天地清扬发生之气，气味俱薄，轻而上行，阳中阴也。徐用诚曰：其用有四，止渴，解酒，散表，透疮疹也。生者能堕胎，蒸熟止血痢。东垣曰：其气轻浮，鼓舞胃气上行，生津液，治脾胃虚弱泄泻圣药。入足阳明经，散阳明温病热邪要药也。葛根升麻汤，治斑疹初发，点粒未形。同升麻，入升阳散火汤，升阳除湿。同一切补肾益精药作丸饵，则起阴，令人有子。伤寒头痛，兼项强腰脊痛，及遍身骨疼者，足太阳也，邪未入阳明，故无渴证不宜服。五劳七伤，上盛下虚之人，暑月虽有脾胃病，不宜服。斑疹已见红点，不宜用，恐表虚反增斑烂也，慎之！

柴　胡

味苦，平，无毒。主心腹肠胃中结气，饮食积聚，寒热邪气，推陈致新，除伤寒心下烦热，诸痰热结实，胸胁痛，平肝胆五脏间游气，大肠停积水胀，及湿痹拘挛。亦可作浴汤。

柴胡禀仲春之气，兼地之辛味，气味俱轻，升也，为少阳经药，能引胃气上行。苦辛能散表热之品也。入仲景小柴胡汤，治伤寒往来寒热，又治少阳经似疟非疟。在大柴胡汤，治伤寒表里俱急。在东垣补中益气汤，治元气劳伤，精神倦怠，引脾胃之气行阳道。同四物汤，去当归，加泽兰、益母草、青蒿，能治热入血室。同升麻、葛根，能升阳散火。同生地、黄柏、黄连、甘草、甘菊、元参、连翘、羌活、荆芥穗，治暴赤眼。性升发散，病属虚而气升者忌之。呕吐及阴虚火炽炎上者法所同忌。疟非少阳经者勿用，治疟必用柴胡，其说误甚。不可久服。按柴胡有二种，色白黄而大者为银柴胡，以治劳热骨蒸。色微黑而细者，以解表发散。《本经》无分别，但云银州者为最，则知其优于升散，而非除虚热之药明矣。《衍义》所载甚详，故表而分之。

升 麻

[批] 噤口痢，蛊毒，射工溪毒。

味甘、苦、辛，微寒，无毒。主解百毒，杀百精老物殃鬼，辟瘟疫瘴气邪气，蛊毒入口皆吐出，中恶腹痛，时气毒疠，头痛寒热，风肿诸毒，喉痛口疮。

升麻禀天地清扬之气，气味俱薄，浮而升，阳也，为脾胃引经的药，升阳气于至阴之下。东垣曰：引葱白，散手阳明风邪。引石膏，止阳明齿痛。人参、黄芪非此引之不能上行也。得葱白、白芷，缓带脉之纵急。同生地、石膏、麦冬、知母、丹皮、黄柏、连翘、元参，治阳明经齿痛。醋炒升麻，君莲肉、人参，噤口痢，有神。同石膏、知母、麦冬、竹叶，治阳明证热极，发斑，头疼，口渴。同荆芥、防风、黄芩、甘草、白芷，能去皮肤风邪。同葛根、荆芥、菊花、甘草，解肌肉间风热，兼发浮汗。同葛根、连翘、元参、甘草、生地、麦冬，治牙根浮烂恶臭。佐黄连、红曲、滑石、芍药、莲肉、甘草，为治一切滞下要药。同郁金服，治蛊毒，不吐则下。同射干，水煎服，治射工溪毒，并以滓涂之。同生地、麦冬、牛膝、蒲黄，水煎，治小儿尿血。

性主升发，凡见小儿斑疹痘疮，未见点时可用，见标之后不可用。并吐血、鼻衄、咳嗽多痰，阴虚火动，肾经不足，及气逆呕吐，惊悸怔忡，癫狂等病，法咸忌之，误用多致危殆。

羌活、独活

味苦、甘、辛，平、微温，无毒。主风寒所击，金疮，止痛，奔豚，痫，痉，女子疝瘕，疗诸贼风百节痛风，无问久新。

羌活禀天地正阳之气，气厚于味，浮而升，阳也，为足太阳行经风药。独活气味俱薄，浮而升，阳也，为足少阴引经之药，并入足厥阴、少阴经气分。羌活气雄，独活气细，雄者治足太阳风湿相搏，头痛、肢节痛、一身尽痛者，非此不能除，乃欲乱反正之君药也。细者治足少阴伏风头痛，两足湿痹不能行动，非此不能除。皆能逐风胜湿，散肌表八风之邪，利周身百节之痛。二药本一种，第质有虚实、老嫩，气有厚薄不同耳。同麻黄、甘草，主冬月即病伤寒太阳经头疼，发汗解表。同前胡、黄芩、麦冬、甘草，治春时瘟疫，邪在太阳头痛。入葛根汤，治太阳、阳明头痛，兼遍身骨痛，口渴，烦热不得眠。若渴烦头痛甚，加石膏、知母、竹叶。疟发太阳经头痛者，于治疟药中加之，痛止则去之。同白术、苍术、秦艽、生地、薏苡仁、木瓜、石斛、黄柏，治下部一切风湿热。同生地、赤芍药、丹皮、石膏、甘草，水煎，治风热上攻牙肿痛。此阳草中之风药也，为祛风散寒除湿之要品。如血虚头痛及遍身痛、骨痛，因而带寒热者，此属内证，误用反剧。

荆　芥

[批] 反驴肉、无鳞鱼。阳明狂热立苏。血晕、大便下血、产后血晕。

味辛，温，无毒。主寒热，鼠瘘，瘰疬，生疮，破结聚气，下瘀血，除湿痹。

荆芥得春气，善走散，升也，阳也。春气升，风性亦升，故上行头目。肝主风木，故能通肝气，行血分，能祛血中之风。好古为肝经气分之药，能搜肝风。时珍云：其功长于祛风散血，破结气，消疮毒，为风病、血病、疮病之要药。得白颈蚯蚓，同捣取汁，解阳明经热病，汗出立已。得童便调服，立苏血晕。同槐花炒焦，为末，茶下三钱，治大便下血。独用，炒为末，童便调服二钱，治产后血晕筑心，眼倒风缩，昏迷不醒，手足瘈疭，如角弓或四肢强直，口噤及吐泻欲死，神效。虽齿禁可灌入鼻中，得此证者，十存一二而已。病属表虚有汗者忌之。血虚寒热，而不因于风寒湿者，勿用。阴虚火炎面赤因而头痛，慎勿误投。

防 风

味甘，辛，温，无毒。主大风，头眩痛恶风，风邪目盲无所见，风行周身，骨节疼痛，烦满胁痛，风头面去来，四肢挛急，字乳[①]、金疮内痉。

防风禀天地之阳气，气厚味薄，升也，阳也。手足太阳经本药，又为足少阳、厥阴经气分之风药。同黄芪、芍药，则实表止汗。同荆芥、白芷、生地、地榆、黄芪，治破伤风有神。同甘草、桔梗、紫苏、桑白皮、杏仁、橘皮，解利伤风；去紫苏，换薄荷，加石膏兼除风热。同麻黄、杏仁、桑白皮、桔梗、甘草，治疗风寒郁于腠理，皮肤致密无汗。入羌活汤，除太阳经伤风寒头痛。得葱白能行周身。得当归、芍药、阳起石、禹余粮，治妇人子脏风。若入治大风、疠风药中，须加杀虫药、活血药乃可，不宜纯用风药也。头痛因于血虚不因于风寒，溏

---

① 字乳：生育。《论衡·气寿》："所产子死，所怀子凶者，字乳亟数，气薄不能成也。"

泄不因于寒湿，小儿脾虚发搐、慢惊、慢脾风，气升作呕，火升发咳嗽，阴虚盗汗，阳虚自汗等病，法所同忌。

秦艽

味苦、辛，平、微温，无毒。主寒热邪气，寒湿风痹肢节痛，下水利小便，疗风无问久新，通身挛急。

秦艽感秋金之气，阴中微阳，可升可降。入肝、胆、大肠、胃四经。日华治骨蒸及疳热。甄权治酒疸，解酒毒。元素除阳明风湿，及手足不遂，肠风泻血。咸以其除湿散结，清肠胃之功也。同葛根、茵陈、五味、黄连、扁豆、木通，治酒疸。同薏苡、木瓜、五加皮、黄柏、苍术、牛膝，治下部湿热作疼，或生湿疮。下部虚寒人，及小便不禁者，勿服。

白 芷

［批］辟蛇。

味辛，温，无毒。主女人漏下赤白，血闭阴肿，寒热，头风侵目泪出，长肌肤润泽，可作面脂，疗风邪、久泻、呕吐、两胁满、风痛头眩目痒，可作膏药。

白芷得地之金气，感天之阳气，其气香烈。入肺、大肠、小肠经气分，亦走血分。升多于降，阳也。能通九窍，祛风，蚀脓，皆芬芳胜湿散结之功。同芍药、黄芪、当归、地黄、续断、杜仲、益母草、香附、鹿角胶，主漏下赤白；加牛膝，主血闭阴肿，寒热。同菊花、细辛、藁本、决明子、刺蒺藜、荆芥、辛夷，治头风侵目泪出。同黄芪、甘草、地黄、麦冬、五味，能长肉。同黄芪、甘草、茜草、皂角刺、金银花、夏枯草、地黄、赤芍，排脓止痛，消痈肿。同升麻、柴胡、葛根、羌活，治湿泄。同羌活、独活、防风、荆芥、刺蒺藜、胡麻仁、菊花、首乌，治风。同辛夷、细辛，治鼻塞浊涕。同贝母、漏芦、连翘、金银花、夏枯草、蒲公英、紫花地丁、橘皮，消乳痈结核。同白芍，治痘疮作痒，及皮肤瘙痒。同雄黄烧，辟蛇。呕吐因于火者，禁用。漏下赤白，由阴虚火炽，血热所致者，勿用。痈疽已溃，宜渐减去。

藁　本

[批] 小儿疥癣。反藜芦。

味辛、苦，温、微温、微寒，无毒。主妇人疝瘕，阴中寒，肿痛，腹中急，除风头痛，长肌肤，悦颜色，辟雾露润泽，疗风邪亸曳、金疮。可作沐药、面脂。实，主风邪流入四肢。

藁本得天之阳气，地之辛味。辛温通泄善散，气厚上升，阳也。足太阳经本药。甄权治一百六十种恶风鬼疰。元素主太阳经头痛，巅顶痛，及大寒犯脑，痛连齿颊。东垣主头面身体皮肤风湿。好古主督脉为病。同羌活、细辛、川芎、葱白，治寒邪郁于足太阳经，头痛、巅顶痛，非此不能除。同木香，用治雾露、清邪中于上焦。同白芷作面脂。单用，煎汤浴小儿疥癣。温病头痛发热口渴，或骨疼；及伤寒发于春夏，阳证头疼；产后血虚火炎头痛，皆不宜服。

细　辛

味辛，温，无毒。主咳逆，头痛脑动，百节拘挛，风湿痹痛，死肌，温中下气，破痰，利水道，开胸中滞结，除喉痹，齆鼻，风痫疾，下乳结，汗不出，血不行，安五脏，益肝胆，通精气。

细辛禀天地阳升之气，气厚于味，升也，阳也。入足厥阴肝、足少阴肾经，为手少阴引经风药，治少阴经头痛，如神，惟升发辛散开窍之功。同石膏，治阳明火热上攻齿痛。得当归、芍药、川芎、丹皮、藁本、甘草、白薇，通治妇人子宫冷不受孕。得鲤鱼胆、青羊肝、菊花、决明子，疗目痛。得甘草，疗伤寒少阴咽痛。得杏仁、薄荷、桑白皮，能解利伤风寒鼻塞。其性升燥发散。凡病内热，及火升炎上，上盛下虚，气虚有汗，血虚头痛，阴虚咳嗽，法皆禁用。即入风药亦不可过五分，服过一钱使人闷绝，因其气厚而性烈耳。

紫苏

味辛，温，无毒。主下气，除寒中，其子尤良。

紫苏得天阳和之气，兼地之金味，辛散温通，解肌降逆，入肺、胃经。孟诜主除寒热。日华治心腹胀满，止霍乱转筋，开胃下食，通大小肠。时珍主解肌发表，散风寒，行气宽中，消痰利肺，和血，温中止痛，定喘安胎，解鱼蟹毒。甄权用子以治上气咳逆，冷气结气。日华主止呕吐，消痰，止嗽。寇宗奭用治肺气喘急。皆取其散寒降气辟恶之功。入参苏饮治表虚人伤风久不愈。同橘皮、砂仁，能行气安胎。同藿香、乌药，则温中止痛。同香附、麻黄，则发汗解肌。同川芎、当归，则和血养血。同木瓜、厚朴，则散湿解暑，并治霍乱脚气。同桔梗、枳壳，利膈宽肠。同杏仁、莱菔子，消痰定喘。单用疗食蟹中毒。其味辛温，纯阳之草。凡病由阴虚寒热，火炎头痛，火升作呕，慎勿投之。

藿香

味辛，微温，无毒。主风水毒肿，祛恶气，止霍乱心腹痛。

藿香禀清和芳烈之气，气厚味薄，浮而升，阳也。东垣曰：可升可降，入肺、脾、胃三经。苏颂为脾胃吐逆之要药。洁古谓其助胃气，进饮食。海藏以其温中快气，及疗寒郁热壅于上焦，皆辛温清上治中之功也。得砂仁、食盐，治霍乱。得人参、橘皮、木瓜、茯苓、砂仁，治吐泻转筋，霍乱。得木香、沉香、乳香、砂仁，能避恶气，治中恶心腹疗痛。入顺气乌药散则补肺；入黄芪四君子汤，则补脾；入桂苓甘露饮，治中暑吐泻。得木香、丁香、紫苏、人参、生姜，治暴中寒邪，吐逆不止。同香附为末，白汤点服，能升降诸气。虽能止呕治吐逆，若胃热作呕，中焦火盛，及温病、热病、阳明胃家邪实作呕作胀，法并禁用。

香薷

本草经疏辑要

一四八

［批］舌上出血。水病洪肿，口臭。

味辛，微温，无毒。主霍乱腹痛吐下，散水肿。

香薷，丹溪谓感夏秋金水之气，可升可降，阳也。入心、脾、胃经。辛散温通，能解寒郁之暑气，兼有除湿利水之功。同厚朴、扁豆，治一切伤暑吐利，或发热头痛、体痛，或四肢逆冷、烦闷等证。治水肿证，以之为君。同人参、白术、木瓜、茯苓、橘皮、白芍、车前尤良。单用，煎汁服，治舌上出血如钻孔者。单用，煎汁，去滓，熬膏至可丸，丸如梧子大，一服五丸，日三服，渐加之，治水病洪肿，气胀食不消，以小便利则愈。单用，煎汤含，治口臭极效。

其性辛温，不宜热饮，专治乘凉饮冷，寒暑搏激，是阳气为阴邪所遏，以致头疼发热恶寒，霍乱吐泻者，宜此发越阳气，散水和脾则愈。若饮食不节，劳役矿丧，致伤暑热，而病大热大渴，汗泄如雨，烦躁，喘促，或泻或吐者，乃内伤之证，宜从东垣清暑益气汤。不吐泻者，宜人参白虎汤、桂苓甘露饮之类。设用香薷，是重虚其表而又济之以温，则误矣。盖香薷乃夏月解表之药，表无所感而中热为病，何假于此。误则损人表气，戒之！

薄 荷

［批］化痰利膈。舌胎语謇。

味辛、苦，温，无毒。主贼风伤寒，发汗，恶气，心腹胀满，霍乱，宿食不消，下气。煮汁服，亦堪生食。发汗，大解劳烦。

薄荷感杪春①初春②之气。洁古谓③气味辛凉，浮而升，阳也。入肺、肝二经，辛香通窍，散邪辟恶，为小儿惊风、风热上壅引经要药。时珍谓辛散清凉，专于消风散热，主头目、咽喉、口齿、小儿惊热及瘰疬疮疥之要品。佐首乌、胡麻仁、荆芥、生地、刺蒺藜、石菖蒲、苍术、漆叶，治大麻风；去苍术，加豨莶，治紫云风。同贝母、荆芥、元参、斑蝥，佐以肥皂，能治瘰疬。单用为末，炼蜜丸，芡实大，每噙一丸，治风热上壅，能清上化痰，利咽膈。独取自然汁，和白蜜、姜汁少许，擦伤寒病舌苔语謇。病新瘥勿服，以表气虚也。咳嗽由肺虚寒客而无热证者勿服；阴虚人发热勿服，恐出汗则愈竭其津液也；及血虚头痛，小儿身热由于伤食疳积者，禁用。

前 胡

味苦，微寒，无毒。主痰满胸胁下痞，心腹结气，风头痛，祛痰下气，治伤寒寒热，推陈致新，清肺热，化痰热，散风邪。

前胡得土金之气，感秋冬之令，阳中之阴，降也。入肺、

---

① 杪春：年月或四季的末尾。
② 初春：据文义疑为"初夏"，《神农本草经疏》为"夏"。
③ 谓：原无，据文义补。

脾、胃、大肠经。其功长于下气，与柴胡纯阳上升者不同，故治一切气，破痰结，及邪热骨节烦闷，气喘咳嗽痰热之要药。同白前、杏仁、桑白皮、甘草、桔梗，能豁风热痰壅喘嗽。入礞石滚痰丸中，代黄芩，治一切实痰有殊功，其用黄芩者不若此也。同羌活、葛根、柴胡、黄芩、花粉，治时疫寒热。

此散有余邪热实痰之药，不可施诸气虚少血之病，凡阴虚火炽，煎熬真阴，凝结为痰而发咳嗽；真气虚气不归元，以致胸胁逆满；头痛由于血虚寒热，不是外感者，法并禁用。

鼠粘子

味辛，平。主明目，补中，除风伤。

鼠粘子至秋而成，得天地清凉之气，升多于降，阳也。入肺、胃二经。藏器主风毒肿，诸瘘。元素主散结气，利咽膈，祛皮肤风，为散风除热、咽喉肿毒之要药，透发瘾疹、痘疮尤获奇效。同赤柽木，为疹家要药。同浮萍等分，治风热瘾疹。同紫草、犀角、生地，治痘疮血热干枯不得出，有神。同桔梗、甘草节，治咽喉痘疮。同荆芥穗、甘草，名必胜散，治痘疹出不快时，壮热烦躁，咽膈壅塞，大便秘涩，咽肿不利。其性冷而滑利，痘家惟宜血热便闭之证。若气虚色白，大便自利，或泄泻者，慎勿服之。痧疹不忌泄泻，用之无妨。痈疽已溃，非便闭，亦不宜服。

豨 莶

[批] 风热隐疹。烂麻风，紫云风。

味苦，寒，有小毒。主热䘌烦满不能食。

豨莶感少阳升发之气，阳草也。苏颂治肝肾风气，四肢麻痹，骨间疼痛，腰膝无力及行大肠气。成讷以疗中风。张咏用以轻身驻颜，妙矣。著于曩代，功复见于今时，妙在走而不泄，香可开脾，乃入血祛风除湿，兼活血之要药。每用一斤，入漆叶四两，蜜酒润，九蒸九晒，蜜和丸，梧子大，每空心饥时，白汤吞五钱，日三服，治紫云风、烂麻风，有神。

凡病人患四肢麻痹、骨间疼痛、腰膝无力由于脾肾两虚、阴血不足，不因风湿所中而得者，忌之。

水 萍

［批］三十六种风。

味辛、酸，寒，无毒。主暴热身痒，下水气，胜酒，主消渴，风湿麻痹，癫风，风疹，丹毒，沐浴生毛发。

水萍得水气之清阴，其体轻浮，其性清燥。丹溪曰：发汗功同麻黄，乃祛皮肤湿热之药也。单晒干为细末，炼蜜丸，弹子大，每服一丸，豆淋酒化下，治瘫痪，三十六种风。表气虚而自汗者勿用。

天 麻

［批］湿纸包煨用。

味辛，平，无毒。主诸风湿痹，四肢拘挛，小儿风痫惊气，利腰膝，强筋力。久服益气轻身。

天麻得土之辛味，兼天之阳气，浮而升，阳也。入足厥阴肝经，为头痛、眩晕及四肢湿痹麻木、小儿风痫惊悸等证必须之药。同术、半夏、黄芩、前胡、橘皮、茯苓，治痰厥头痛。同白术、橘皮、茯苓、车前子，治饮在心下作支满。同南星、前胡、橘皮、白前，消一切风痰。凡病人觉津液衰少，口干舌燥，咽干作痛，大便闭涩，火炎头晕，血虚头痛，皆禁用之。南方似中风，宜与养阴药同用，风药多燥故也。

钩藤钩

味苦、甘，平，微寒，无毒。主小儿寒热，十二惊痫。

钩藤钩禀春气以生。甄权主小儿惊啼，瘛疭，热壅，客忤，胎风。时珍主大人头旋目眩，平肝风，除心热，为心、肝二经气味和平之药。得远志、茯神、琥珀、枣仁、丹砂、牛黄、天竺黄、犀角、生地、龙齿、麦冬、金箔，治小儿惊痫瘛疭，有痰加竹沥、胆南星、橘红。除惊痫眩晕，平息肝风相火之外，他无所长。

黄　连

[批] 五痢，五疳，口疮口糜。交心肾，洗目，敷痔疮。

味苦，寒、微寒，无毒。主热气，目痛，眦伤泪出，明目，肠澼腹痛下痢，妇人阴中肿痛，五脏冷热，久下泄澼脓血。止消渴、大惊，除水利骨，调胃厚肠益胆，疗口疮。久服令人不忘。

黄连禀天地清寒之气，味苦而厚，可升可降，阴中阳也。入心、脾、肝、胆、大小肠经，为病酒之仙药，滞下之神草，六经所至，各有殊功。时珍曰：生用治心火；猪胆汁炒，治肝胆实火；醋炒，治肝胆虚火；酒炒，治上焦火；姜汁炒，治中焦火；盐水或朴硝炒，治下焦火；吴茱萸汤炒，治气分湿热之火。加广木香，等分，生大黄倍之，蜜丸，治五痢。黄土、姜汁、酒、蜜四炒，同使君子、白芍、广木香，治小儿五疳。同干姜，治邪结胸痞。同吴茱萸，治肝经郁火。同细辛，治口疮。同肉桂心，少许，煎百沸，入蜜，空心腹，能交心肾于顷刻。同赤柽木叶，入三黄石膏汤，治瘀疹已透，烦躁不止，有神。入当归六黄汤加枣仁、龙眼，治盗汗。同地黄、菊花、荆芥穗、甘草梢、川芎、柴胡、蝉蜕、木通，治风热上攻目赤痛。同当归、菊花，入乳浸蒸，入明矾、铜绿各少许，洗目，极效。同芍药、莲子、扁豆、升麻、甘草、滑石、红曲，治一切滞下脓血。同槐花、枳壳、乳香、没药，治滞下纯血、腹痛，神效。同五谷虫、芦荟、芜荑、青黛、白槿花、白芙蓉花，治小儿一切疳热，如神。同赤小豆，为细末，敷痔疮，妙。同葛根、甘草、升麻、芍药，治痧疹后泄泻。同五味子、麦冬、葛根，治酒病酒伤。同五味、甘草，煮浓汁漱口，治口糜、口疮。同麦冬、五味，治卒消渴、小便多。同人参、莲子，治虚人患滞下不思食，及老人、产妇滞下不止。

凡病人血少气虚，脾胃薄弱，血不足以致惊悸不眠，兼烦热燥渴，及产后不眠，血虚发热泄泻腹痛，小儿痘疮，阳虚作泄，行浆后泄泻，老人脾胃虚寒作泻，虚人天明溏泄（病名肾泄），真阴不足内热烦躁诸证，法咸忌之，犯之使人危殆。

连　翘

味苦，平，无毒。主寒热，鼠瘘，瘰疬，痈肿恶疮，瘿瘤，结热蛊毒，祛白虫。

连翘感清凉之气，得金水之性，气味俱薄，轻清而浮，升也阳也。入手足少阳、手阳明、手少阴经。甄权主通利五淋，除心家客热。日华主通小肠，排脓，治疮疖，止痛。东垣主散结消肿。丹溪主泻心火，除脾经湿热。时珍为十二经疮家圣药，皆清热散结，下气燥湿之功。得贝母、白芷、甘草、金银花、元参、薄荷、夏枯草、白及，能消瘰疬。加雄鼠粪、人爪甲、山豆根、蒲公英，消乳痈、乳岩。

清而无补之品。痈疽已溃勿服，火热由于虚者勿服，脾胃薄弱易于作泄者勿服。

黄 芩

[批] 炙疮血出，一切火丹。敷骒马伤。

味苦，平、大寒，无毒。主诸热黄疸，肠澼泄痢，逐水，下血闭，恶疮疽蚀，火疡，疗痰热，胃中热，小腹绞痛，消谷利小肠，女子血闭，淋露下血，小儿腹痛。

黄芩禀天地清寒之气，兼金之性，味厚气薄，阴中微阳，可升可降，阴也。入心、肺、肝、胆、大小肠经。时珍曰：得酒则上行；得猪胆汁除肝胆火；得柴胡退寒热；得芍药治下痢；得桑白皮泻肺火，皆取苦寒清肃之功。同芍药、黄连、甘草、车前子、防风、升麻，治湿热作泄腹痛。同芍药、黄连、滑石、甘草、升麻，治滞下腹痛。同芍药、麦冬、白术，能安胎清热。单用为末，酒服，治炙疮血出不止。一切火丹，为细末，鸡子清调敷。又治骒马负重伤破，洗净敷之，主生肌肉。

功能除热而非补益之品，如肺脾虚热者忌之。凡中寒作泄，中寒腹痛，肝肾虚而少腹痛，血虚腹痛，脾虚泄泻，肾虚溏泄，脾虚水肿，血枯经闭，肺受寒邪喘嗽，及血虚胎不安，阴虚淋露，法并禁用。

苦 参

[批] 反藜芦。杀疳。

味苦，寒，无毒。主心腹结气，癥瘕积聚，黄疸，溺有余沥，逐水，除痈肿，补中，明目止泪，养肝胆气，安五脏，定志，益精血，利九窍，除伏热肠澼，止渴醒酒，小便黄赤，疗恶疮下部䘌，平胃气，令人嗜食，轻身。

苦参禀天地阴寒之气，气寒而沉，为足少阴肾经药。甄权治热毒风，皮肤烦躁生疮，赤癞眉脱，除大热嗜睡。时珍治肠风泻血，皆以其苦燥脾胃之湿，兼泄气血之热也。同胡麻仁、刺蒺藜、荆芥、菊花、豨莶、白芷、当归、川芎、地黄、天冬、何首乌、牛膝、漆叶、秦艽、龙胆草，治大麻风。同牡蛎粉、白术、青黛，治童子胃热，羸瘦疳蛔。同龙胆草，为末，牛胆汁和丸，梧子大，生大麦汤服五丸，日三服，治谷疸，由失饥大食，胃气湿热冲动所致。

虽能泄血中之热，除湿热生虫为疠，然气味苦寒，能损肾气，肝肾虚而无大热者勿服，火衰精冷真元不足及年高之人，皆不宜服。

大 黄

［批］ 敷围痈肿。

味苦，寒、大寒，无毒。主下瘀血，血闭寒热，破癥瘕积聚，留饮宿食，荡涤肠胃，推陈致新，通利水谷，调中化食，安和五脏，平胃下气，除痰，实肠间结热，心腹胀满，女子寒血闭胀，小腹痛，诸老血留结。

大黄禀地之阴气独厚，得天之寒气亦深，气味俱厚，味厚则发泄，其性猛利善于下泄，推陈致新，无所阻碍，所至荡平，有戡定祸乱之功，故号将军。入足阳明胃、足太阴脾、足厥阴肝，兼手阳明大肠经。乃除实热燥结，下有形积滞之要品。随经随证佐使，奏功殊疾。君枳实、厚朴，为小承气汤，治伤寒热病，邪结中焦。同黄连，为泻心汤，治诸实热不通，及泻心下痞满由于实。同枳壳、槟榔、当归、甘草、滑石、黄连，作丸，治壮实人滞下赤白。然不可过剂，过剂则伤胃气。同碱、白及、白蔹、炒陈小粉①、没药、乳香、醋、蜜，调敷围痈肿。

---

① 陈小粉：陈年的小麦粉。

经曰实则泻之，此大苦、大寒峻利之性，猛烈之气，长驱直捣，一往不返，如武王伐纣，前徒倒戈，血流漂杵，虽应天顺人，救民水火，然不免于未尽善之议也。

故凡血闭由于血枯，而不由于热积；寒热由于阴虚，而不由于瘀血；癥瘕由于脾胃虚弱，而不由于积滞停留；便闭由于血少肠燥，而不由于热结不通；心腹胀满由于脾虚中气不运，而不由于饮食停滞；女子少腹痛由于厥阴血虚，而不由于经阻老血瘀结；滞下初起即属胃虚，当以补养胃气，清消湿热为本，而不可以妄加推荡，当谨慎分别。若轻发误投，损伤胃气多致危殆。戒之！戒之！

元 参

[批] 三焦积热，急喉痹，斑烂咽痛。

味苦、咸，微寒，无毒。主腹中寒热积聚，女子产乳余疾，补肾气，令人明目，主暴中风伤寒，身热支满，狂邪忽忽不知人，温疟洒洒，血瘕，下寒血，除胸中气，下水，止烦渴，散颈下核，痈肿，心腹痛，坚癥，定五脏。久服补虚明目，强阴益精。

元参禀北方水气，兼春阳之和，入足少阴肾经。黑乃水色，苦能下气，寒能除热，咸能润下，软坚散结，凉血降火。故甄权主散瘤、瘘、瘰疬。时珍解斑毒，利咽喉也。同升麻、甘草，等分，水煎，治发斑咽痛。同鼠粘子半生半炒，各两许，治急喉痹，神效。同地黄、菊花、蒺藜、枸杞、柴胡，能明目。同贝母、连翘、甘草、花粉、薄荷、夏枯草，治瘰疬。同知母、麦冬、竹叶，治伤寒阳毒汗下后热毒不散，懊恼不眠，心神颠倒。同黄连、大黄，等分，蜜丸，梧子大，白汤下三四十丸，治三焦积热。

血少目昏，停饮寒热支满，血虚腹痛，脾虚泄泻，并不宜服。

栝楼根

［批］反乌头。其实圆者为栝，长者为楼。

味苦，寒，无毒。主消渴，身热烦满大热，补虚安中，续绝伤，除肠胃中痼热，八疸身面黄，唇干口燥，短气，止小便利，通月水。

实名瓜蒌，主胸痹消痈肿。

栝楼根即天花粉，禀天地清寒之气，故能止渴生津，实主胸痹结胸，利大肠，能润肺降痰，洗涤胸膈中垢腻郁热，为消渴之神药。根同贝母、竹沥、竹茹、荆沥、天冬，消热痰。同金银花、连翘、贝母、白及、甘草，消一切肿毒。实同黄连、半夏，为小陷胸汤，治伤寒虚结胸。同薤白、半夏、白酒，治胸中痹痛。脾胃虚寒作泄者，勿服。

知　母

味苦，寒，无毒。主消渴热中，除邪气，肢体浮肿，下水，补不足，益气，疗伤寒，久疟烦热，胁下邪气，膈中恶，及风汗内疸。多服令人泄。

知母禀天地至阴之气，入肺、胃、肾三经。东垣云：其用有四：泻无根之肾火，疗有汗之骨蒸，止虚劳之热，滋化源之阴，乃清肺滋水之药也。入白虎汤，解伤寒阳明证，口渴、头疼、烦热、鼻干不得眠。同麦冬、石膏、贝母、橘红、鳖甲、青蒿、牛膝，治久疟烦热而渴。同贝母、天冬、麦冬、沙参、甘草、桑白皮、枇杷叶、五味子、百部，治阴虚咳嗽。同黄柏、车前子、木通、天冬、甘草，治强阳不痿。阳痿及易举易痿，泄泻脾弱，饮食不消化，胃虚不思食，肾虚溏泄等证，法并禁用。

龙　胆

［批］蛔虫攻心。

味苦、涩，大寒，无毒。主骨间寒热，惊痫邪气，续绝伤，定五脏，杀蛊毒，除胃中伏热，时气温热，热泄下痢，祛肠中小虫，益肝胆，止惊惕，及睛赤肿胀，瘀肉高起，除下焦湿热。

龙胆草禀天地纯阴之气，入肝、胆、胃经气分。湿热邪气在中、下二焦者，非此不能除。元素为眼疾必用之药。好古曰：益肝胆之气而泄火，以其能泻肝胆邪热也。同白芍、甘草、茯神、麦冬、木通，主小儿惊痫入心，壮热，时疾热黄，口疮。同苦参、牛胆，治谷疸。同苦参、蛆虫、灰青黛，治小儿一切疳热、谵语及疮疥。单用，水煎，治蛔虫攻心如刺，吐清水。同生地，等分，治湿热伤血分，侵大肠，以致卒下血。虽能除实热，泄肝胆热，胃虚血少者，不可轻试。凡病脾胃两虚而有热者，皆忌服。亦勿空腹服，能令人溺不禁，以其下泄太甚故也。

胡黄连

［批］小儿黄疸。

味苦，平，无毒。主久痢成疳，小儿惊痫，寒热不下食，温疟骨蒸。

胡黄连禀天地清肃阴寒之气。苏颂主骨蒸劳热，补肝胆，明目，冷热泻痢，厚肠胃，三消五痔，为清湿热、邪热、阴分伏热所生诸病也。同川黄连，等分，为末，用黄瓜一个，去瓤留盖入药在内，合定，面裹煨熟，去面，捣丸绿豆大，量服温水下，治小儿黄疸。

性味苦寒之至，设使阴血大虚，真精耗竭，而胃气脾阴俱弱，切勿轻投。即欲用之，须与健脾胃等药同用，乃可无弊，慎之！

芦　荟

［批］小儿诸疳，脾疳，敷湿疮。

味苦，寒，无毒。主热风，烦闷，胸膈间热气，明目镇心，小儿癫痫、惊风，疗五疳，杀三虫，及痔病疮瘘，解巴豆毒。

芦荟禀天地阴寒之气，寒能泄热，苦能燥湿杀虫，入肝、脾二经。至苦至寒，为除热杀虫要药。同厚朴、橘红、甘草、青黛、芜荑、百草霜、旋覆花，为末，以砂仁汤吞，治小儿诸疳，一岁一分，甚效。同使君子，等分，为末，每服一二钱，米饮调下，治脾疳。单用，杀疳蛔，及吹鼻杀脑疳，除鼻痒，敷䘌齿甚效，治湿癣出黄水有神。凡小儿脾胃虚寒，不思食及泄泻者，禁用。

地　榆

味苦、甘、酸，微寒，无毒。主妇人乳产痓痛，七伤，带下，五漏，止痛，止汗，除恶肉，疗金疮，止脓血，诸瘘，恶疮热疮，消酒，除消渴，补绝伤，产后内塞。

地榆禀地中阴气，兼天之微阳，气薄味厚，沉而降，阴也。入肝、肾、大小肠经。沉寒入下焦，故主下部湿热诸病。止纯血痢、疳痢、肠风极效，皆寒能凉血泄热，祛湿之功。得金银花，等分，炒黑，佐芍药、甘草、枳壳、黄连、乌梅，治血痢。如热在心经，下利纯鲜血，加磨犀角汁，神效。

性寒下行，凡脾胃虚寒作泄白痢，久而胃弱，胎产虚寒泄泻，血崩脾虚作泄，法并禁用。

白头翁

［批］涂外痔痛。

味苦，温，无毒。主温疟狂，易寒热，癥瘕积聚，瘿气，逐血止痛，疗金疮，鼻衄。

白头翁，《本经》味苦温。吴绶益以辛寒，详其所主，似为得之。东垣谓其气厚味薄，入血主血，入胃、大肠经血分。暑热伏于二经，此苦能下泄，辛能降散，寒能除热凉血，故主之。吴绶曰：热毒下痢紫血鲜血，及小儿秃头，腥臜，鼻衄，无此不效，乃散热凉血行瘀之要药。仲景白头翁汤，治热痢下重，同黄连、木香，治下痢，咽肿。用鲜者，捣涂外痔肿痛。苦寒之品滞下，而胃虚不思食，及下利完谷不化；泄泻由于虚寒寒湿，而不由于湿毒者，皆忌之。

天名精

味甘、辛，寒，无毒。主瘀血，血瘕欲死，下血止血，利小便，除小虫，祛痹，除胸中结热，止烦渴。

子名鹤虱，味苦、辛，凉，有小毒。主蛔蛲心痛，杀五脏虫。

天名精禀天地清阴之气，阴入血，甘亦入血，辛能散结，寒能祛湿除热。《唐本》除诸毒肿疔疮，瘘痔之圣药。鹤虱杀虫，方中为最要，皆取凉血除热，散结除虫之力也。凡脾胃寒薄，性不喜冷食，易泄无渴者，勿服。

漏　芦

味苦、咸，寒，无毒。主皮肤热毒恶疮，疽，痔疮，湿痹，下乳汁，止遗尿，热气疮疡如麻豆，可作浴汤，耳目聪明，不老延年。

漏芦得地之苦咸，禀天之大寒，苦能下泄，咸能软坚，寒能除热，入足阳明胃经。日华主乳痈瘰疬，金疮，止血，排脓，长肉，通经脉，乃寒而通利之药也。同贝母、连翘、甘草、金银花、橘叶、鼠粪、白芷、山豆根、山慈菇、夏枯草，治乳痈、乳岩。同连翘、生甘菊、紫花地丁、贝母、金银花、甘草、夏枯草，治发背瘰疬，排脓止痛。同黄芪、人参，排脓长肉。加狗蹄、猪蹄汁，能下乳。

妊娠禁用，疮疡阴证，下塌不起发者，真气虚也，法当补托，此性苦寒非所宜也。

蒲公英

味甘，平。主妇人乳痈，散滞气，化热毒，消恶肿、结核、丁肿。

蒲公英得水之冲气，入肝、胃二经，解热凉血之要药。得夏枯草、贝母、连翘、白芷、天花粉、橘叶、甘草、头垢、牡鼠粪、山豆根、山慈菇，治一切乳痈毒肿痛，及疗乳岩为上药。治乳痈外用甚稀。

紫花地丁

［批］痈疽恶疮。贴痈肿。

味苦、辛，寒，无毒。主一切痈疽发背，疗肿，瘰疬，无名肿毒，恶疮。

紫花地丁禀地之阴气，入肝、胃经，为疡证散结泄热解毒之要药。同连翘、生甘菊、贝母、金银花、甘草、夏枯草，治毒肿瘰疬。同苍耳叶，等分，捣烂，酒一盅，搅汁服，治痈疽恶疮。单用为末，白面合成，盐、醋浸一夜，贴发背痈肿。痈疽已溃，及阴证平塌忌之。

蓝　实

［批］蜘蛛咬。

味苦，寒，无毒。主解诸毒，杀蛊蚑疰鬼螫毒。叶汁主杀
百药毒，解狼毒，射罔毒。

蓝实禀天地至阴之精。日华主天行热狂，疔疮，游风，热
毒肿毒，风疹，除烦止渴，杀疳，解毒药箭金疮血闷，排脓，
小儿热疳丹热最为要药。蓝汁入麝香、雄黄，治蜘蛛咬，有神。
干蓝为末，同犬肉空腹食，主长肉，内塞。

虚寒人及久泻畏寒，腹中觉冷者勿服。

青　黛

［批］伤寒赤斑，肺热咯血。

味咸，寒，无毒。主解诸药毒，小儿诸热，惊痫，发热，
天行头痛寒热，并水研服。敷热疮，恶肿，金疮下血，蛇犬等
毒。染淀亦堪敷热毒恶肿、蛇虫虺螫毒。

青黛，外国蓝靛之药，英华也。禀水土阴寒之气，得土气
之厚者也，故可解诸药毒。得芜荑、使君子、胡黄连、芦荟，
杀虫除湿，及小儿一切疳积病。《活人书》单用，治伤寒赤斑。
同杏仁、牡蛎粉、黄蜡化和，作饼子，每服一饼，以干柿半个
夹定，湿纸裹，煨香嚼食，名青饼子，治肺热咯血。

解毒除热固其所长，古方多有用于诸血证者。使非血分实
热，而病由于阴虚内热，阳无所附，火气上炎，发为吐衄、咯
血、唾血等证，用之非宜，愈增其病，宜详辨之。

大　青

［批］小儿卒然肚皮青黑。

味苦，大寒，无毒。主时气头痛，大热口疮，时行热毒，瘟疫寒热。

大青禀至阴之气。时珍主热毒痢、黄疸、喉痹、丹毒，乃解阳明实热之品。同犀角、栀子、豆豉，水煎服。《活人书》治伤寒发赤斑、烦痛，单用为末，酒调服。治小儿卒然肚皮青黑，乃血气失养，风寒乘袭，危恶之候也。阴寒之物，只宜祛除天行热病，而不可施于虚寒脾弱之人。

大蓟、小蓟根

［批］罨疮癣。

味甘，温，无毒。主女子赤白沃，安胎，止吐血、鼻衄、血崩、金疮出血。

叶治肠痈，腹脏瘀血作晕，恶疮疥癣。

大蓟根禀土之冲气，禀天之阳气，最能凉血破血，行而带补者也。

［附］

小蓟根苗，所禀与大蓟皆同，而兼乎春气，故能养精保血而除大热。

大蓟叶得地榆、茜草、牛膝、金银花，治肠痈、腹痛、少腹痛。得炒蒲黄、棕皮灰，治崩中下血。生取汁，入酒、童便，治瘀血作晕、跌扑损伤作痛。同盐捣，罨恶疮疥癣。

其性下气，故主崩衄。惟不利于胃弱泄泻，及血虚极，脾胃弱，不思食之证。

茅　根

味甘，寒，无毒。主劳伤虚羸，补中益气，除瘀血血闭寒热，利小便，下五淋，除客热在肠胃，止渴坚筋，妇人崩中。

久服利人。

茅根禀土之冲气，兼春阳生生之气。入心、肺、脾、胃四经。甘能补脾，虽寒而不犯胃，寒能除热，故能凉血生津。凡血热妄行，一切吐血、咯血、齿衄、鼻衄诸血证为要药。兼理伤寒热哕、水肿、黄疸，皆泄热利水之力也。

同麦冬、生地、枸杞子治劳伤内热。同生地、麦冬、苏子、枇杷叶、白芍、甘草、蒲黄、童便，治诸血。同牛膝、生地、童便，治血热经枯而闭。同竹茹、麦冬、石膏、人参，治伤寒胃热哕逆。同芍药、赤小豆、赤白茯苓、车前子、薏苡仁、木瓜、石斛、木通，治水肿。同枇杷叶、竹茹、麦冬，治火炎内热，反胃上气。同生地、天冬、麦冬、车前子、牛膝、茯苓、黄柏、五味子、枸杞子、童便，治溺血。

因寒发哕，中寒呕吐，湿痰停饮发热，并不宜服。

芦　根

［批］解狗马鱼蟹诸肉毒。

味甘，寒，无毒。主消渴，客热，止小便利。疗反胃呃逆，不下食，胃中热。解大热，开胃，治噎哕不止，时疾烦闷。

芦根禀土之冲气，兼水之阴气。甘能宜胃和中，寒能除热降火，肺、肾、脾、胃生津解热药也。

得竹茹、枇杷叶、麦冬、乌梅、木瓜，能止因热呕吐。得竹茹、麦冬、大青、青黛，能除伤寒热病，烦闷呕吐。得麦冬、地骨皮、生姜、橘皮、茯苓水煎服，治骨蒸肺痿不能食。同茅根治反胃上气。单用水煎服，治中狗肉毒，心下坚，或腹胀口干，忽发热妄语。并治中马肉、河豚、鱼、蟹等毒。

因寒霍乱作胀，因寒呕吐，勿服。

青　蒿

味苦，寒。主疥瘙痂痒恶疮，杀虫，留热在骨节间，明目。

青蒿，禀天地芬烈之气。苦能泄热杀虫，寒能退热。入少阳、厥阴经血分。诸苦寒药多与胃气不相宜，惟此芬芳可人，香先入脾，故独宜于血虚有热之人。凡蓐劳虚热、热伏骨蒸者，非此不除。

同鳖甲、地黄、牛膝、枸杞子、麦冬、五味子，除一切产后虚热，寒热淹

淹延①不解，及治一切虚劳寒热，阴虚五心烦热，肾水真阴不足，以致骨蒸劳热，此为要药。

凡产后气虚，内寒作泻，及饮食停滞泄泻，勿用。产后脾胃薄弱，忌与当归、地黄同用。

茵陈蒿

味苦，平、微寒，无毒。主风湿寒热邪气，结热黄疸，通身发黄，小便不利，除头热，祛伏瘕。

茵陈蒿感天地苦寒之味，得春升之气。入脾、胃、膀胱经。除湿散热结之要药。五疸虽各有所因，然同为湿热而成，苦寒能除一切湿热也。得黄连、葛根、黄柏、五味子，治酒疸如神。得白术、苍术、茯苓、泽泻、车前子、木通、橘皮、神曲、红曲、麦冬，治谷疸。同生地、牛膝、黄柏、木瓜，治女劳疸。入五苓散，总治诸疸。加附子、干姜、甘草，治阴黄。

蓄血发黄者，禁用。

旋覆花

味咸、甘，温、微温、冷利，有小毒。主结气胁下满，惊

---

① 淹延：指疾病缠绵。

气，除水，祛五脏间寒热，补中下气。消胸上痰结，唾如胶漆，心胁痰水，膀胱留饮，风气湿痹，皮间死肌，目中眵矄，利大肠，通血脉，益色泽。

旋覆花禀冬之气而生，皆无毒，咸能软坚，甘能缓中，温能通行，故能消痰结，逐水饮，皆咸能润下之力也。

同代赭石、人参、半夏、甘草、生姜、大枣，名旋覆代赭汤。仲景治伤寒汗下后，心下痞硬，噫气不除。同青葱、新绛，名旋覆花汤。《金匮》治肝着，其人常欲蹈其胸上，先未苦时，但欲饮热，又治半产漏下，虚寒相搏，其脉弦芤。

丹溪谓走散之药，病人涉虚者，不宜多服。冷利，大肠虚寒人禁用。

白　前

味甘，微温，无毒。主胸胁逆气，咳嗽上气，降气下痰。

白前感秋之气，土之冲味，阳中之阴，降也。甘能缓，辛能散，温能降气，手太阴肺家治嗽之药。

寇宗奭曰：白前能保定肺气，治嗽多用，以温药相佐使尤佳。同苦桔梗、桑白皮、炙甘草，治久嗽吐血。时珍谓长于降气，肺气壅实而有痰者宜之，若虚而长哽气者，不可用也。

系走散下气之药，性无补益。咳逆上气，咳嗽气逆，由于气虚不归元，而非邪实壅肺者，禁用。

马兜铃

味苦、辛，寒，无毒。主肺热咳嗽，痰结喘促，血痔漏疮。祛肺中湿热。

[附]

独行根，名土青木香。味辛、苦，冷，无毒。主鬼疰、热毒、蛊毒。

马兜铃感冬气而生，味厚气薄，阴中微阳。入手太阴肺经。苦善下泄，辛则善散，寒能除热，其性轻扬，厥类状肺，故入肺而降气治咳，皆除热降气散结之功也。

得桑白皮、百部、天冬、桔梗、苏子、枇杷叶、贝母、紫菀，能治一切咳嗽。

咳嗽由于肺家虚寒，或寒痰作喘者，勿服。

款冬花

[批] 喘嗽，痰嗽带血。

味辛、甘，温，无毒。主咳逆上气，善喘，喉痹，诸惊痫，寒热邪气，消渴，喘息呼吸。

款冬花得天地阴寒之气，兼金水之性，故凌冰雪而独秀。阴中含阳，降也。入肺经。辛能散而润，甘能缓而和，温则通行不滞，降咳逆上气之药。

性畏贝母，然得贝母、桑白皮、紫菀、枇杷叶、栝楼根、百部、天冬、麦冬、杏仁，治喘逆及咳嗽反良，物有相制故也。得麻黄、杏仁、桑白皮、甘草，治风寒郁实热于上焦肺分，其效甚速。单用，烧烟吸之，治喘嗽。同百合蒸焙等分，为末，蜜丸，龙眼大。卧时嚼一丸，薄荷汤下，治痰嗽带血。古今方用为治嗽要药，以其辛温，散而能降，于肺无忤，无分寒热虚实，皆可施用。

贝　母

[批] 反乌头。川产者胜，象山产者兼散，土产者疡科解毒。

味辛、苦，平、微寒，无毒。主伤寒烦热，淋沥邪气，疝痕，喉痹，乳难①，金疮风痉。疗腹中结实，心下满，洗洗恶风寒，目眩，项直，咳嗽上气，止烦热渴，出汗。安五脏，利骨髓。

贝母得土金之气，禀清肃之令，入心、肺经气分。阴中微阳，可升可降，阴也。色白象金而主肺。肺热生痰，或邪热所干，喘嗽烦闷，以此主之。以其辛散苦泄，专能散结除热化痰也。

同知母、前胡、葛根、麦冬、甘草，治阳明斑疹初发，壮热咳嗽有痰，不得眠。同橘皮、前胡、石膏、知母、麦冬、竹沥，治痰疟。同知母、天冬、麦冬、桑白皮、枇杷叶、百部、桔梗、甘草，治肺热咳嗽及胸中烦热。同生甘菊、紫花地丁、金银花、白及、白蔹、鼠粘子、甘草、夏枯草，治一切热毒，消一切痈疽。同鼠粘子、元参、栝楼根、僵蚕、甘草、桔梗，治风痉。同郁金、橘叶、连翘、栝楼根、鼠粘子、夏枯草、山慈菇、山豆根、元参，消一切结核、乳岩、瘰疬。同百部、百合、薏苡仁、麦冬、苏子、郁金、童便、竹沥，治肺热吐脓血。同郁金、降香、橘红、远志、苏梗、苏子、香附、白豆蔻，开郁痰；加抚芎、神曲，并解一切气郁。

凡寒湿痰及食积痰火作嗽，湿痰在胃恶心欲吐，痰饮作寒热，脾胃湿痰作眩晕，及痰厥头痛，中恶呕吐，胃寒作泄，法以辛温燥热之药，如南星、半夏、天麻、苍术、白术、茯苓之类治之者，并禁用。

百 合

[批] 瘗痘毒。

---

① 乳难：《脉经》乳作产解，乳难难产之意。

味甘，平，无毒。主邪气腹胀心痛，利大小便，补中益气，除浮肿胪胀[1]，痞满寒热，通身疼痛及乳难，喉痹，止涕泪。杀蛊毒气、胁痈乳痈发背、诸疮肿，保肺止嗽。

百合得土金之气，兼天之清和，微寒，入手太阴肺、手阳明大肠、手少阴心经，清三焦、心部之热。同知母、贝母、天冬、麦冬、百部、桑白皮、薏苡仁、枇杷叶，治肺热咳嗽及吐脓血。同麦冬、白芍、甘草、通草，利大小便。同知母、柴胡、竹叶，治寒热邪气，通身疼痛。同白芍、炙甘草、麦冬、五味子，补中益气。同白芍、茯苓、车前子、桑白皮，治浮肿。同绿豆末捣烂，署痘后遗毒，能移能消。

中寒者勿服。

桔 梗

［批］不得小便。

味辛、苦，微温，有小毒。主胸胁痛如刀刺，腹满肠鸣幽幽，惊恐悸气，利五脏肠胃，补血气，除寒热风痹，温中消谷，疗咽喉痛，下蛊毒。

桔梗，神农、医和、岐伯、雷公咸曰：无毒，入肺、心、胃经。味厚气轻，阴中之阳，升也。甄权用治下痢祛肺热气促。日华以除邪辟瘟，肺痈排脓。洁古用以利窍，除肺部风热，清利头目，咽嗌胸膈滞气及痛，除鼻塞。好古以其色白，为肺部引经，与甘草同行为舟楫之剂，入诸补心药中，藉其升上之力，诸药有此一味，不能下沉也。

同枳壳治胸中痞满不痛，取其通肺利膈下气也。同贝母、巴豆，仲景治伤寒寒实结胸，取其温中散邪、消谷破积也。同

---

① 胪胀：病名，腹胀。《广韵·九鱼》："腹前曰胪"。

甘草，治肺痈吐脓咳嗽，胸满振寒，脉数，咽干不渴，时出浊唾腥臭，久久吐脓如米粥者，取其苦辛清肺，甘温泻火，排脓血，补内漏也。

凡病气逆上升，不得不降，及邪在下焦者勿用。凡攻补下焦药中勿入。

紫菀

味苦、辛，温，无毒。主咳逆上气，胸中寒热结气，祛蛊毒痿躄，安五脏，疗咳唾脓血，止喘悸，五劳体虚，补不足，小儿惊痫。

紫菀感春夏之气化，兼地中之金性。入手太阴肺经，兼入足阳明胃经。苦泄辛散温行，辛先入肺，肺主诸气，故主咳逆上气，为肺病要药。

同款冬花、百部治久嗽。单用为末，井水服三撮，治妇人卒不得小便。入嚼化丸，治阴虚咳嗽。

其性辛温，凡肺病咳逆喘嗽，由阴虚肺热者。不宜专用及多用，亦须与天冬、百部、麦冬、桑白皮等药参用则无害。

百部

［批］洗牛马虱。治久嗽。

味甘、苦，微温，无毒。主咳嗽上气。治肺热润肺，及传尸骨蒸劳。治疳，杀蛔虫、寸白、蛲虫。

百部得天地阴寒之气，其性长于杀虫。陶氏云：杀虱，浓烈，洗牛马虱即去；烧烟，熏树木，蛀虫触烟即死。时珍云：百部亦天冬之类，故治肺病杀虫，但百部温而不寒，寒嗽宜之，天门冬寒而不热，热嗽宜之，此为异耳。同桑白皮、天冬、麦冬、贝母、枇杷叶、五味子、紫菀，治一切虚嗽，但不能治食积嗽。单用熬膏入蜜，不时取，可疗三十年嗽。

脾胃虚弱人，宜兼保脾安胃药同用，庶不伤胃气，因其味苦也。

半　夏

[批]湿痰咳嗽，风痰喘急，打扑瘀痕，五绝急证。

味辛，平，生微寒，熟温，有毒。主伤寒寒热，心下坚，下气，咽喉肿痛，头眩，胸胀咳逆，肠鸣，止汗，消心腹胸膈痰热满结，咳嗽上气，心下急痛坚痞，时气呕逆，消痈肿，堕胎，疗痿黄，悦泽面目。

半夏得土金之气，兼天之燥气。气味俱薄，沉而降，阳中阴也，入足太阴脾、足阳明胃、足少阳胆经。生令人吐，伐人咽喉，惟以汤洗滑，尽姜汁拌透以制其毒。若洗涎不尽，令人气逆，肝气怒满。时珍曰：脾无留湿不生痰，故脾为生痰之源，肺为贮痰之器。此能治痰饮及腹胀，为其体滑而辛温，能散能润，行湿而通大便，利湿而泄小便。乃实脾分水，燥湿利痰之要药也。

入仲景小陷胸汤。同黄连、瓜蒌治小结胸病，正在心下，按之则痛，脉浮滑者。同鸡子、苦酒汤，治少阴病，咽中伤生疮，不能言语，声不出者。同人参、白蜜名大半夏汤，治呕吐反胃，亦治膈间支饮。同南星、白术等分，为末，薄糊丸，梧子大。每服五十丸，姜汤下，治湿痰咳嗽，面黄体重嗜卧，兼食不消，脉缓者。同炙甘草、炒皂荚各寸许，姜三片，水煎服，名千缗汤，治风痰喘息。同南星减半，为末，姜汁和饼，焙干，入神曲半分，白术四分，枳实二分同，为末，姜汁面糊丸，梧子大，名青壶丸。每服五十丸，姜汤下，治风痰湿痰。同生姜，水煎服，名小半夏汤，治支饮作呕，呕家本渴，反不渴者，或似喘不喘，似呕不呕，似哕不哕，心中愦愦者。生用为末，水调涂打扑瘀痕，一宿即没。生为末吹鼻，治卒死不寤，即活。又治五绝急证：乃自缢、墙压、溺水、魇魅、产乳。并以生末吹鼻中，心温者，一日可活。

其性燥而辛温有毒，虽能祛湿分水实脾，及开寒湿气郁结痰，而其所大忌者，惟阴虚血少，津液不足诸病。故古人立三禁，谓血家、渴家、汗家也。故凡一切吐血、衄血、咯血、齿衄、舌上出血、金疮、产后失血过多、尿血、便血、肾水真阴不足发渴、中暑发渴、阳虚自汗、阴虚盗汗、内热烦躁出汗诸证，皆所当禁者也。然三禁之外，应忌者尚多，兹更详列于后：凡咳嗽由于阴虚，而不由于寒湿；呕吐由于火冲胃热，而不由于寒湿痰壅；饮食不化由于脾阴不足，不由于脾湿少运；呕、哕、眩、悸由于胃弱，不由于寒湿痰饮；霍乱腹胀由于邪热客中焦，不由于寒湿食滞；咽痛由于阴虚火炎，不由于伤寒少阴病邪热不解；气喘由于气虚，不由于风寒所郁；头痛由于血虚，不由于痰厥；不寐由于心经血少，不由于病后胆虚。如上诸证，法所同禁，其所最易误而难明者：医以其能祛痰，凡见咳嗽莫不先投，殊不知咳嗽吐痰、寒热骨蒸，皆阴虚肺热津液不足之候，误服则损其津液，而肺家愈燥，阴气愈虚，脓痰愈结，必致声哑而死。若合参、术，祸不旋踵。盖以其脾胃药，而非肺肾药也。寒湿痰饮作嗽，属胃者固宜，然亦百之一二。其阴虚火炽，煎熬真阴，津液化为结痰，以致喉痒发咳者，往往而是。故凡痰中带血，口渴咽干，阴虚咳嗽者大忌服之。又有似中风痰壅失音，偏枯拘挛，及二便闭涩，血虚腹痛，于法并忌。犯之过多，则非药可救，吉凶贸理①，悔不可追，责在司命。谨诸！戒诸！

天南星

［批］敷金疮。

味苦、辛，有毒。主中风，麻痹，除痰，下气，利胸膈，破坚积，消痈肿，散血堕胎。

天南星得火金之气，性烈有毒。阴中之阳，可升可降，入手太阴经。为风寒郁于肺家，以致风痰壅盛之要药。

得牛胆则燥气减，得火炮则毒性缓。得姜、桂、附，主破伤风口噤身强。得牛胆、皂角、川乌、茯神、牛黄、天竺黄、丹砂，治惊痫；加天麻治一切风痰壅盛。同半夏捣细末，入降香末，敷金疮折伤瘀血。同桂枝、干姜、甘草、细辛，治西北边人真中风，风痰卒壅僵仆。

味既辛苦，气复大温而燥烈，与半夏之性同，而毒则过之。半夏治湿痰，南星治风痰，是其异矣。

白附子

［批］中风口㖞，痰厥头痛。

味辛、甘，大温，有小毒。主心痛、血痹、面上百病，行药势。

白附子感阳气而生，升而性燥，风药中之阳草也。入阳明经。东垣谓其纯阳，引药势升腾上行。日华治中风失音，一切冷风气，面皯瘢疵。李珣治诸风冷气，足弱无力，疥癣风疮，阴下湿痒，头面斑痕，入面脂用。丹溪用以治风痰，皆祛风燥

---

① 贸理：事情的道理或规则有所改变。

湿散结之功也。

得南星、半夏，能豁风痰暴壅而有寒邪者，为要药。同胆星、全蝎、僵蚕、钩藤钩、天竺黄、白檀香、牛黄，能治小儿急惊。同僵蚕、全蝎，名牵正散，治中风口㖞。同天麻、半夏、南星、姜汁浸，蒸饼丸，治痰厥头痛。

似中风证，虽痰壅禁用。小儿慢惊不宜服。

甘菊花

味苦、甘，平，无毒。主风头眩肿痛，目欲脱，泪出，皮肤死肌，恶风湿痹，疗腰痛去来陶陶，除胸中烦热，安肠胃，利五脏，调四肢。久服利血气，轻身耐老延年。

甘菊花发生于春，长养于夏，秀英于秋，资味乎土。历三时之气，得天地之精，独禀金精，专治风木。苦可泄热，甘能益血，甘可解毒，故为散结祛风之要药，入心、肝、肺、脾、胃、大小肠经。生捣最治疔疮者，肝经风火之毒也，血线疔犹为要药。

风木通肝，肝开窍于目，又为明目之主。同地黄、黄柏、枸杞子、沙蒺藜、五味子、山茱萸、当归、羚羊角、羊肝，治肝肾俱虚目痛；加决明子、木贼草、谷精草、柴胡，可以祛外翳。同黄连、元参、甘草、生地、荆芥穗、决明子、连翘、桔梗、柴胡、川芎、羌活、童便，治风热目痛。同川芎、当归、生地、熟地、天冬、麦冬、白芍、甘草、藁本、细辛、童便，治血虚头痛。亦主头眩晕，因痰结而作者，无痰，药不效。同枸杞子等分，蜜丸，久服，则终身无目疾，兼不中风及生疔疮。连根生用为君，加紫花地丁、益母草、金银花、半枝莲、贝母、连翘、生地、栝楼根、白芷、白及、苍耳子、夏枯草，可治疗疔疮。甚者以蟾酥丸发汗。大便闭者，汗后以玉枢丹下之。

射 干

［批］敷乳痈，喉痹。

味苦，平、微温，有毒。主咳逆上气，喉痹咽痛、不得消息，散结气，腹中邪逆，食饮大热，疗老血在心脾间，咳唾，言语气臭，散胸中热气，降实火，治疟母。久服令人虚。

射干禀金而兼火气，阳之阴也，入手少阳、少阴、足厥阴经。宗奭主肺气喉痹。洁古主胃中痈疮。丹溪主行太阴、厥阴之积痰，使结核自消甚捷。又治足厥阴湿气下流，因疲劳而发为便毒。悉取其泄热散结之功。古方治喉痹咽痛为要药。

仲景《金匮》有射干麻黄汤治咳逆上气，喉中作水鸡声。入鳖甲煎丸，治疟母。同萱草根为末，蜜调敷乳痈初肿，神效。

虽能降手少阳、厥阴相火，泄热散结，消肿痛，然无益阴之性。凡脾胃薄弱，脏寒气血虚人，病无实热者，勿用。

山豆根

味甘、苦，寒，无毒。主解诸毒，止痛，消疮肿毒，发热咳嗽。治人及马急黄，杀小虫，解咽喉肿毒。

山豆根得土之冲气，兼感冬寒之令。甘能和毒，寒能除热，为解毒清热之上药。

入散乳毒药中，能消乳岩。醋磨噙之，治喉痈，追涎即愈，或以鸡翎扫入喉中。同白药子等分，水煎噙咽，专治喉风急证，牙关紧闭，水浆不入。

病人虚寒者，勿服。

白药子

［批］敷贴痈肿，马肺热病。

味辛，冷，无毒。主金疮生肌。

白药子禀天地清寒之气，兼金水之性，入肺、胃经。甄权治喉中热塞，噎痹不通，胸中隘塞，咽痛肿胀。日华主消痰，止嗽，治渴，并吐血喉痹，消肿毒。皆解热散结之功。

生根捣烂，或干者为细末，水调敷贴，诸疮痈肿不散者，干则易之。《衍义》治马肺热病有效。

苦寒辛散之物，凡病虽血热吐衄，若脾胃素弱易于作泄者，勿服。

山慈菇

味辛，寒，有小毒。主痈肿疮瘘、瘰疬结核等。醋磨敷之。

山慈菇得土中之阴气。时珍主疗肿，攻毒破皮，解诸毒蛊毒，蛇蛊狂犬伤，取其散热消结之力也。

入玉枢丹、紫金锭、观音救苦锭，磨敷并服，消一切疗肿痈疽，解一切蛇蛊毒，有神。方中有大戟，用此不得服甘草，误则害人。

马 勃

[批] 走马喉痹。

味辛，平，无毒。主恶疮，马疥。敷诸疮良，治喉痹咽疼，解毒。

马勃感土金之气。时珍曰：轻虚上浮，肺经药也。故能清肺热咳嗽，喉痹，衄血，失音诸病，皆辛散之功。

入东垣普济消毒饮，治大头病，咽喉不利。同焰硝等分为末，治走马喉痹。每吹一字，吐涎血，即愈。

夏枯草

[批] 肝虚目痛。

味苦、辛，寒，无毒。主寒热，瘰疬，鼠瘘，头疮，破癥，散瘿结气，脚肿湿痹，轻身。

夏枯草得金水之气，入肝、胆经。丹溪谓其补肝家之血，辛能散结，苦寒泄热，为治瘰疬鼠瘘之要药。

得连翘、忍冬藤、贝母、元参、薄荷、栝楼根、蓖麻子仁、甘草，治一切瘰疬有效。得蒲公英，治一切乳痈、乳岩，方具蒲公英条下。同生甘菊、紫花地丁、忍冬藤、连翘、白及、白蔹、甘草、生地、白芷、半枝莲，消一切痈疽肿毒，止痛有神。同香附子等分，为末，茶调下一钱，治肝虚目睛疼，冷泪不止，血脉痛，羞明怕日。

除治瘰疬鼠瘘，瘿气，痈肿乳毒之外，他用甚稀。

谷精草

味辛，温，无毒。主喉痹，齿风痛，目盲翳膜，痘后生翳。

谷精草得金气以生，入肝、胃经，乃补肝之要药，散目翳之上品。

得决明子、木贼草、甘菊花、密蒙花、生地，专除目病障翳。

除喉痹、齿痛、目翳，外无他用。

决明子

味咸、苦、甘，平、微寒，无毒。主青盲，目淫肤赤白膜，眼赤痛泪出，疗唇口青。久服益精光，轻身。

决明子得水土阴精，兼清阳之气。寒能益阴泄热，为肝经正药，补肝肾之阴。亦可作枕，治头风，明目。

得沙蒺藜、菊花、枸杞子、生地、女贞子、槐实、谷精草，补肝明目益精，除肝热要药。得生地、菊花、荆芥、黄连、甘草、元参、连翘、木通，治暴赤风眼泪痛。

除目疾外无他用。

木 贼

味甘、微苦，温，无毒。主目疾，退翳膜，消积块，益肝胆，明目，疗肠风止痢，及妇人月水不断。

木贼草感春升之气，中空而轻，阳中之阴，升也。丹溪云：去节烘过，发汗至易，入足厥阴、少阳经血分。

得牛角鰓、麝香，治休息痢。得禹余粮、当归、川芎，疗崩中赤白。得谷精草、决明子、刺蒺藜、蝉蜕、生地、菊花、密蒙花，治目疾久不愈，消翳障有奇效。得槐角、桑耳，煅存性，地榆、茜草，治肠痔下血，多效。

目疾由于怒气，及暑热伤血暴赤肿痛，非其所任。

忍 冬

味甘，寒，无毒。主寒热，身肿，热毒血痢，诸肿毒、痈疽、疥癣、杨梅恶疮，散热解毒。

忍冬，即金银花藤，名鹭鸶藤。感土之冲气，禀天之春气。甘能益血和中，为疮肿散毒之要药。

同甘菊花、紫花地丁、夏枯草、白及、白蔹、贝母、连翘、鼠粘子，治一切肿毒疔疮。同地榆、芍药、黄连、甘草、升麻，治一切血痢。独用熬膏，小儿服之可稀痘。

虚寒体及脾胃薄弱者，勿服。

白 及

[批] 反乌头。治肺损吐血，打跌骨折。敷烫火伤。

味苦、辛，平、微寒，无毒。主痈肿恶疮败疽，伤阴死肌，胃中邪气，贼风鬼击，痱缓不收，除白癣疥虫。

白及得季秋之气，兼金水之性，其性寒涩。阳中之阴，收也。入肺理伤，破血散结中有收敛之性，为祛腐、逐痰、生新之药也。得白蔹、黄药子，加冰片、麝香、乳香、没药，治一切痈疽肿毒，止痛散结排脓，有神。独用为细末，米饮调服三钱，治肺损吐血奇效。独为细末，酒调服二钱，治打跌骨折，其功不减于自然铜。细末，油调敷汤火伤灼。

痈疽已溃，不宜同苦寒药用。

白　蔹

［批］反乌头。敷疔肿，面鼻酒齄。

味苦、甘，平、微寒，无毒。主痈肿疽疮，散结气，止痛除热，目中赤，小儿惊痫，温疟，女子阴中肿痛，带下赤白，杀火毒。

白蔹得金气以生，能除热、散结、止痛，为疔肿痈疽家要药。

得白及、黄药子、朱砂、雄黄、乳香、没药、冰片、麝香，为敷痈疽止痛散毒之上药。单用为末，水调敷发疔疮初起。同白石脂、杏仁为末，鸡子清调敷面鼻酒皶，日一洗敷。

痈疽已溃不宜服。

黄药子根

味苦，平，无毒。主诸恶肿疮瘘，喉痹，蛇犬咬毒，亦含亦涂。

黄药根得土中至阴之气，气薄味厚，降多升少，阴也。入心、肝经，二经得苦凉之气，则血热解，营气和。时珍主凉血、降火、消瘿、解毒。日华治马心肺热病。盖马性热，取其苦寒除热之义耳。

同忍冬藤、夏枯草、白及、白蔹、紫花地丁、甘菊、茜草、连翘、牛蒡子、白芷、贝母、白药子之属，治一切疔肿痈疽。

痈疽已溃不宜用。痈疽发时，不㹀肿、不渴、色淡、脾胃作泄者，此为阴证。当以内补为急，解毒次之。药子之类，只可外敷。

海　藻

［批］反甘草。

味苦、咸，寒，无毒。主瘿瘤气，颈下核，破散结气痈肿，癥瘕坚气，腹中上下鸣，下十二水肿。疗皮间积聚、暴溃，瘤气热结，利小便。

海藻禀海中阴气以生，气味俱厚，纯阴，沉也。苦能泄结，寒除血热，咸能软坚润下。洁古专主消瘿瘤、马刀、瘰疬诸疮，坚而不溃者。荣气不从，外为浮肿，随各引经治之，肿无不消。

单用酒浸服，治瘿气及项下瘰疬。

脾家有湿者勿服。

昆　布

味咸，寒，无毒。主十二种水肿，瘿瘤聚结气，瘘疮。

昆布得水气以生，咸能软坚润下，寒能除热散结。东垣云：瘿坚如石者，非此不除。忌与海藻同。

威灵仙

［批］脚气入腹。

味苦，温，无毒。主诸风，宣通五脏，祛腹内冷滞，心膈痰水，久积癥瘕痃癖①气块，膀胱宿脓恶水，腰膝冷疼，及疗

---

① 痃癖：病名。脐腹偏侧或胁肋部时有筋脉攻撑急痛的病症。《太平圣惠方》卷四十九："夫痃癖者，本因邪冷之气积聚而生也。痃者，在腹内近脐左右，各有一条筋脉急痛，大者如臂，次者如指，因气而成，如弦之状，名曰痃气也；癖者，侧在两肋间，有时而僻，故曰癖。"

折伤。久服，无有瘟疫疟。

威灵仙感春夏之气，可升可降，阴中阳也。入足太阳经，为十二经宣导善走之风药也。

单用为末，酒服二钱，治脚气入腹，胀闷喘急，痛减一分，药亦减一分。

风药性燥，走而不守。凡病非风湿，及阳盛火升，血虚有热，表虚有汗，痎疟口渴身热者，忌之。

白鲜皮

味苦、咸，寒，无毒。主头风黄疸，咳逆，淋沥，女子阴中肿痛，湿痹死肌，不可屈伸起止行步，治一切热毒风、恶风、风疮疥癣赤烂。

白鲜皮禀天地清燥阴寒之气，降多于升，阴也。入肺、脾、胃、大小肠经，苦寒燥湿除热之品，为诸黄风痹要药。得牛膝、石斛、薏苡仁、黄柏、苍术，疗足弱顽痹，祛下部湿热。加金银花、汉防己，治下部一切湿疮。

惟下部虚寒者，虽有湿证勿用。

萆 薢

味苦、甘，平，无毒。主腰背痛强，骨节风寒湿周痹，恶疮不瘳，热气伤中恚怒，阴痿失溺，关节老血，老人五缓。

萆薢得火土之气，兼天之阳气，阳中之阴，降也。入足阳明胃、足厥阴肝、足少阴肾经。甄权主风冷痹痹，腰脚瘫缓不遂，肾间有湿，膀胱宿水。时珍治白浊，茎中痛，痔漏。此为祛风除湿、补益下元之药。

得牛膝、木瓜、薏苡仁、黄柏、骨碎补、续断、杜仲、石斛、生地、狗脊，治腰脊痛，强骨节；加术、菖蒲、茯苓治周癣。同黄芪、生地、金银花、皂角刺、皂荚子、牛膝、木瓜、石斛、薏苡仁、海风藤、僵蚕、胡麻，治恶疮久不瘥。同莲子、茯苓、车前子、木通、泽泻、牛膝、黄柏、甘草，可分清除湿。

若下部无湿，阴虚火炽以致溺有余沥，茎中痛，乃真阴不足之候也。无湿肾虚腰痛，并不宜服。

防 己

味辛、苦，平、温，无毒。主风寒温疟，热气诸痫，除邪，利大小便，疗水肿风肿，祛膀胱热，伤寒寒热邪气，中风手脚挛急，止泄，散痈肿恶结，诸㖞疥癣蛊疮，通腠理，利九窍。

防己得土中之阳，兼秋之燥气。洁古谓其大苦辛寒。性燥不淳，善走下行，长于祛湿。生汉中者，内有淡黑纹晕；他处者，青白虚软腥气，名木防己。陶曰防己疗风水要药。藏器治风用木防己，治水用汉防己，乃泻血中湿热，足太阳本经药也。惟治下焦湿热肿，泄脚气，行十二经湿，非此不可。真行经之仙药，无可代之者。然湿热非在下部者，皆不宜用。

君白术、苍术、茯苓、黄柏、甘草、萆薢、木瓜、石斛、薏苡仁等补益之药，以此为佐使，治下部湿热，则无瞑眩之患。同龙胆草、黄柏、知母、甘草，治下焦湿肿及痛，并泄膀胱火邪。

固为祛下焦血分湿热之要药，然其性悍气猛，走窜决防，苦寒伤胃。凡胃虚、阴虚、自汗盗汗、口苦、舌干、肾虚小水不利及胎前产后血虚，虽有下焦湿热，慎勿用之。

土茯苓

[批] 杨梅疮。

味甘、淡，平，无毒。主当谷不饥，调中止泄，健行不睡，健脾胃，强筋骨，祛风湿，利关节，止泄泻。治拘挛骨痛，恶疮痈肿，解汞粉、银朱毒。

土茯苓禀土中阳气以生，为足阳明经本药。同薏苡仁、金银花、防风、木瓜、木通、白鲜皮、皂荚子，气虚加人参，血虚加当归，水煎服，为搜风解毒汤，治杨梅疮未犯。轻粉病深者月余愈，病浅者半月愈。服轻粉药致筋骨挛痛、瘫痪不能动履者，多服亦效，惟忌醋、茶、牛羊鸡鸭鱼肉、烧酒、法面、房劳，盖秘方也。

苍耳子

味苦、甘，温；叶味苦、辛，微寒，有小毒。主风寒头痛，风湿周痹，四肢拘挛痛，恶肉死肌，膝痛，溪毒①。久服益气，耳目聪明，强志轻身。

苍耳子得土之冲气，兼天之春气，甘以和血，温则通肠。春气发生而升，故主如上诸证。祛风疗湿之药也。

络 石

[批] 捣封蛇毒。

味苦，温、微寒，无毒。主风热，死肌痈伤，口干舌焦，痈肿不消，喉舌肿闭，水浆不下，大惊入腹，除邪气，养肾，主腰髋痛，坚筋骨，利关节。久服轻身明目。

络石禀少阳之令，兼地之阴气，入胃、心、肾、肝、胆经。藏器为能变白，有益阴凉血之功。

入诸解毒药治发背痈疽，鲜者独用捣，封蛇毒及刀斧伤，立瘥。

---

① 溪毒：即射工虫，传说中的毒虫。

阳虚畏寒、易泄者勿服。

木莲叶

［批］消背痈。

味酸，寒、平，无毒。主风血，暖腰脚，变白不衰。疗血淋涩痛。

木莲即薜荔也，禀天地阴寒之气而生，功与络石相类也。叶研烂，绞汁，和蜜饮数升，能消背痈，并敷痈上，下利即愈。

忌与络石同。

茜　根

味苦，寒，无毒。主寒湿风痹，黄疸，补中，止血，内崩下血，膀胱不足，蹉跌①，蛊毒。久服益精气，轻身。

茜根禀土水之气，兼天少阳之气以生。入心、肝、肾经。甄权主六极，伤心肺，吐血泻血。日华主止鼻洪，带下，产后血晕，乳结，月经不止，肠风痔瘘，排脓，泄精尿血，扑损瘀血，为行血凉血要药，皆苦寒泄热之功。

同地黄、麦冬、当归、阿胶、茅根、童便，主吐血，衄血，诸血热妄行溢出上窍。同牛膝、地黄、黄芪、地榆、芍药、荆芥穗，治肠风下血。佐地榆，治横痃、鱼口②，有神。同䗪虫、乳香、没药、桂心、牛膝、地黄，治蹉跌。

病人虽见血证，若加泄泻、饮食不进者，勿服。

---

① 蹉跌：即跌伤。蹉（wō窝），专指足骨折。

② 鱼口：病名。见于陈实功编著《外科正宗》卷三下部痈毒门鱼口便毒论第三十二：“夫鱼便者，左为鱼口，右为便毒。总皆精血交错，生于两胯合缝之间结肿是也，近之生于小腹之下、阴毛之傍结肿，保口横痃，又名外疝是也。”

剪　草

［批］肺损吐血，风虫牙痛。

味苦，凉，无毒。主恶疮、疥癣、风瘙、瘘蚀，一切失血。

剪草得天地清寒至阴之气，苦能杀虫，寒能除热，降火凉血清热之药也。

洁古同天冬、麦冬、丹皮，专主上部血。叔微用生，蜜和为膏，不犯铁器，九蒸九晒，名神敷膏，治痨瘵肺损吐血，及血妄行。《中藏经》同细辛、藁本等分，煎水热漱，治风虫牙痛。

苦寒之品虽治血热妄行有效，若脾肾俱虚、胃口薄弱、见食欲呕及不思食、泄泻者，勿遽投之。当先理脾胃，俟胃健施治乃可。

紫　草

［批］陷。

味苦，寒，无毒。主心腹邪气，五疸，补中益气，利九窍，通水道，疗腹肿胀满。以合膏，疗小儿疮及面皶。

紫草禀天地阴寒清和之气。古方惟用茸，取其初得阳气以发痘疮。时珍曰：其功长于凉血活血，利大小肠。故痘疮欲出未出，血热毒盛，大便闭涩者宜用。已出而紫黑，便闭者亦宜。若已出而红活及自陷，大便利者，切宜忌之。入心包络、肝、肾经血分，为活血凉血之圣药。

同红花、生地、甘草、贝母、丹皮，浓煎，加生犀角汁，量大小以四十九匙至半盏为度，治痘疮深红色，或紫或黑陷干枯，便闭，神效。若在一二朝内，稍有元气，虽危可生。痘疔痘毒咸治之。惟痘毒须加黄芪、金银花、鼠粘子；痘疮夹斑疹者，加硬石膏、麦冬、知母、竹叶，一二剂即去之。

苦寒性滑，通利九窍，痘疮家气虚脾胃弱、泄泻不思食、小便清利者，俱禁用。

蒲　黄

［批］消重舌，扑损瘀血。

味甘，平，无毒。主心腹、膀胱寒热，利小便，止血，消瘀血。

蒲黄禀天地阴阳之气，兼金之辛味。入心、肺、肝、胃、小肠经血分。甘寒和血，散结除热，故有止血、消瘀、利小便之功。日华补血。止血炒黑用；破血、消肿生用之。

得炒黑干姜、炒黑豆、泽兰、当归、川芎、牛膝、生地，治产后诸血病。同车前子、牛膝、生地、麦冬，治溺血。同阿胶、鹿角胶、人参、麦冬、赤茯苓、车前子、杜仲、续断，治血崩血淋。同五灵脂，治一切心腹诸痛。生纳舌下，数数易之，消重舌。生煮浓汁，和童便饮，治一切跌破伤损，瘀血停滞腹中。和凉血行血等药，治癥结，五劳七伤，停积瘀血，胸前痛，即发吐衄者。

一切劳伤发热，阴虚内热，无瘀血者，禁用。

苎麻根

［批］血淋。胎动忽下，黄汁如胶，或如小豆汁，腹痛不可忍。

味甘，寒，无毒。主安胎，贴热丹毒，漏胎下血。

苎麻根得土之冲气，兼阴寒之性。日华主心膈热，漏胎，胎前产后心烦，天行热疾，大渴发狂，及服金石药人心热，署毒箭、蛇虫咬，皆以其性寒，解热凉血也。

同生地汁，能凉血安胎。单用煎汤频服，治小便血淋及诸淋疾，神妙。用根去黑皮一斤，同银一斤，水九升，煎四升，加酒半升，分作四服，治妊娠胎动，忽下黄汁如胶，或如小豆汁，腹痛不可忍者。

病人胃弱泄泻者，勿服。诸病不由血热者，不宜服。

王不留行

[批] 下乳。治疔疮。

味苦、甘，平，无毒。主金疮，止血，逐痛出刺，除风痹内寒，止心烦，鼻衄，痈疽，恶疮瘘乳，妇人难产，通血脉，利小便。

王不留行禀土金火之气，苦泄辛散，甘温行血。入足厥阴肝经，入血活血之要药。

同漏芦、贝母、穿山甲、青皮、没药、山慈菇、山豆根、栝楼根，治乳岩乳痈。同穿山甲、白芷、通草、猪蹄汁，煮服下乳。为末，和蟾酥，治疗疔疮，酒服取汁。

孕妇勿服。

刘寄奴

[批] 折伤瘀血在腹。

味苦，温，无毒。主破血下胀。多服令人痢。下血止痛。

刘寄奴，揉之气香，苦温通降。善走之性，专入血分，故多服令人下痢，为金疮要药。

同骨碎补、延胡索，等分水煎，入酒及童便，顿温服，治折伤瘀血在腹。

通行走散血分之性。凡病人气血虚，脾胃弱，易作泄者勿服。

瞿　麦

味苦，寒，无毒。主关格，诸癃结，小便不通，出刺，决痈肿，明目祛翳，破胎堕子，下闭血，养肾气，逐膀胱邪逆，止霍乱，长毛发。

瞿麦禀阴寒之气而生，寒能散热，辛能破血，阴寒而降。祛肾家湿热，利小便为要药。

入八正散，利小肠实热结闭。

其性猛利，善下逐。凡肾气虚、小肠无大热者，忌之。胎前产后，一切虚人患小水不利者禁用。水肿、蛊胀、脾虚者并忌之。

海金沙

味甘、淡，寒，无毒。主通利小肠。

海金沙，时珍曰：入小肠、膀胱经血分，主实热肿满，小便热淋、膏淋、血淋、石淋，茎痛，乃甘寒淡渗药也。

得马牙硝、栀子、硼砂，疗伤寒热狂，此釜底抽薪之义也。

淡渗无补，小便不利，及诸淋由于肾水真阴不足者，勿服。

木　通

味辛、甘，平，无毒。主除脾胃寒热，通利九窍血脉关节，令人不忘。疗脾疸常欲眠，心烦哕，出音声，治耳聋，散痈肿诸结不消，及金疮恶疮，鼠瘘，踒折，齆鼻息肉，堕胎，祛恶虫、三虫。

木通，古名通草。禀清秋之气，兼土甘淡之味，气平味薄，降也，阳中阴也。入心、肾、膀胱、小肠经。甄权治五淋，利小便，开关格，治人多睡，水肿浮大。士良主理湿热，小便数急疼，小腹虚满。日华主下水排脓止痛，妇人血闭，月候不匀，乳结下乳，皆通窍之功也。

同茯苓、泽泻、灯心、车前子、猪苓，治膀胱湿热癃闭。入导赤散，通利水道。同牛膝、生地、天冬、麦冬、五味子、黄柏、甘草，治尿血。同牛膝、生地、延胡索，治妇人经闭及月事不调。

凡精滑不梦自遗，及阳虚气弱，内无湿热者，禁用。妊娠忌之。

通 草

味甘、淡，寒，无毒。主利阴窍，治五淋，除水肿癃闭，泻肺，解诸毒虫痛，明目退热，下乳催生。

通草，古名通脱木，禀土之清气，兼天之阳气，阳中之阴，降也。入手太阴肺经，引热下降而利小便；入足阳明胃经，通气上达而下乳汁。能除寒热不通之气也。

佐番降香、红曲、鲛鲤甲、山楂、没药，治上部内伤。

虚脱人禁用。孕妇勿服。

泽 泻

味甘、咸，寒，无毒。主风寒湿痹，乳难，养五脏，益气力，肥健，消水，补虚损五劳，除五脏痞满，起阴气，止泄精，消渴，淋沥，逐膀胱三焦停水，利小便，消肿胀。

泽泻禀土之燥气，天之冬气以生。咸能入肾，甘能入脾，寒能祛热。入足太阳膀胱、足少阴肾经，淡渗利窍药也。

同猪苓、茯苓、人参、白术、白芍、赤小豆、桑白皮、橘皮，治水肿夜剧昼平者，阳水也，多服必愈。同车前子、赤茯苓、生地、白芍、赤小豆、桑白皮、木瓜、石斛、薏苡仁，治水肿夜剧昼平者，阴水也，多服必愈。入五苓散、四苓散，治一切湿热。入六味地黄丸，除阴虚病有湿热者。同人参、白术、半夏、茯苓、橘皮、紫苏、猪苓，为治饮之要药，一切停饮停水无不效。

扁鹊云：多服病人眼。凡病人无湿无饮而阴虚，及肾气乏绝，阳衰精自流，肾气不固精滑目痛，虚寒作泄等证，法咸禁用。

车前子

[批] 暴泻。

味甘、咸，寒，无毒。主气癃止痛，利水道小便，除湿痹，男子伤中，女子淋沥，不欲食，养肺强阴益精，令人有子，明目疗赤痛。

叶及根：味甘，寒，无毒。主金疮止血，衄鼻瘀血，血瘕下血，小便赤，止烦下气，除小虫。

车前子禀土之冲气兼天之冬气以生，专走水道，强阴益精，肝、肾、膀胱三经药也。

同木通、沉香、橘皮、升麻，治气癃闭。同白术、苍术、木瓜、石斛、萆薢、茯苓、五加皮，治湿痹。独用为末，米饮下二钱，治暴泻神效。君白芍、茯苓、扁豆、炙甘草，治水泄。同生地、牛膝、天冬、麦冬、黄柏、五味子、枸杞子、人参、鹿角胶，治尿血及妇人血淋。入十子衍宗丸，为生精种子要药。入金匮肾气丸则固精益阴。同五味子、覆盆子、莲子、莲须、山茱萸、没食子、沙蒺藜、人参、麦冬、牛膝、鹿角胶、鱼胶，能强阴固精种子。同生地、甘菊花、决明子、元参、密蒙花、连翘、黄连、柴胡、甘草，治暴赤目痛。

其性专走下窍，虽有强阴益精之功，若遇内伤劳倦，阳气下陷之病，皆不当用。肾气虚脱者，忌与淡渗药同用。

灯心草

[批] 喉痹，夜啼，乳蛾。

味甘，寒，无毒。主五淋，泻肺降心火。治阴窍涩，不利。

灯心草，丹溪治急喉痹，烧灰吹之，甚捷。烧灰涂乳上饲小儿，止夜啼。入心、小肠经，能通利小肠热气下行从小便出。小肠为心之腑，故亦除心经热也。用咸卤浸透，入鸡子壳中封固，煅存性，研细，加梁上倒挂尘、青鱼胆、明矾、铜青，点咽喉生乳蛾，神效。

性专通利，虚脱人不宜用。

贯 众

[批] 鼻衄，骨哽。不染疫。

味苦，微寒，有毒。主腹中邪热气，诸毒，杀三虫，去寸白，破癥瘕，除头风，止金疮。

花：疗恶疮，令人泄。

贯众禀土中之阴气，苦寒除湿热，能解腹中邪热之毒，泄热散结之品也。

独用为末，水服一钱，治鼻衄有效，兼疗骨哽。单用，置水中，令人饮水，则不染疫。

病人虚寒，无实热者禁用。

蓖麻子

[批] 治风气头痛，子肠不收。

味甘、辛，平，有小毒。主水癥，风虚寒热，身体疮痒浮肿，尸疰恶气，榨取油涂之。

叶：主脚气，风肿不仁，蒸捣裹之。

蓖麻得土金之气，其力长于收吸，能拔病气出外，及追脓

取毒，能出有形滞物，为外科要药。研涂手足心催生。女人胞
衣不下，及子肠挺出，并毒肿，丹瘤火伤，针刺入肉，皆从外
治，不经内服。同乳香等分，捣饼随左右贴太阳穴，治风气头
痛不可忍，解发出气甚验。独用取仁，捣贴丹田，治妇人产后
子肠不收，一夜即上。凡服蓖麻子者一生不得食豆，犯之胀死，
其油能服丹砂、轻粉。

脾胃薄弱，大肠不固之人，慎勿轻服。

常　山

味苦、辛，寒、微寒，有毒。主伤寒热，热发温疟鬼毒，
胸中痰结吐逆，疗鬼蛊往来，水胀，洒洒恶寒，鼠瘘。治诸疟，
吐痰涎，项下瘿瘤。

常山禀天地阴寒之气，苦泄辛散，善逐痰饮。阴寒除热，
善破瘴疠。其性暴悍，入口即吐。时珍曰：常山、蜀漆，生用
令人吐，炒熟，气稍缓。得甘草则吐，得大黄则利，皆有劫痰
截疟之功。须在发散表邪，及提出阳分后用之，得宜神效。用
失其法，真气必伤。古方治疟用之。盖以岭南、西粤、鬼方①
咸多山岚瘴疠之气，所感以其能祛逐老痰积饮，善散山岚瘴疠
之邪也。

虽能破瘴疠，逐积饮，然善损真气。凡疟非由瘴气，及老
痰积饮所致者，勿用。经曰：夏伤于暑，秋必痎疟。又曰：邪
之所凑，其气必虚，暑邪乘虚客于五脏六腑十二经，疟亦因之
而发。《内经》载之详矣。不得妄用常山，虚人真气，变为危
证。戒之！戒之！清暑养胃，健脾消痰，乃治疟之正法。稍久

---

① 鬼方：是商周时居于我国西北方的少数民族，位于今陕西西北部、
山西北部和内蒙古西部。

当分气血施补助，靡不愈者，又安所事常山乎？

藜　芦

[批] 诸风痰饮。

味辛、苦，寒、微寒，有毒。主蛊毒，咳逆，泄痢肠澼，头疡疥瘙恶疮。杀诸虫毒，祛死肌，疗哕逆，喉痹不通，鼻中息肉，马刀烂疮。

藜芦禀火金之气，苦能涌泄，辛能散结。入手太阴肺、足阳明胃经。为泄热杀虫、宣壅导滞之药。其味至苦，入口即吐，不入汤剂。

独用去苗，浓煎，防风汤洗，焙干，切片炒，为末。每服半钱，小儿减半，温水调灌，治中风不省，牙关紧急者，吐出风涎，效。同郁金为末，每以一字，温浆水调和，服。探吐，诸风痰饮。

辛苦大毒之药，服一匕则胸中烦闷，吐逆不止。凡胸中有痰饮，或中蛊毒恶气者，只可借其上涌宣吐之力，护效一时。设病非关是者，切勿沾唇，徒令人闷乱，吐逆不止，亏损津液，慎之。

葶　苈

[批] 通身肿痛，痰饮咳嗽。

味辛、苦，寒、大寒，无毒。主癥瘕积聚结气，饮食寒热，破坚逐邪，通利水道，下膀胱水，伏留热气，皮间邪水上出，面目浮肿，身暴中风热痱痒，利小腹。疗肺痈，上气咳嗽，止喘促，除胸中痰饮。久服令人虚。

葶苈禀阴金之气，气薄味厚，阴中阳也。为肺家正药。故仲景泻肺汤用之。亦入大肠、膀胱经。宗奭曰：葶苈有甜、苦二种，其形则一，皆走泄为用。时珍曰：甜者下泄之，性缓，泄肺而不伤胃；苦者下泄之，性急，泄肺而易伤胃。故仲景以大枣辅之，肺中水气膹满急者，非此不除。其功辛散苦泄，下行逐水，为喘满、肿胀、积聚之药。《十剂》云：泄可去闭，葶苈之属是矣。

独用炒为末，枣肉和丸，梧子大，每服十五丸，桑白皮汤下，日三服，治通身肿满。同大枣煎服，名葶苈大枣泻肺汤，治肺痈喘急不得卧。亦主支饮不得息。用纸衬炒令黑，同知母、贝母等分，枣肉、砂糖，和丸弹子大，名含奇丸，治痰饮咳嗽。每以新绵裹一丸含之，咽津甚者不过三丸。

虽为泻肺利小便，治肿满之要药，然味苦大寒，走而不守，不宜于脾胃虚弱，及真阴不足者。凡肿满由于脾虚不能制水，水气泛滥；小便不通由于膀胱虚，无气以化者，法所咸忌。犯之轻病重，重必危，慎之！震亨曰：病人稍涉虚者，宜远之。

牵牛子

[批] 诸水饮病，湿气肿满。

味苦，寒，有毒。主下气，疗脚满水肿，除风毒，利小便，逐痰消饮，三焦壅结。

牵牛子，东垣以为感南方热火之化，其味辛辣，猛烈雄壮，能泻气中湿热，不能除血中湿热。少服动大便，多服泄下如水，乃辛热有毒之药。丹溪云：其性属火，善走黑者，属水，白者，属金。若病形证俱实，胀满便秘者方可用之。

得广木香、槟榔、使君子，能追虫取积。同茴香炒为末，名禹功散，每服一二钱，生姜自然汁调下，治诸水饮病。同厚朴为末，每服二钱，姜汤下，治湿气中满。张文懿云：牵牛不可耽嗜，脱人元气。见人有酒食病痞者，服则取快一时，药过仍痞。随服随效，后复痞，以致久服伤人。如治水气在肺，喘满肿胀，下焦郁遏，腰背胀重，及大肠风秘、气秘，卓有殊功。但病在血分，及脾胃虚弱而痞满者，不可服以取快，及常服暗伤元气。经曰：毋实实，毋虚虚，毋绝人常命，戒之！

续随子

[批] 压去油用。

味辛，温，有毒。主妇人血结月闭，癥瘕疝癖，瘀血，蛊毒鬼疰，心腹痛，冷气胀满，利大小肠，除痰饮积聚，下恶滞物。

续随子即千金子，下水最速，有毒，损人，不可多用，攻击克伐之药也。所疗上诸病，则各有成病之由，当求其本而治，不宜概施。盖此药为用，以毒攻毒之功也。

病人元气虚，脾胃弱，大便不固者，禁用。

鬼 臼

[批] 子死腹中。

味辛，温、微温，有毒。主杀蛊毒鬼疰精物，辟恶气不祥，逐邪，解百毒。疗咳嗽喉结，风邪烦惑，失魂妄见，祛目中肤翳，不入汤。

鬼臼得地之金气，性本沉寒，乃阴草中散结辟邪之药也。

得丹砂、雄黄、云母、犀角、丹参、远志、射干、百部、菖蒲、天冬，能治一切怪惑不祥，及诸尸疰、传尸、阴邪为祟诸异证。独用为末，每服一钱，无灰酒通口服，治子死腹中，胞破不生，服之即下，名一字散，神效。

凡病属阳，阳盛热极，有似鬼魅为祟，及烦惑失魂妄见者，不可用。

芫 花

[批] 反甘草。水饮窠囊。

味辛、苦，温，有小毒。主咳逆上气，喉鸣喘，咽肿短气，蛊毒鬼疟，疝瘕痈肿，消胸中痰水，水肿，五水在五脏、皮肤，祛水气，寒痰，涕唾如胶，通利血脉，一切毒风，四肢挛急，不能行步，杀虫鱼。

芫花禀土中阳毒之气，性善下行，攻坚逐水，洁净府之劫药。

同大戟、甘遂为末，枣肉和丸，治水气，喘急，浮肿，能达水饮窠囊隐僻之处，徐徐用之，取效甚捷，不可过剂，泄人真元。

其性暴烈，虽能逐水破癖，用之确当功效若神。士瀛云：破癖须用芫花，行水后便当养胃。凡病人属于虚者，切勿轻投，夭人长命，慎之！

大 戟

[批] 反甘草。痘疮黑陷，控涎丹。

味苦、甘、辛，寒、大寒，有小毒。主蛊毒，十二水，腹满急痛，积聚，中风，皮肤疼痛，吐逆，颈腋痈肿，头痛，发汗，利大小肠。

大戟禀天地阴毒之气，苦寒下走而入肾肝，辛则横行无所不到。能逐有余诸水及湿热，留饮在中下二焦。兼能泻毒药，通月水，善堕胎，非元气实者勿用。《本经》谓其主中风，皮肤疼痛。经曰：邪之所凑，其气必虚焉。有虚病而可施苦寒有毒下泄之药哉？误也。

入玉枢丹、紫金锭，解蛊毒，热毒痈疽疔肿，及蛇虫诸毒，内服外敷，取利为度。独用一两，同枣三枚，水一碗煮，晒干去大戟，以枣肉焙丸服，从三分服至五分，名百祥丸，治痘疮变黑，干陷不发，寒而大便闭结者。同甘遂、白芥子，微炒等分，为末，姜汁打面糊丸，梧子大。每服七丸，或二十丸，名控涎丹，治痰涎留在胸膈上下，变为诸病，或颈项、胸背、腰胁、手足、胯髀，隐痛不可忍，筋骨牵引，钓痛走易，及皮肤麻痹，似乎瘫痪。又治痰厥头痛，或睡中流涎，或咳唾喘息，或痰迷心窍，并宜此药数服，痰去疾除。

凡水肿不由于受湿停水，而由于脾虚水泛，复用疏泄追逐之药，是重虚其虚也。宜详辨而深戒之。惟留饮伏饮，停滞中焦，及元气壮实患水湿者，乃可暂施。

甘 遂

[批] 反甘草。小便转胞。

味苦、甘，寒、大寒，有毒。主大腹，疝瘕腹满，面目浮肿，留饮宿食，破癥坚积聚，利水谷道，下五水，散膀胱留热，皮中痞，热气肿满。

甘遂禀天地阴寒之气，阴草也。水属阴，各从其类，故善逐水。主大腹者，即水蛊也，苦泄胜热，直达水气所结之处，乃泄水之圣药。

入大陷胸汤，治伤寒水结胸，有神。独用末一钱，猪苓汤调下，治小便转胞，立通。

其性阴毒，虽善下水除湿，然能耗损真阴，亏竭津液。元气虚人除伤寒水结胸不得不用外，其余水肿、鼓胀类多脾阴不足，土虚不能制水，以致水气泛滥。河间云：诸湿肿满属脾土。法应补脾实土，兼利小便，而反用甘遂下之，是重虚其虚也。水既暂去，复肿必死矣。必察病属湿热，有饮有水而元气尚壮，乃可一施。不然祸不旋踵，戒之！戒之！

羊踯躅

味辛，温，有大毒。主贼风在皮肤中淫淫痛，温疟，恶毒，诸痹。

羊踯躅即闹羊花，毒药也。性能祛风寒湿恶痹。然非元气、脾胃尚实之人不可用。即用须杂以安胃和气血药同用。

性善发散，气血虚人忌之，不可近眼。

木鳖子

［批］痔痛肛肿。

味甘，温，无毒。主折伤，消结肿恶疮，生肌，止腰痛，除粉刺䵟𪒰，妇人乳痈，肛门肿痛。

木鳖子禀火土之气，味厚于气，可升可降，阳也。甘温能通行经络，为散血热、除痈毒之要药。《本经》言止腰痛，盖指湿热客于下部所致，非肾虚为病之比也。

独用仁三枚，砂盆擂如泥，入百沸汤，治痔痛肛肿，先熏后洗，日用三次，仍涂少许。刘绩《霏雪录》云有毒，不可食。

必非纯粹者，但宜外用，勿轻内服。

番木鳖仁

［批］吹喉痹。

味苦，寒，无毒。主伤寒热病，咽喉痹痛，消痞块，并含之咽汁。或磨水噙咽。

番木鳖形小于木鳖，而色白，能毒狗至死。同青木香、山豆根等分，为末，吹喉痹作痛。

性味至苦，大寒，凡病人气血虚弱，脾胃不实者，慎勿用之。

卷　五

木　部

桂

［批］蓄血发寒热。

味辛、甘，大热，有小毒。主温中，利肝肺气，心腹寒热冷疾，霍乱转筋，头痛腰痛，出汗，止烦，止唾、咳嗽、鼻齆。能脱胎，坚骨节，通血脉，理疏不足，宣导百药，无所畏。

桂禀天地之阳，兼土金之气。东垣曰：阳中之阳，浮也。气薄者，桂枝也，主上行而发表；气厚者，肉桂也，主下行而补肾。此天地亲上亲下之道也。桂枝入足太阳经；桂心入手少阴、厥阴经血分，肉桂入足少阴厥阴经血分。表虚自汗，风痹骨节挛痛，解表横行，桂枝所主；沉寒痼冷，补命火，消阴翳，肉桂所主。元素补下焦不足，祛荣卫中风寒，春夏为禁药，秋冬下部腹痛，非此不能止。好古补命门不足，益火消阴。日华治一切风气，补五劳七伤，通九窍，暖腰膝，破痃癖癥瘕，消瘀血，续筋骨。甄权主九种心痛，腹内冷气，通月闭，下胞衣。

桂枝得白芍、炙甘草、饴糖、黄芪则建中，兼止荣弱自汗。得石膏、知母、人参、竹叶、麦冬，治阳明疟，渴欲引饮，汗多，寒热俱甚。得白芷、当归、川芎、黄芪、生地、赤芍、僵蚕，治金疮，为风寒所击，俗名破伤风。肉桂得朴硝、当归，下死胎。得蒲黄、黑豆、泽兰、益母草、红花、牛膝、生地、当归，治产后少腹儿枕痛①，甚则加乳香、没药。得吴茱萸、干姜、附子，治元气虚人中寒，腹痛不可忍；虚极加人参。佐人参、黄芪、五味子、当归、麦冬，疗疮疡溃后热毒已尽，内塞长肉，良。入桂苓甘露饮，治中暑霍乱吐泻。得姜黄、郁金，治怒气伤肝胁痛。得当归、牛膝，治冬月难产，产门交骨不开。得当归、牛膝、生地、乳香、没药、桃仁，治跌扑损伤，瘀血凝滞，腹中作痛，或恼怒劳伤，以致蓄血发寒热，热极令人不眠，腹不痛，大便不秘，亦不甚渴，脉不洪数，不思饮食，食亦无味，热至天明得汗暂止，少顷复热，小便赤，此其候也。和童便，服立除。

其气大热，独热偏阳，表里俱达，和荣气，散表邪，出汗实腠理，则桂枝为长，故仲景以治冬月伤风寒，病邪在表者。肉桂、桂心实一物也，只去皮耳。此则走里行血，除寒破血，平肝，入右肾命门，补相火不足。然大忌于血崩，血淋，尿血，阴虚吐血，咯血，鼻衄，齿衄，汗血，小便因热不利，大便因热燥结，肺热咳嗽，产后去血过多，产后血虚发热，小产后血虚寒热，阴虚五心烦热，似中风口眼歪斜，失音不语，语言謇涩，手足偏枯，中暑昏晕，中热腹痛，妇人阴虚少腹痛，一切温病，热病头疼口渴，阳证发斑发狂，小儿痧疹，腹疼作泻，痘疮血热干枯黑陷，妇人血热经行先期，妇人阴虚内热经闭，妇人阴虚寒热往来，口苦舌干，妇人血热经行作痛，男妇阴虚内热外寒，中暑泻利，暴注如火，一切滞下纯血由于心经伏热，肠风下血，脏毒便血，阳厥似阴，梦遗精滑，虚阳数举，脱阴目盲等三十余证，法并忌之。误投则祸不旋踵！谨察病因，用

---

① 儿枕痛：病证名，出自《古今医鉴》卷十二，指产后小腹疼痛。

舍在断，行其所明，无行所疑，其难其慎，毋当试也！

松脂

味苦、甘，温，无毒。主痈疽恶疮，头疡白秃，疥瘙风气，安五脏，除热，胃中伏热，咽干，消渴，风痹死肌。炼之令白。其赤者主恶痹。

叶：味苦，温，无毒。主风湿疮，生毛发，祛风痛、脚痹，治癞。

节：味苦，温，无毒。主百节久风，风虚脚痹疼痛。炒焦，治筋骨间病，能燥血中之风。

松脂感天之阳气，得地火土之化。甄权以之煎膏，生肌止痛，排脓抽风。贴诸疮脓血、瘘烂，取其性燥，能除湿散风，杀虫消热之力也。

松节酿酒，主脚弱骨节风，及历节风，四肢如脱。

病人血虚有火，及病不关风寒湿所伤而成者，咸不宜服。

柏子仁

［批］老人虚闭，黄水湿疮，吹鼻衄，大肠下血，酒毒下血。

味甘，平，无毒。主惊悸，安五脏，益气，除风湿，疗恍惚虚损吸吸，历节腰中重痛，益血止汗。久服令人润泽美色，耳目聪明，不饥不老，轻身延年。

叶：味苦，微温，无毒。主吐血，衄血，痢血，崩中赤白，轻身益气，令人耐寒暑，祛湿痹，生肌。

根白皮：味苦，平，无毒。主火灼烂疮，长毛发。

柏感秋令金气，质坚而气芬芳。子仁入心、肝、肾三经。心藏神，肾藏精与志，心肾两虚则病惊悸。此能入神定志，神志得养而宁定矣。叶惟取扁而侧生者，名侧柏。宗奭云：此木至坚，不畏霜雪，枝皆西指，得木之正气，所以受金之正气所制。震亨曰：采须随月建，方取其多得月令之气。其性多燥，久得之，大益脾土，以滋其肺，为补阴之要药。

仁同松子仁、大麻仁等分，同研，蜜丸，梧子大，以黄丹少许泡汤，食前服二三十丸，日二服，治老人虚闭。仁取油二两，熬稠，搽黄水湿疮如神。叶为末，米饮调服，治忧恚吐血，烦满少气，胁中疼痛。同榴花研末，吹鼻衄不止。单用烧研，米饮服二钱，治大肠下血。取嫩者九蒸九晒二两，陈槐花炒焦一两，为末，蜜丸，梧子大，空心温酒下四十丸，治酒毒下血。

仁体多油，肠滑作泄者勿服；膈间多痰，及阳道数举，肾家有热，暑湿作泻，法咸忌之。

茯苓

[批] 男妇浊带。

味甘，平，无毒。主胸胁逆气，忧恚惊邪恐悸，心下急痛，寒热烦满，咳逆，口焦舌干，利小便，止消渴，好睡，大腹，淋沥，膈中痰水，水肿淋结，开胸腑，调脏气，伐肾邪，长阴益气力，保神益气，利腰脐间血。久服安魂养神，不饥延年。

抱根者名茯神，主辟不祥，疗风眩，风虚，五劳，口干，止惊悸，恚怒善忘，开心益智，安魂魄，养精神。皮主水肿，肤胀，利小便，开腠理。

茯神木主偏风，口面喎斜，毒风，筋挛不语，心神惊掣，虚而健忘，脚气痹痛，诸筋牵缩。

茯苓生古松之下，感土木之气，阳中阴也。入心、肺、脾、胃、肾经。元素曰其用有五：利小便，开腠理，生津液，除虚热，止泻也。白者入气分，赤者入血分。补心益脾，白优于赤；

通利小肠专除湿热，赤亦胜白。皮能消水肿。神木，主心神惊掣，健忘，乃同气相求，同声相应也。总之气味与茯苓一体，入脾、肾多用茯苓，入心多用茯神也。

得炼蜜、胡麻仁，可以辟谷延年。入五苓散，利水除湿，暑气胜则去桂。得人参、白术、橘皮、山药、扁豆、芍药、甘草，为补脾胃之上药。得白术、苍术、泽泻、车前、白芍、橘皮、猪苓、木瓜，为消水肿之要剂。入六味地黄丸，能伐肾邪。入补心丹，补心安魂养神。同葵子，治妊娠水肿，小便不利，恶寒。以猪苓为使，化黄蜡搜和丸，弹子大，名威喜丸。治丈夫元阳虚惫，精气不固，小便下浊，余沥常流，梦寐多惊，频频遗泄，妇人白淫①、白带。空心津下，以小便清为度。

如肾虚，小水自利，或不禁，或虚寒精滑者，皆忌用。

琥珀

［批］妇人癥瘕，新产血晕，胎惊胎痫，金疮闷绝。

味甘，平，无毒。主安五脏，定魂魄，杀精魅邪鬼，消瘀血，通五淋。

琥珀感土木之气，兼火化而色赤，阳中微阴，降也。入心、肝、小肠经血分。《药性论》治百邪及产后血瘀作痛。日华云：疗虫毒，壮心，明目磨翳，止心痛癫疾，破结癥。《海药》云：主止血，生肌，镇心，产后血晕闷绝，儿枕痛。若作敷药，止血合金疮。

得没药、乳香、延胡索、干漆、鳖甲，为散，治产后血晕有神。佐以人参、益母草、泽兰、生地、牛膝、当归、苏木，

---

① 白淫：病名。夜间梦交而流出白色或黄色黏液或白天耳闻目睹淫秽之事而不自止地流出黏液，与男子梦遗或滑精相似。

做汤，送前药，治儿枕痛，恶露不尽，腹痛，少腹痛，寒热等证，极效。和大黄、鳖甲作散，酒下方寸匕，下妇人腹内恶血。同鳖甲、京三棱各一两，没药、延胡索各半两，大黄六铢，熬捣为散，空心酒服三钱，治妇人癥瘕气块，及产后血晕闷绝，儿枕痛甚；虚极者，减大黄。同丹砂、滑石、竹叶、麦冬、木通，治心家有热，小肠受之，因而小水不利，立效。同人爪、珍珠、珊瑚，除目翳赤障。得丹砂、犀角、羚羊角、天竺黄、远志、茯神，镇惊主诸痫。同防风等分，丹砂减半为末，猪乳调一字，入口中，治小儿胎惊最妙。同丹砂各少许，全蝎一枚，为末，麦冬汤调服，治小儿胎痫。单用为末，入麝香少许，白汤或萱草煎汤调服，治小便淋沥。老人虚人，以人参汤服。独为末，童便调服一钱，治金疮、闷绝不识人，三服瘥。

消磨渗利之性，不利虚人。大都从辛温药则行血破血，从淡渗药则利窍行水，从金石药则镇心安神。凡阴虚内热，火炎水涸，小便因少而不利者，勿服。强利之，反致其燥急之苦。

枸杞子

[批] 注夏，口舌糜烂。点目涩。

味甘，平、微寒，无毒。主坚筋骨，耐老除风，祛虚劳，补精气。

苗叶味苦、甘，性升，主清上焦心肺客热。

根名地骨皮，味苦，平、大寒，性沉，主下焦肝肾虚热。治在表无定风邪，传尸有汗骨蒸，除风痹，凉血泻肾火，降肺中伏火，退热补正气。

枸杞感天令春寒之气，兼地中冲气，子润而滋补，兼能退热，专于补肾润肺，生津益气，为肝肾阴亏，劳乏内热补益之要药。叶与地骨皮，寒能降热，为三焦气分之药。

子同地黄、五味、麦冬、地骨皮、青蒿、鳖甲、牛膝为除虚劳内热，或因虚发寒热之要药；加天冬、百部、枇杷叶，兼可治肺热咳嗽之阴虚者。同五味子研细，滚水泡，代茶，疗疰夏虚病。地骨皮同柴胡各三钱，水煎服，治口舌糜烂，因膀胱移热于小肠而发者。叶同车前叶捣汁，以桑叶裹，悬阴地一夜，取汁点目涩有翳。

虽为益阴除热之上药，若脾胃薄弱，时时泄泻者勿入，须先理脾胃，俟泻止用之。须同山药、莲肉、车前、茯苓相兼，则无润肠之患。

山茱萸

味酸，平、微温，无毒。主心下邪气寒热，温中，逐寒湿痹，去三虫，肠胃风邪寒热，疝瘕，头风风气去来，鼻塞，目黄，耳聋，面疱，下气出汗，强阴益精，安五脏，通九窍，止小便利。久服轻身明目强力。

山茱萸感天地春木之气，阳中之阴，降也。入肝、肾经。温能通，辛能散，酸能敛，夫人身精气赖温暖而后充足，肝肾居至阴之位，非温暖则阴无以生。此药温补酸敛，则精气益而阴强也。

同菟丝子、肉苁蓉、巴戟天、鹿茸、牛膝、鹿角胶、车前子、枸杞子、生地、沙蒺藜、麦冬，能添精固髓，暖腰膝，益阳道，令人有子。同人参、五味子、牡蛎、麦冬、牛膝、菊花，治脑骨痛，脑为髓海，髓足脑痛自除。同石菖蒲、菊花、地黄、黄柏、五味子，治肾虚耳聋。同杜仲、牛膝、地黄、鹿角胶、山药，治肾虚腰痛。入六味地黄丸，为肾虚而有湿热者。

凡命门火炽，强阳不痿者忌之。膀胱热结，小便不利者，法当清利，此则味酸主敛，不宜用。阴虚血热不宜用，即用当与黄柏同加。

酸枣仁

味甘，平，无毒。主心腹寒热，邪结气聚，四肢酸疼湿痹，烦心不得眠，脐上下痛，血转久泄，虚汗烦渴，补中益肝气，坚筋骨，助阴气，能令人肥健。久服安五脏，轻身延年。

酸枣仁得木气而兼土化，气味匀平，阳中阴也。入心、脾、肝、胆经。熟则芳香，香气入脾，故能归脾。能补胆气，故可温胆。母子之气相通，亦治虚烦也。

同茯神、远志、麦冬、石斛、五味子、龙眼、人参，能止惊悸并一切胆虚易惊。同地黄、白芍、麦冬、五味子、龙眼、竹叶煎服，治已服固表药而汗不止者。

凡肝、胆、心、脾有实邪热者勿用，以其收敛故也。

杜 仲

［批］肾虚腰痛。

味辛、甘，平，无毒。主腰脊痛，补中益精气，坚筋骨，强志，除阴下痒湿，小便余沥，脚中酸痛不欲践地，润肝燥，补肝经风虚。久服轻身耐老。

杜仲禀阳气微，得金气厚。《别录》言温，甄权言暖，气薄味厚，阳中阴也。入肝、肾经。"五脏苦欲补泻"云：肾枯燥，急食辛以润之；肝苦急，急食甘以缓之。正解肝肾之所苦，而补其不足者也。

同牛膝、枸杞子、续断、鹿角胶、地黄、五味子、菟丝子、黄柏、山药，治肾虚腰痛，及下部软弱无力。单用煎汁，入羊肾，如作羹法，和以椒盐，空腹食，治肾虚腰痛。

肾虚火炽者不宜用，即用当与黄柏、知母同入。

槐 实

［批］明目黑发，目热昏暗，疗疮肿毒，阴下湿痒。

味苦、酸、咸，寒，无毒。主五内邪气热，止涎唾，补绝伤，五痔，火疮，妇人乳瘕，子脏急痛，能堕胎。

花：味苦，平，无毒。主五痔，心痛，眼赤，杀腹脏虫及皮肤风热，肠风泻血，赤白痢，并炒研服。

枝：味苦，平，无毒。主洗疮及阴囊下湿痒。

皮：味苦，平，无毒。主烂疮。

根：味苦，平，无毒。主喉痹寒热。

叶：味苦，平，无毒。煎汤治小儿惊痫壮热，疥癣及疔肿。

槐实感天地阴寒之气，兼木水之化。入肝、胃、大肠经。能除热、散结、清火，为凉血要品。实入冬月牛胆中渍之，阴干百日，每日吞一粒。久服明目通神，白发还黑。有痔及下血者，尤宜。

同黄连等分，为末，蜜丸，梧子大，每滚水下二十丸，日二服，治目热昏暗。花微炒，同桃核肉、无灰酒煎热服，疗疔疮肿毒，一切痈疽焮痛。若未成者二三服，已成者一二服见效。根皮炒，煎水日洗阴下湿痒。

脾胃虚寒作泄，及阴虚血热而非实热者，外证似同，内因实异，即不宜服。

桑根白皮

［批］咳嗽吐血，紫白癜风，引年止饥，吐血不止。

味甘，寒，无毒。主伤中，五劳六极，羸瘦，崩中绝脉，补虚益气，祛肺中水气，唾血热渴，水肿腹满胪胀，利水道，去寸白，可以缝金疮。

枝：味苦，平。主遍体风痒干燥，脚气风气，四肢拘挛。久服终身不患偏风。

叶：味苦，甘，寒，无毒。主除寒热，出汗，劳热，咳嗽，明目。

桑根白皮得土金之气，降多升少，阳中阴也。入手太阴肺经。能以固元气，泻肺邪，除内热，利水道，故《本经》以补虚益气。《别录》祛肺中水气者，即《十剂》中云燥可去湿，桑白皮之属是也。

皮得天冬、麦冬、款冬花、百部、薄荷、甘草、沙参、贝母、枇杷叶、五味子，为治嗽要药。得芍药、薏苡仁、木瓜、茯苓、橘皮、赤小豆，为治水肿之神剂。取鲜者以米泔浸三宿，刮去黄皮，锉细，入糯米，焙干为末，米饮下一钱，治咳嗽吐血甚者。

枝十斤同益母草三斤，水五斗，慢煮至五升，去滓，再煎成膏，每卧时温酒调服半合，治紫白癜风，以愈为度。

叶四月采得，酒拌，九蒸九晒，为末；用胡麻或黑芝麻去壳，九蒸九晒，另磨如泥，各等分，炼蜜丸，每五六钱，空心饥时白汤下。能益气血，祛风。仙家饵之，为延年止饥要药。取经霜者，焙干研，凉茶服三钱，治吐血不止，只一服止，后用补肝肺药。

皮性甘寒，肺火有余者宜之。

肺虚无火，因寒袭而发咳嗽者，勿服。

桑 椹

［批］水肿。

味甘，寒，无毒。单食，止消渴，利五脏关节，通血气。久服不饥，安魂镇神。捣汁饮，解中酒毒。酿酒服，利水消肿。

桑椹，桑之精华所结也，甘寒益血除热，为凉血补血益阴之药。

单用，以桑白皮汤一斗，煮至五升，入糯米饭五升，酿酒饮，治水肿胀满，水不下则满溢，水下则虚竭还胀，十无一活者，服之效。

甘寒滞滑，润而下行，脾胃虚寒作泻者，勿服。

［附］

桑柴灰

味辛，寒，有小毒。淋取汁，与冬灰等分，同灭痣疣黑子，蚀恶肉。煮赤小豆食，大下水胀。敷金疮，止血生肌。

桑霜

治噎食积块。桑霜，即灰汁，以桑皮纸衬淘箩底，用滚水淋下，瓷器盛之，重汤煮干，别名木硇。能钻筋透骨，敷痈疽，拔疔，引诸散毒药攻毒之要品。得丹砂、雄黄、乳香、没药、牛黄、冰片、黄药子、白药子、白及、白蔹，敷一切肿毒，止痛追毒有奇效。得铁绣、蟾酥，可拔疔。

桑寄生

味苦、甘，平，无毒。主腰痛，小儿背强，痈肿，安胎，充肌肤，坚发齿，长须眉，主金疮，祛痹，女子崩中，内伤血不足，产后余疾，下乳汁。

桑寄生感桑之精气而生，其气和平，不寒不热，功能益血、祛湿、疗痹。

同枸杞子、地黄、胡麻、续断、何首乌、当归、牛膝，治血虚手臂骨节疼痛。

桑　耳

味甘，平，有毒。黑者，主女子漏下赤白，癥瘕积聚，阴痛，寒热，疗月水不调；黄熟陈白者，止久泄，益气，不饥；金色者，治癖饮，积聚，腹痛，金疮。

桑耳，榴之软者，硬者名桑黄，功性则同，兼除肺热。同天冬、麦冬、百部、山栀、枇杷叶，治赤鼻有神。

女贞子

味苦、甘，平，无毒。主补中，安五脏，养精神，除百疾。久服肥健。

女贞子禀天地之气，凌冬不调。气薄味厚，阴中之阴，降也。入肾经，为肾脏除热补精要药，变白明目神品。

同地黄、何首乌、人参、麦冬、旱莲草、南烛子、牛膝、枸杞子、山药、没食子、桑椹、黄柏、椒红、莲须，为变白要药。同菊花、生地、蒺藜、枸杞子，能明目。

气味俱阴，变白家当杂保脾胃药，及椒红温暖之类同施，则无腹痛作泄之患。

枸 骨

［批］涂白癜风。

味微苦，凉，无毒。主凉血清热，补腰膝，散风毒恶疮。

枸骨，气味俱阴。入肝、肾经。藏器云：皮堪浸酒，补腰膝令健，枝叶烧灰淋汁，或煎膏，涂白癜风；叶煮汁饮，治痰火甚验。盖痰火未有不因阴虚火炎，上烁乎肺，煎熬津液而成。此药直入肾经，补养阴气，则痰火自消，如釜底抽薪之意也。

脾胃虚寒作泄及火衰阴痿者忌之。

金樱子

味酸、涩，平、温，无毒。主脾泄下痢，止小便利，涩精气。久服令人耐寒轻身。

金樱子得阳气而兼木化。气薄味厚，阴中阳也。入肾、膀胱、大肠经。《十剂》云：涩可去脱。脾虚滑泄不禁，非涩剂无以固之，此能收敛三经虚脱之气也。

和芡实粉为丸，名水陆丹，益气补真。

泄泻出于火热暴注者，不宜用，小便不禁，及精气滑脱，因于阴虚火炽而得者，不宜用。

南烛枝叶

味苦，平，无毒。主止泄，除睡，强筋，益气。久服轻身，长年，令人不饥，变白却老。

子：味酸、甘，平，无毒。主强筋骨，固精驻颜。

南烛禀春升之气。入心、脾、肾经。子主补阴，其功胜于枝叶。变白驻颜，轻身却老之良药。凡变白之药，皆气味苦寒，有妨脾胃，惟此气味和平，兼能益脾，为修真家所须。

同旱莲草、没食子、地黄、桑椹、枸杞子、山茱萸、何首乌、沙蒺藜，乌须发之圣药。除变白外，他用甚稀。

无食子

味苦，温，无毒。主赤白痢，肠滑，生肌肉。

无食子即没食子，禀春生之气，兼西北金水之性。李珣主益血生精，和气安神，乌髭发，治阴痿，有温暖之气，兼收敛之性，为固气涩精要药。

同莲须、女贞子、枸杞子、地黄、南烛子、何首乌、黄精、旱莲草、白术、人参，为乌须发之圣药。同覆盆子、枸杞子、牡蛎、五味子、车前子、地黄、莲须、龙骨、鹿茸、沙蒺藜、鳔胶、砂仁、黄柏，能补益精气，治一切梦遗泄精。

赤白痢，由于湿热郁于肠胃，积滞多者，不宜用。

合 欢

味甘，平，无毒。主安五脏，利心志，令人欢乐无忧。久服轻身明目，得所欲。

合欢禀土气而生，入心、脾经。脾虚则五脏不安，心燥则拂郁多忧。甘主益脾，脾实则五脏自安。甘能缓心，心舒则神明畅达而欢乐无忧，所欲咸遂，皆补心脾，生血脉之效耳。

同白蜡入膏药，能长肌肉，续筋骨，甚捷。子同橘核、木瓜、牛膝，能治疝。湿热者加黄柏；寒湿者加茴香。

气味和平，与病无忤。

茗

味甘、苦，微寒，无毒。主瘘疮，利小便，祛痰热渴，令人少睡。

苦荼：主下气消食。

茗禀土中清气，得春初生发之意，气薄味厚，阴中微阳，降也。入心、肺经。甘寒入心肺，除热生津，苦能涤肠胃，下气降火。

同黄连、枣仁、木通、莲实，治多睡好眠。同当归、川芎、乌梅、黑豆、生地、土茯苓、菊花，治头痛因于血虚有火者。

茶类极多，皆以味甘不涩，气芬如兰，摘于夏前者为良。昔人言其苦寒不利脾胃，及多食发黄消瘦。此其粗恶苦涩，品类最下者，故不宜饮。酒后不宜服，能成饮证。

黄 柏

味苦，寒，无毒。主五脏脾胃中结热，黄疸，肠痔，止泻痢，女子漏下赤白、阴伤蚀疮，疗惊气在皮间，肌肤热赤起，目热赤痛，口疮。

黄柏禀至阴之气，得清寒之性，气味俱厚，沉而降，阴也。洁古泻膀胱相火，补肾水不足，坚肾壮骨髓，疗下焦虚。东垣泻伏火，救肾水，治冲脉气逆，不渴而小便不通，诸疮痛不可忍，盖五脏肠胃中结热。惟阴不足则热始结于肠胃。黄疸虽由湿热，然必发于真阴不足之人。以至阴之气，补至阴之不足。虚则补之，以类相从，则阴回热解湿散，乃足少阴肾经要药，专治阴虚内热诸证。丹溪云得知母滋阴降火；得细辛泻膀胱火，治口舌生疮；得苍术除湿清热，为治痿要药。

以柴胡引之，则入胆；以黄连、葛根、升麻引之，则入肠胃及太阴脾经，治湿热滞下。佐牛膝、枸杞子、地黄、五味子、鳖甲、青蒿，则益阴除热；佐甘菊花、枸杞子、地黄、沙蒺藜、女贞子，则益精明目。得木瓜、茯苓、白术、苍术、石斛、地黄，则除湿健步。佐白芍、甘草，则主火热腹痛。得猪胆汁、水银粉外敷主诸热疮，有虫久不合口。得铅丹，生肌止痛。

固能除热益阴，然阴阳两虚之人，病兼脾胃薄弱，饮食少进，及食不消，或兼泄泻，或恶冷物，及好热食，肾虚天明作泻，上热下寒，小便不禁，少腹冷痛，子宫寒冷，血虚不孕，阳虚发热，瘀血停滞，产后血虚发热，金疮发热，痈疽溃后发热，伤食发热，阴虚小水不利，血虚不得眠，血虚烦躁，脾阳不足作泻等证，法并忌服。

栀子

[批] 内热用仁，表热用皮，炒黑止血，姜汁止烦呕。

味苦，寒、大寒，无毒。主五内邪气，胃中热气，面赤酒疱皶鼻，白癞赤癞，疮疡，疗目赤热痛，胸心大小肠大热，心中烦闷。治吐血、衄血、血痢、下血、血淋。

栀子感天之清气，地之苦味，气薄味厚，气浮味沉，阳中阴也。入心、肺、胃经。除心肺之热，轻飘上达，泻三焦之火，屈曲下行。

同香豉，治伤寒汗吐下后，虚烦不得眠，心中懊憹。同茵陈、大黄，治伤寒湿热发黄，腹胀，小便当利，尿如皂角汁状，一宿腹减，黄从小便出也。同甘草、黄柏，为栀子柏皮汤，治发黄身热。同厚朴、枳实，为栀子厚朴，治伤寒下后心烦，腹满卧起不安。同鼠矢作汤，治大病后劳复，小便不利者，小便利即愈。以上皆仲景法。同连翘、麦冬、竹叶、灯心、甘草、黄连，能泻心经有余之火；加赤茯苓、木通、滑石、泽泻，泻小肠火。同桑黄或桑白皮、黄芩、甘草、桔梗、五味子、干葛，治酒热伤肺，发出鼻衄。同茵陈、滑石、车前子、秦艽、黄连，治酒热发黄。

禀苦寒之性，虑损胃而伤血。凡脾胃虚弱，及血虚发热者忌之。能泻有余之火，心肺无邪热者忌之。小便不通由于膀胱虚，无气以化，而非热结小肠者，亦不宜用。疮疡因气血虚不能收敛，则为久冷败疮，非温暖补益之剂则不愈。所谓既溃之后，一毫寒药不可用是也。

厚 朴

［批］姜制用。

味苦，温、大热，无毒。主中风伤寒，头痛寒热惊悸，气血痹，死肌，去三虫，温中益气，消痰下气，疗霍乱及腹痛胀满，胃中冷逆，胸中呕不止，泄痢、淋露①，除惊，祛留热，心烦满，厚肠胃。

厚朴禀地二之气，兼春阳之令，气味俱厚，阳中之阴，降

---

① 淋露：方言，吴中以八月露下而雨谓之淋露。

也。入脾、胃、大肠经。元素曰：味苦兼辛，辛散结，苦燥湿，温热能祛风寒。凡肠胃气逆壅滞，痰饮留结，得此下泄开通。

同橘皮、黄连、甘草、苍术、白术、葛根，治湿热作泻。同橘皮、枳壳、麦芽、草果、山楂、砂仁、矾红，治伤食腹胀。同槟榔、木香、黄连、滑石、橘皮、甘草、白芍，治滞下初起。同白术、人参、白芍、茯苓，消腹胀；佐生姜、橘皮、藿香、砂仁、半夏，止胃寒呕吐。同京三棱、蓬术、槟榔、人参、青皮，治积年冷癖坚块。同苍术、橘皮、甘草，为平胃散，治胸中敦厚之气，使饮食倍增。

气味辛温，性复大热，其功长于泄结散漫，温暖脾胃。一切饮食停积，气壅暴胀，与冷气逆气，积年冷气入腹，肠鸣虚吼，痰饮吐沫，胃冷呕逆，腹痛泄泻，及脾胃壮实之人偶感风寒，气实人误服参者致成喘胀，诚为要药。然而性专消导，散而不收，略无补益之功，故凡呕吐不因寒痰冷积，而由于胃虚火气炎上；腹痛因于血虚脾阴不足，而非停滞所致；泄泻因于火热暴注，而非积寒伤冷，腹满因于中气不足，气不归元，而非气实壅滞；中风由于阴虚火炎，猝致僵仆，而西北真中寒邪；伤寒发热头痛而无痞塞胀满之候；小儿吐泻乳食，将成慢惊；大人气虚血槁延为膈证；老人脾虚不能运化，偶有停积；妊妇恶阻，水谷不入；妊妇胎升眩晕；妊妇伤食停冷；妊妇腹痛泻痢；妊妇伤寒伤风，产后血虚腹痛；产后中满作喘；产后泄泻反胃，以上诸证，法所咸忌。若误投之，轻病变重，重病必危。不究其原，一概滥用，虽或一时未见其害，而清纯冲和之气，默为之耗。可不慎哉！

枳　实

味苦、酸、辛，寒、微寒，无毒。主大风在皮肤中，如麻豆苦痒，除寒热结，止痢，长肌肉，利五脏，益气轻身，除胸胁痰癖，逐停水，破结实，消胀满，心下急痞痛，逆气胁风痛，安胃气，止溏泄，明目。

枳实感天地苦寒之气，气味俱厚沉也，阴也。入脾、胃二经。脾胃气滞，则不能运化精微，得其破散冲走之力，则诸证悉能除。所谓明目者，经曰：目得血而能视。损气破散之性岂有明目之理哉？

同京三棱、蓬莪、青皮、槟榔，为消磨坚积之剂，然须能食，脾胃健者宜之。同白术、橘皮、厚朴、甘草、砂仁，为枳术丸，治心下痞满因于食。入仲景陷胸汤，治伤寒热结胸。入大小承气汤，治伤寒热邪入里，结实满，痛不可当，数日不更衣者。

性专消导，破气损真。丹溪云：泻痰有冲墙倒壁之力。其为勇悍之气可知。凡中气虚弱，劳倦伤脾，发为痞满者，当用补中益气汤，其不足则痞自除。此药所当忌也。胀满非实邪结于中下焦，手不可按，七八日不更衣者，必不可用。挟热下痢，亦非燥粪留结者，必不可用。伤食停积，多因脾胃虚，不能运化所致，慎勿轻饵。如元气壮实有积滞者，不得已用一二剂，病已即去之。若不识病之虚实，一概施用，损人真气，为厉不浅。设误投之，虽多服参者补剂，亦难挽其刻削之害也，特表以为戒。

枳　壳

[批] 风疹作痒。

味苦、酸，微寒，无毒。主风痒麻痹，通利关节，劳气咳嗽，背膊闷倦，散留结，胸膈痰滞，逐水消胀满、大肠风，安胃，止风痛。

枳壳与枳实大略相同。枳实形小，气全，性烈，故善下达，如少年猛悍之将，勇往直前，一无回顾者也。枳壳形大，气散，性缓，故其行迟，是以能入胸膈肺胃之分及大肠也。有苦泄辛散之功，能引诸风药入于肺胃。

同苏子、橘皮、桔梗、木香、白豆蔻、香附，治上焦壅气胀满因于寒。同黄连、槐花、干葛、防风、荆芥、芍药、黄芩、当归、生地、地榆、侧柏叶，治肠风下血初起者，神效。同荆芥、苦参、防风、苍耳草、败蒲，煎汤沐浴，治风疹作痒。同槟榔、芍药、黄连、升麻、葛根、甘草、红曲、滑石，治滞下里急后重。得人参、麦冬，治气虚大便不快。同肉桂，治右胁痛。

泄肺而能损至高之气，肺气虚弱者忌之。脾胃虚，中气不运，而痰壅喘急者忌之。咳嗽不因于风寒入肺气壅者，服之反能作剧。咳嗽由阴虚火炎者，服之立至危殆。

槟　榔

味苦、辛，温，涩，无毒。主消谷，逐水，除痰澼，杀三虫，伏尸，寸白，疗诸疟，御瘴疠。

槟榔得天之阳气，地之金味，味厚气轻，沉而降，阴中之阳也。入胃、大肠经。甄权：宣利五脏六腑壅滞，破胸中气，下水肿，治心痛积聚。李珣：主奔豚气，五膈气，风冷气，脚气，宿食不消。皆取其辛温走散，破气坠积，能下肠胃有形之物耳。

同草果、枳实、橘皮，治食疟。加京三棱、蓬术、矾红、红曲、山楂、麦芽，消一切坚硬肉食，及诸米面、生冷、食积成块作痛。同黄连、扁豆、莲肉、橘红、白芍、红曲、乌梅、葛根、枳壳，治滞下后重。同雷丸、使君子、芜荑、芦荟、肉豆蔻、胡黄连，治小儿疳蛔。同楝根、鹤虱、锡灰、薏苡仁根、贯众、乌梅，治一切寸白虫。同苍术、草果、青皮、甘草，治山岚瘴气发疟。

能坠诸气，至于下极病，属气虚者忌之。脾胃虚，虽有积滞者不宜用。下利，非后重者不宜用。心腹痛，无留结及非虫攻咬者不宜用。疟非山岚瘴气者不宜用。凡病属阴阳两虚，中气不足，而非肠胃壅滞，宿食胀满者，悉在所忌。

大腹皮

味辛，微温，无毒。主冷热气攻心腹，大肠壅毒，痰膈醋心。并以姜、盐同煎。入疏气药良。

大腹皮，即槟榔皮。槟榔性烈，破气最捷。腹皮性缓，下气稍迟。入脾、胃二经。暖胃，豁痰下行破气，皆辛温走散之功。

同白术、茯苓、车前子、木瓜、桑白皮、五加皮、猪苓、泽泻、薏苡仁、蠡鱼，治水肿有效；虚者加人参。

性与槟榔相似，病涉虚者，概不可用。

乌 药

［批］上气喘急。

味辛，温，无毒。主中恶心腹痛，蛊毒疰忤鬼气，宿食不消，天行疫瘴，膀胱肾间冷气攻冲背膂①，妇人血气，小儿腹中诸虫。猫犬百病并可磨服。

乌药禀地二之气，故味带苦，气微香。气厚于味，阳也。入胃、肾经。时珍曰：上理脾胃之气，下通少阴肾经，辛温暖

---

① 膂（lǚ旅）：脊梁骨。

胃，辟恶散寒，能通血凝气滞，性善下走，故降肾气攻冲之逆。

同沉香、木香、白豆蔻、香附、橘皮、槟榔，治妇人气实，暴气壅胀。同人参、沉香、槟榔，各磨浓汁七分，煎，细细咽之，严氏名四磨汤。治七情郁结，上气喘急，乃降中兼升，泻中带补之法也。

辛温散气之品，病属气虚者忌之。时医多以香附同用，治女子一切气病。然气有虚实寒热，冷气暴气用之固宜，虚气热气用之贻害。故妇人月事先期，小便短赤，及咳嗽内热，口渴口干舌苦，不得眠，一切阴虚内热之病，皆不宜服。

沉 香

[批] 过忍小便转胞。

味辛，微温，无毒。主风水毒肿，祛恶气。调中补五脏，益精壮阳，暖腰膝，止转筋吐泻冷气，破癥癖，冷风麻痹，骨节不任，风湿皮肤瘙痒，气痢。

沉香禀阳气以生，得雨露之精而结，其气芬芳，气厚味薄，可升可降，阳也。入心、肝、肾、脾、胃经。李珣主心腹痛，中恶鬼疰，清人神。元素补右肾命门相火。时珍治上热下寒，气逆喘急，乃芬芳开郁、辟邪降火药也。

同人参、菖蒲、远志、茯神、枣仁、生地、麦冬，治思虑伤心，心气郁结不舒。得木香、藿香、砂仁，治中恶，腹中疗痛，一切恶气。同苏子、橘红、枇杷叶、白豆蔻、人参、麦冬，治胸中气结，或气逆不快。同木香各二钱，为末，白汤空腹，治胞转不通，非小肠、膀胱、厥阴受病，乃强忍房事，或过忍小便所致，当治其气则愈，非利药可通。服之，以通为度。

凡冷气、逆气、气郁、气结，殊为要药。然而中气虚，气不归元者忌之。心经有实邪者忌之。非命门真火衰者，不宜入下焦药用。

丁　香

[批] 食蟹致伤。

味辛，温，无毒。主温脾胃，止霍乱壅胀，风毒诸肿，齿疳䘌，能发诸香，消疰癖，治虚哕，小儿吐泻，痘疮胃虚灰白不发。

丁香禀纯阳之气，气厚味薄，升也，阳也。入脾、胃经。脾胃为仓廪之官，饮食生冷，脾胃受伤，则为壅塞胀满，霍乱吐泻。此药辛温，暖脾胃而行滞气，气香能走窍而除秽浊也。

同白豆蔻、藿香、陈皮、厚朴、砂仁，治霍乱因于寒，加生姜、半夏治呕吐因于寒冷伤胃，或寒月饱食受寒腹痛甚。同砂仁、厚朴、干姜、橘皮、草果、苍术、木香、麦芽，治小儿伤生冷腹痛。单用，为末，姜汤服五分，治食蟹致伤。

一切有火热证者忌之。非属虚寒，概勿施用。

檀　香

味辛，温，无毒。主中恶鬼气，杀虫，心腹痛，霍乱，噎膈吐食。

檀香，东垣曰引芳香之物，上至极高之分。元素散冷气，引胃气上升，进饮食。乃芬芳开发，辟恶散结除冷之药也。非上乘沉水者不入药。

苏合香

[批] 苏合丸。

味甘，温，无毒。主辟恶，杀鬼精物，温疟虫毒痫痓，去三虫，除邪，令人无梦魇。久服通神明。

苏合香，诸香之气而成，能通诸窍脏腑，辟除不正之气，逐邪开郁之药也。

同冰片、乳香各一两，木香、附子、青木香、檀香、沉香、丁香、麝香、荜拨、诃黎勒、朱砂、犀角各二两，为末，安息香末二两，无灰酒熬成膏，入苏合油内加炼蜜，和末成剂，蜡纸包收，每服旋丸，梧子大，四丸，老人小儿一丸，井华水温冷任意化服，名苏合香丸，治传尸骨蒸，痊忤鬼气，卒心痛，时气鬼魅瘴疟，小儿惊痫客忤，大人中风、中气、狐狸等病。

安息香

味辛、苦，平，无毒。主心腹恶气，鬼痊，劳瘵，传尸。

安息香禀火金之气，气平芬香。气厚味薄，阳也。入手少阴心经。心主藏神，神昏则恶鬼气易侵，芬香则辟诸邪而通神明。

同鬼臼、乌犀角、牛黄、丹砂、乳香、苏合香、龙齿、雄黄、麝香，治鬼痊尸痊，杀瘵虫，寐魇暴亡，及大小儿卒中邪恶气。

病非关邪恶气侵犯者，不宜服。

龙脑香

［批］鼻中息肉。伤寒舌出。

味辛、苦，微寒，无毒。主心腹邪气，风湿积聚，耳聋，明目，祛目赤肤翳，伤寒舌出，小儿痘陷，通诸窍，散欲火。

龙脑香即冰片，禀火金之气。其香为百药之冠。凡香之甚者，性必温热。李珣言温，元素言热是矣。气芳烈，味大辛，阳中之阳，升也，散也。走窜开窍，无往不达。芳香之气，能辟邪恶；辛温主散，引火外出，皆善走通窍之力耳。

同乳香、没药、雄黄、红药子、乌鸡骨、白及、白蔹、桑硇、牛黄，敷一切疗肿痈疽，神效。单用为末，点目生肤翳。单用为末，治鼻中息肉垂下者，点之自入。独用半分，为末掺，伤寒舌出过寸者，随手而愈。

宗奭云：此物通利关膈热塞，大人小儿风涎闭塞，及暴得惊热，甚为济用，然非常服之药。震亨云：龙脑属火，世知其寒而通利，未达其热而轻浮飞越。杲曰：龙脑入骨，风病在骨髓者，宜用之为引经，若风在血脉肌肉，辄用脑、麝，反引风入骨髓，如油入面，莫之能出也。观三公之言，则龙脑不可轻投。凡中风，非外来之风邪，乃因气血虚而病者忌之。小儿吐泻后成惊者，为慢脾风，切不可服。目昏暗，属肝肾虚者勿入点药，设误点之，必致昏暗难疗。

吴茱萸

［批］肝火吞酸。

味辛，温，有小毒。主温中，下气，止痛，咳逆寒热，除湿、血痹，逐风邪，开腠理，祛痰冷，逆气，饮食不消，心腹诸冷绞痛，中恶，心腹痛，开郁化滞。治吞酸，利五脏。

吴茱萸禀火气以生，气味俱厚，浮而降，阳中阴也。入脾、胃、肝、肾经。时珍云：所治之证者，皆取其散寒温中，燥湿解郁之功也。

同人参、生姜、大枣，仲景名吴茱萸汤，治少阴病吐利，手足厥冷，烦躁欲死者；又治厥阴病，干呕吐涎沫，头痛者。同当归、芍药、甘草、通草、桂枝、细辛、生姜，名当归四逆汤，治厥阴病，手足厥冷，脉细欲绝者。同黄连、白芍，名戊己汤，治下痢赤白，腹痛。君黄连，名左金汤，治肝火冲逆，胁痛，呕吐吞酸。

阳厥似阴，手足虽逆冷，而口多渴，喜饮水，大小便秘结，小便或通，亦赤亦涩短少，此火极似水。《内经》谓：诸禁鼓栗如丧神守，皆属于火是也。此与桂、附、干姜之类同忌。呕吐，咳逆上气非风寒外邪及冷痰宿水所致者，不宜用。腹痛属血虚有火者，不宜用。小肠疝气，非骤感寒邪，及初发一二次者，不宜用。霍乱转筋，由于脾胃虚弱冒暑所致，非寒湿生冷干犯肠胃者，不宜用。一切阴虚之证，及五脏六腑有热无寒之人，法所咸忌。

蜀 椒

[批] 收轻粉毒，肾虚耳鸣耳聋，水气肿满。

味辛，温、大热，有毒。主邪气咳逆，温中，逐骨节皮肤死肌，寒湿痹痛，下气，除六腑寒冷，伤寒，温疟，大风汗不出，心腹留饮宿食，肠澼下痢，泄精，女子字乳余疾，散风邪，癥结水肿，黄疸，鬼疰蛊毒，杀虫鱼毒。久服开腠理，通血脉，坚齿发，调关节，耐寒暑，头不白，轻身。

椒目：味苦、辛，无毒。主十二种水气胀满，利小便，及肾虚耳卒鸣聋，膀胱急。

蜀椒禀火金之气，得南方之阳，气味俱厚，阳也。入手足太阴，兼手厥阴经。能补右肾命门相火元阳，破一切幽暗阴毒之邪，乃温脾胃、命门之圣药。

同女贞子、牛膝、地黄、何首乌、旱莲草、枸杞子、没食子、桑椹、黄柏、人参、南烛子，能乌须发，悦颜色。空心单服，能收水银、轻粉毒。入仲景乌梅丸，治蛔厥。椒目同巴豆、菖蒲，研细，以松脂、黄蜡溶和为梃①，纳耳中抽之，治肾虚耳中如风水鸣，或如钟磬之声，卒暴聋者。独用，炒，捣细，

---

① 梃：棍棒。

每酒服方寸匕，治水气肿满。

　　纯阳之气，虽除寒湿，散风邪，然肺胃素有火热，或咳嗽生痰，或大肠积热下血，咸不宜用。凡泄泻由于火热暴注，而非积寒虚冷者忌之。阴痿脚弱，由于精血耗竭而非命门火衰虚寒所致者，不宜下焦药用。一切阴虚阳盛，火热上冲，头目肿痛，齿浮，口疮，衄血，耳聋，咽痛，舌赤，消渴，臃肿，咳嗽，咯血吐血等证，法所咸忌。

胡　椒

　　味辛，大温，无毒。主下气，温中，祛痰，除脏腑中风冷。

　　胡椒禀天地纯阳之气，气味俱厚，阳中之阳也。入胃、大肠经。温暖肠胃而散风冷，和调脏腑而降痰气。

　　辛温大热之药。凡胃冷呕逆，宿食不消，或霍乱气逆，心腹冷痛，或大肠虚寒，完谷不化，或寒痰冷积，四体如冰，兼杀一切鱼鳖蕈肉等毒，诚为要品。如血分有热，与夫阴虚发热咳嗽，吐血，咽干口渴，热气暴冲，目昏，口臭，齿浮，鼻衄，肠风脏毒，痔漏泄澼等证，切勿轻饵。误服，能令诸证即时作剧，慎之！

乳　香

　　［批］玉茎作肿。

　　味辛、苦，微温。主风水毒肿。祛恶气伏尸，瘾疹痒毒，消痈疽诸毒，托里护心，活血定痛，伸筋，治妇人产难，折伤。

　　乳香得木气而兼火化，气厚味薄，阳也。入心、肝、脾经。辛香能散一切留结。日华云：煎膏止痛长肉。藏器疗诸疮令内消。故今人以治内伤诸痛及肿毒，内服外敷之用也。

　　同紫花地丁、白及、白蔹、金银花、夏枯草、白芷、连翘、贝母、甘菊、甘草、穿山甲、没药，治一切痈疽疔肿。同续断、牛膝、当归、红曲、丹皮、没药、地黄、川芎，治内伤胸胁作痛。同没药、牛膝、泽兰、黑豆、蒲黄、五灵脂、延胡索、丹皮、山楂，治产后儿枕作痛。入一切膏药，能消毒止痛。同葱白，捣敷玉茎作肿。

痈疽已溃，及消疮脓多时，不宜遽用。

没 药

［批］金刃伤，筋骨损伤。

味苦、辛，无毒。主破血止痛，疗金疮，杖疮，诸恶疮，痔漏，卒下血，目中翳晕痛肤赤，散血消肿，定痛，生肌。

没药禀金水之气，气薄味厚，阴也，降也。入足厥阴肝经。入血分散瘀血，苦泄辛散之力也。

同延胡索、乳香、干漆、鳖甲、琥珀为末，治产后血晕，神效。用人参、泽兰、生地、益母草、苏木，作汤送前药，治儿枕痛，及恶露未尽，腹痛寒热等证立效。同乳香、白及、白蔹、紫花地丁、半枝莲、夏枯草、忍冬藤、连翘、甘菊、贝母，治一切痈疽疔肿。同乳香、当归、丹皮、牛膝、续断、川芎、降香、穿山甲，治内伤胸胁骨痛。同乳香各一钱为末，童便酒各半盏，温化服，治金刃伤未透膜者。同乳香各五钱，炒米粉四两，酒调成膏，摊贴筋骨损伤。入一切膏药，能消毒止痛长肉。

孕妇不宜服。凡骨节痛及胸腹胁肋，痛非瘀血停留，而因于血虚者不宜用。产后恶露过多，腹中虚痛者不宜用。痈疽已溃不宜用。目赤肤翳，非血热甚者，亦不宜用。其功善通壅滞之血，血行则气亦流通，肿痛自止。故为诸疮痈，及金疮、杖疮、跌扑伤损、腹中血结作痛之要药，而不主诸虚也。

枫香脂

［批］贴恶疮。诸疮不合。年久牙痛。

味辛、苦，平，无毒。主瘾疹风痒，浮肿，齿痛。

枫香脂属金有火，气薄味厚，阳中之阴也。入足厥阴肝经，为活血凉血之药。

同沥青各一两，麻油、黄蜡各二钱，溶化入冷水中扯千遍，名水沉金丝膏，摊贴一切恶疮。同轻粉等分，猪脂和涂诸疮不合。同香炉内灰和匀，每旦揩擦年久牙疼。

近今为外科要药，他用甚稀。

降真香

［批］紫金散掩金疮止血。

味辛，温，无毒。主折伤，金疮，止血，定痛，消肿，生肌，烧之辟天行时气，宅舍怪异。小儿带之，辟邪恶气。

降真香，香中之清烈者也。以番舶来者，色红，香甜不辣，入药殊胜。凡上部伤，瘀血停积胸膈骨，按之痛或并胁肋痛，此吐血候也，急以此香刮末，入药煎服。治内伤，或怒气伤肝吐血，用此以代郁金，神效。独用拣最佳者，以甓瓦刮下，研末，名紫金散，掩金疮血出不止，筋骨如断，掩之血止痛定，结痂如铁，且无瘢痕。《名医录》云：曾救万人神效。

麒麟竭

［批］产后血冲，胸中血块。

味甘、咸、平，无毒。主心腹卒痛，金疮血出，破积血，止痛，生肉。

麒麟竭禀土气而兼水化。《丹房鉴源》云：禀荧惑^①之气，生阳石之阴。气薄味厚，阴也，降也。入心、肝经。苏恭主五脏邪气。李珣治伤折打损，一切疼痛。有夺命之功，为散瘀血、生新血之要药。

同乳香、没药、自然铜、麻皮灰、狗头骨煅存性、䗪虫、黄荆子、骨碎补，治一切打扑损伤。同发灰、乳香、没药、冰片、轻粉、象牙末、红粉霜，为细末，掺一切金疮及肿毒，生肌止痛。同没药各一钱，研，童便和酒服，治产后血冲心胸，喘满，命在须臾。同没药等分为末，滑石、丹皮等分，同煮过，为末，四味和匀，醋糊丸，梧子大，空心服，治胸中血块。

凡血病无瘀积者，不必用。日华云：此药性急，不可多使，却引脓。用时勿与众药同研，化作飞尘也。

黄荆子

［批］白带。

味苦，温，无毒。主除骨间寒热，通利胃气，止咳逆下气。

荆沥

味甘，平，无毒。主除风热，开经络，导痰涎。

黄荆子感仲夏之气以生，可升可降，阳也。入肝、胃经。胃为十二经脉之长，肝为风木之位，外邪伤于二经，寒热留连于筋骨，此则苦温通行散邪，胃气利而寒热除矣。

单用炒焦，为末，饮服，丹溪治心痛及妇人白带。入折伤药，能散瘀血和筋骨。沥同竹沥、姜汁热服，凡患风人常宜之。

① 荧惑：荧惑星即火星，由于火星呈红色，荧荧像火，亮度常有变化；而且在天空中运动，有时从西向东，有时又从东向西，情况复杂，令人迷惑，所以我国古代叫它"荧惑"，有"荧荧火光，离离乱惑"之意。

荆实，病非干外邪者，一概不宜用。震亨曰：二沥同功，并以姜汁助送，则不凝滞。但气虚不能食者用竹沥，气实能食者用荆沥。

蔓荆子

味苦、辛，微寒、平、温，无毒。主筋骨间寒热，湿痹拘挛，明目坚齿，利九窍，祛白虫，主风头痛，脑鸣，目泪出，益气。久服令人光泽。

蔓荆子禀阳气以生，得金化而成，气清味薄，浮而升阳也。入足太阳、厥阴、阳明经、足太阳膀胱之脉。夹脊循项而络于脑，目为足厥阴肝开窍之位。齿虽属肾而床属足阳明胃，能散三经风寒湿邪，则诸证悉除矣。

同菊花、荆芥、酒炒黄芪、乌梅、芽茶①、刺蒺藜、川芎、羌活、黑豆、土茯苓，治偏正头风，目将损者。

头目痛不因风邪，而由于血虚有火者忌之。元素云：胃虚人不可服，恐生痰疾。

辛 夷

味辛，温，无毒。主五脏身体寒热，风头脑痛，面䵟，温中解肌，利九窍，通鼻塞涕出，治面肿引齿痛，眩冒，身兀兀如在车船之上。生须发，祛白虫。久服下气，轻身明目。

辛夷禀春阳之气，清香味薄，浮而散阳也。入肺、胃经。鼻为肺窍，头为诸阳之首，三阳脉会于头。而此药辛温解肌散表，芳香上窜头目，能逐阳分风邪。

同菊花、苍耳子、薄荷、细辛、甘草、羌活、藁本、防风、

---

① 芽茶：最嫩的茶叶。宋·熊蕃《宣和北苑贡茶录》："凡茶芽数品，最上曰小芽，如雀舌、鹰爪，以其劲直纤锐，故号芽茶。"

川芎，治风寒入脑头痛，或鼻塞流涕，或鼻渊涕下不止腥臭。

辛香走窜之性，气虚人不宜服。虽偶感风寒，鼻窍不通，亦不宜用。头脑痛属血虚火炽，及齿痛属胃火者，皆不宜用。

竹 叶

［批］心虚不眠，中风口噤。

味辛，大寒，无毒。主胸中痰热，咳逆上气，凉心经，止消渴。

竹茹

味甘，微寒，无毒。主呕哕①，温气寒热，吐血，崩中。

竹沥

味甘，大寒，无毒。主暴中风，风痹，胸中大热，止烦闷，消渴，劳复。

竹叶禀阴气以生，气薄味厚，阴中微阳，降也。入心、胃经。杲曰：除新久风邪之烦热，止喘促气胜之上冲。竹茹与竹同本，得土气偏多，故入胃而解胃虚有热，竹沥之津液也。震亨主中风失音不语，痰在胸膈，使人癫狂，痰在经络、四肢及皮里膜外者，非此不行不达。时珍治子冒风雨痓，性滑流利，走窍逐痰，为中风家阴虚痰结之要药。

叶同麦冬、枣仁、远志、丹参、茯神、丹砂、犀角，治心经蕴热，虚烦不眠。煎汤，调炒枣仁末五钱，临卧服，治心虚不眠。入白虎汤治伤寒烦热，大渴引饮。

竹茹同木瓜、橘皮、麦冬、枇杷叶、人参、石斛、芦根，治胃虚有热，呕哕不止。

沥同贝母、瓜蒌仁、霞天膏、白芥子、苏子、橘红、郁金、

---

① 哕：同"哕"，干呕。

童便、麦冬，治似中风口眼㖞斜，语言謇涩，或半身不遂等证。和姜汁日饮，《千金》治中风口噤。

胃寒呕吐，及感寒挟食作呕者，竹茹忌用。

寒痰，湿痰，及饮食生痰，勿用竹沥。

天竺黄

味甘，寒，无毒。主小儿惊风天吊，镇心，明目，祛诸风热，疗金疮，滋养五脏。

天竺黄，竹之津气结成。气味功用与竹沥同，而无寒滑之害。气微寒，性稍缓，入手少阴心经，为小儿家要药。小儿惊风天吊，诸风热，犹大人热极生风之候也。此药除热养心，豁痰利窍，取其甘寒凉血清热之功。

同牛黄、犀角、丹砂、茯神、琥珀、枣仁、远志、钩藤，治小儿惊痫癫疾，有痰者加胆南星、贝母、竹沥；属虚者去胆星加人参。

除惊痫痰热，外无别用。

蛀竹屑

[批] 湿毒臁疮，耳出臭脓。

味甘，平，无毒。主蚀脓长肉。

蛀竹屑，竹之蚀气尚存，甘能解毒而兼散，为蚀脓长肉之药。

同象牙末、珍珠、白矾等，能消漏管。同黄柏末等分，搽湿毒臁疮。同胭脂胚等分，麝香少许，吹耳出臭脓。

外敷用不入煎。

雷　丸

味苦、咸，寒、微寒，有小毒。主杀虫，逐毒气，胃中热。

利丈夫，不利女子。作摩膏，除小儿百病，逐邪恶风汗出，皮中热，结积蛊毒，白虫、寸白自出不止。久服令人阴痿。

雷丸禀竹之蚀气，兼地中阴水之气。气薄味厚，阴也，降也。入手足阳明经。凡小儿好食肥甘肠胃类，多湿热虫积，此药苦能杀虫除湿，寒能清热消积也。

同芜荑、使君子、芦荟、五谷虫、胡黄连、青黛，治小儿疳蛔，有神。同槟榔、鹤虱、楝根、贯众、牵牛、锡灰、薏苡根，杀肠胃一切虫。

除杀虫外无他用，惟赤色者能杀人，细择去用。

芜　荑

［批］制杀诸虫，疳热有虫。

味辛、苦，温、平，无毒。主五内邪气，散皮肤骨节中淫淫温，行毒，去三虫，化食，逐寸白，散肠中嗢嗢①喘息。

芜荑禀金气于春阳之令，虽能除风淫邪气之为害，而其功专走肠胃，杀诸虫，消食积，为小儿疳泻冷痢必资之药。

同肉豆蔻、胡黄连、芦荟、使君子、青黛、五谷虫、雷丸、槟榔、橘皮，治小儿疳热泻痢，及腹大羸瘦面黄，好吃泥土。同槟榔等分，生为末，蒸饼丸，梧子大，每服二十丸，白汤下，制杀诸虫。同黄连各一两，为末，猪胆汁七枚，和入碗内，饭上蒸，入麝香半钱，汤浸蒸饼和丸，绿豆大。每服五七丸至二十丸，米饮下，治疳热有虫瘦悴，久服充肌。

除疳证杀虫外，他用甚稀。

赤柽柳

味甘、咸，温，无毒。主剥驴马血入肉毒，取以火炙熨之，

---

① 嗢嗢（wà 哇）：反胃欲呕的声音。

亦可煮汁浸之。

赤柽柳俗名西河柳，禀春阳之气，凌冬不调，浮而升，阳也。入心、肺、胃经。解血分之毒。近世用治痧疹热毒不能出，为透发之神药。

同石膏、知母、薄荷、荆芥、元参、牛蒡子、麦冬、竹叶、连翘、黄芩、甘草之属，治痧疹发不出，或虽发不透；如热甚毒炽，舌生芒刺，大渴，谵语，斑色紫黑者，加入三黄石膏汤内，大效。单用及兼各药，并主痧疹首尾诸证。

除痧疹外，他用甚稀。

蕤　仁

味甘，温、微寒，无毒。主心腹邪热结气，明目，目赤痛伤，泪出，目肿眦烂，齆鼻，破心下结痰痞气。

蕤仁得土气以生，气薄味厚，肠中阴也。入肝经。功能散风除热，和肝疗目。

凡目病关风热，因于肝肾两虚者，不宜用。

猪　苓

味甘、苦，平，无毒。主痎疟，利水道。疗肿胀，满腹急痛，除湿，去心中懊恼，妊娠子淋胎肿。

猪苓禀戊土之阳，得风木之阴。气味俱薄，阳中之阴，降也。入足太阳膀胱、足少阴肾经，为淡渗利窍要药。

入五苓散，为除湿之要药。佐白芍、茯苓、人参、橘皮、术、泽泻，治水肿之属阳分者；佐白芍、生地、桑寄生、桑白皮、茯苓、泽泻、琥珀、石斛、薏苡仁、肉桂，治水肿之属阴分者，均为要药。

淡渗太燥，能亡津液，无湿证者勿服。

五加皮

［批］敷囊湿。

味辛，温，无毒。主心腹疝气腹痛，益气疗躄①，小儿不能行，疽疮阴蚀，男子阴痿囊下湿，小便余沥，女人阴痒，及腰脊痛，两脚疼痹风弱，五缓虚羸，补中益精，坚筋骨，强志意。久服轻身耐老。

五加皮在天为五车星之精，在地得火金之味。气味俱厚，沉而阴也。入肝、肾经。为辛温散风寒，苦能燥湿邪之药。

同牛膝、木瓜、黄柏、麦冬、生地、薏苡仁、石斛、虎胫骨、山药，治湿热痿痹，腰以下不能行动。同续断、杜仲、牛膝、山茱萸、巴戟天、补骨脂，治肾虚寒湿客之作腰痛。同白术、苍术、萆薢、石菖蒲、薏苡仁、刺蒺藜、菊花、防风、羌活、独活、白鲜皮、石斛，治风寒湿成痹。同菖蒲、连翘、苍术、黄柏、黄芪、薏苡仁、金银花、鳖虱胡麻、木瓜、土茯苓，治下部湿疮久不愈，兼治脓窠疮如神。同黄柏、菖蒲、蛇床子，俱为细末，敷囊湿神效。如作汤沐，加荆芥、苦参、防风。

下部无风寒湿邪而有火，及肝肾虚而有火者，并忌之。

密蒙花

味甘，平、微寒，无毒。主青盲，肤翳，赤涩多眵泪，消目中赤脉，小儿麸豆，及疳气攻眼。

密蒙花禀土气以生，蕊萌于冬而开于春，为足厥阴肝经正药。守真治羞明怕日。好古谓入肝经气血分，润肝燥。肝开窍于目，虚而有热者，以此补血除热，肝血足而目疾瘳，目得血

---

① 躄（bì 必）：跛脚。

而能视也。

同木贼、生地、蝉蜕、沙蒺藜、谷精草、决明子、羚羊角，治青盲翳障。同菊花、枸杞子、生地、沙蒺藜、谷精草，治肝肾虚，目不能远视。同黄连、赤芍、防风、荆芥、黄柏、甘菊花、甘草、龙胆草，治风热湿热眼赤痛。同胡黄连、白芜荑、使君子、蝉蜕、木贼、芦荟，治小儿疳积，眼目不明。

疗眼疾外，无他用也。

胡桐泪

［批］牛马急黄黑汗，牙疳宣露，牙齿蠹黑。

味咸、苦，大寒，无毒。主大热毒，心腹烦满，水和服之取吐。牛马急黄黑汗，水研三二两灌之，立瘥。

胡桐泪禀地中至阴之气，而兼水化。气味俱厚，阴中之阴也。入足阳明经。日华治风虫牙齿痛。李珣治骨槽风，齿蠹。元素言瘰疬并非此不能除。皆资其苦能杀虫，咸能入骨软坚，大寒能除极热之用也。

同枸杞根，煎水热漱，治牙疳宣露，脓血臭气者。同丹砂减半，入麝少许，为末，掺牙齿蠹黑，乃肾虚有热也。

除口齿药外，他用甚稀。

海桐皮

［批］风湿热注下焦，腰膝痛不可忍。敷癣。

味苦，平，无毒。主霍乱，中恶，赤白久痢。除疳蠹疥癣，牙齿虫痛。水浸洗目除肤赤。

海桐皮禀木中阴气，气薄味厚，阴中阳也。入脾、胃经。李珣治腰脚不遂，血脉顽痹，腿膝疼痛，以其能散风祛湿也。

同薏苡仁各二两，牛膝、川芎、羌活、地骨皮、五加皮各一两，甘草半两，生地黄十两，并净洗焙干锉细，以绵包裹，入无灰酒二斗浸之，冬二十七日，夏一七日，空心饮一盏，每日早、午、晚各饮一盏，长令醺醺。合时不得添减，禁毒食。治风湿热流注下焦，腰膝痛不可忍，若阴虚血少火炽而得者勿服。同川槿皮、轻粉、蛇床子、山大黄，为末，敷癣疮。

腰痛，非风湿者不宜用。

石楠叶

味苦、辛，平，有毒。主养肾气，内伤阴衰，利筋骨皮毛，疗脚弱，五脏邪气，除热。女子不可久服，令思男。

石楠叶得火金之气，可升可降，阴中阳也。入肝、肾经。功能补肾气，助阳火，利筋骨，健脚弱。时珍曰：古方为风痹肾弱要药。

同巴戟天、肉苁蓉、锁阳、鹿茸、枸杞子、山茱萸，治肾经虚寒，精滑精冷。同刺蒺藜、桑叶、何首乌、淫羊藿、巴戟天、五加皮、菟丝子、威灵仙、虎骨，治肝肾为风寒湿所乘，以致痹弱不能行动。

肾虚而阳道数举者，不宜用；脚弱由于肝肾虚，而不由于风寒湿客下部者，不宜用。

诃黎勒

味苦，温，无毒。主冷气心腹胀满，下食。

诃黎勒，宗奭云其味苦涩，苦所以泄，涩所以收，温所以通，故虽涩肠而又泄气也。甄权用以止水道。萧炳用以止肠澼久泄。日华用以疗肠风泻血，带下。震亨用以实大肠。皆苦涩收敛治标之功。

时珍曰：同乌梅、五倍子则收敛；同橘皮、厚朴则下气；

同人参则补肺，治肺虚受寒喘嗽。得橘皮、砂仁，主冷气入内，心腹胀满，及因寒食不下。得益智，止气虚寒小水不禁，佐樗根白皮，止肠澼泻血；佐白术、莲肉，止久泄因于虚寒。同蛇床子、五味子、山茱萸、杜仲、续断，止虚寒带下。同人参、肉豆蔻，则实大肠。

　　凡咳嗽因于肺有实热；泄泻因于湿热所致；气喘因于火逆冲上；带下因于虚热而不因于虚寒；及肠澼初发，湿热正盛；小便不禁，因于肾家虚火，法并忌之。至于滞下本于湿热，喘嗽实由肺火，用之立致杀人。宜当深戒。

橡　实

　　［批］下痢脱肛。

　　味苦，微温，无毒。主下痢，厚肠胃，肥健人。

　　壳味涩，温，无毒。为散，及煮汁服，止下痢。并堪染皂。

　　橡实感天地微阳之气，兼秋时收敛之性，气薄味厚，阳中阴也。入手足阳明、足太阴、少阴经。日华主涩肠止泻，煮食能止饥御欠岁。皆收涩温中之效。

　　单用，烧存性，为末，猪脂和，敷下痢脱肛。

　　湿热作痢者不宜用。

椿根白皮

　　［批］大肠风虚，下痢脓血。妇人白带，休息久痢。

　　味苦，温，无毒。主疳䘌。樗根尤良。祛口鼻疳虫，杀蛔虫、疥䘌、蛊毒，下血，及赤白久痢，止女子血崩，产后血不止，赤白浊，赤白带，肠滑泻，缩小便。

　　叶：味苦，温，有小毒。主洗疮疥风疽。

　　椿樗禀地中阴气。甄权言微热，震亨言凉燥，乃微寒枯燥之药。入手、足阳明经。所治诸证皆取其苦能燥湿，寒能除热，涩能收敛之功。

同人参等分，为末，每服二钱，空心米饮调服，治大肠风虚，饮酒过度，挟热下利脓血痛甚，多日不瘥。忌油腻、湿面、青菜、果子、甜物、鸡、猪、鱼、羊、蒜、薤等。同滑石等分，为末，粥丸，梧子大。每空腹白汤下一百丸，治妇人白带。同诃黎勒各半两，母丁香三十个，为末，醋糊丸，梧子大，每服五十丸，治休息痢疾，日夜无度，腥臭不可近，脐腹撮痛。

脾胃虚寒，及崩带属肾家真阴虚者，皆忌之。震亨云：治泄泻有除湿实肠之力。凡滞下积滞未尽者，不宜遽用。

郁李仁

味酸，平，无毒。主大腹水肿，面目四肢浮肿，利水道。

郁李仁得水气而兼金化。元素言味辛苦。性润而燥，阴中之阳，降也。入脾及大、小肠经。主破血润燥。甄权主肠中结气，关格不通。东垣专治大肠气滞，燥涩不通。

同当归、地黄、麻仁、麦冬、桃仁、生蜜、肉苁蓉，治大便燥结不通。甚者加大黄。

性专下降，善导大肠燥结，利周身水气。然下后令人津液亏损，燥结愈甚，乃治标救急之药。津液不足者，慎勿轻用。

楝 实

[批] 热厥心痛。

味苦，寒，有小毒。主温疾，伤寒大热烦狂，杀三虫、疥疡，利小便水道。

根：味微苦，寒，微毒。疗蛔虫，利大肠。

楝实即金铃子，禀天之阴气，地之苦味，气薄味厚，阴也，降也。时珍曰：导小肠、膀胱之热，引心包相火下行，心腹痛及疝气为要药。元素曰：热厥暴痛，非此不能除。

同延胡索等分，为末，每服三钱，温酒调下，治热厥心痛。同牛膝、木瓜、橘核、荔枝核、杜仲、巴戟天、茴香、乌桕树子，治肾虚疝气。根同白芜荑、槟榔、鹤虱、黄连、牵牛、雷丸、使君子、锡灰、乌梅、芦荟，杀肠胃一切虫。

脾胃虚寒者，不宜用。

苏方木

味甘、咸，平，无毒。主破血。产后血胀闷欲死者，水煮五两服。

苏方木禀水土之气，降多于升，阳中阴也。入心、肝、胃经。日华主妇人血气心腹痛，月候不调及褥劳，排脓止痛，消痈肿，扑损瘀血，女人失音血噤。《海药》主虚劳，血癖，气壅滞，产后恶露不尽，心腹搅痛及经络不通。悉取其入血行血，有软坚润下之功，故能祛一切凝滞留结之血，妇人产后，尤为所需。

同泽兰、川芎、麦冬、生地、蒲黄、人参、童便、益母草、牛膝、黑豆、荆芥穗，治产后血晕，有神。同山楂、延胡索、丹皮、泽兰、当归、五灵脂、赤芍、红花，治产后儿枕作痛；加乳香、没药，治产后血癖不消，因寒而得者，加炒黑干姜、桂各少许。同延胡索、丹皮、牛膝、当归、地黄、芍药、续断，治妇人月候不调。煎浓汁，加乳香、没药、血竭、䗪虫、麻皮灰、黄荆子等末，量病轻重，调服四五钱，治跌扑损伤，神效。

产后恶露已尽，由血虚腹痛者，不宜用。

干 漆

［批］煅烟禁用。产后青肿，漆疮。

味甘、辛、苦、咸，温，无毒。主绝伤，补中，续筋骨，填髓脑，安五脏，缓六急，风寒湿痹，疗咳嗽，消瘀血，痞结腰痛，女子疝瘕，利小肠，祛蛔虫。

漆叶：主五尸，劳疾，杀虫。

干漆禀火金之气，火金相搏未免有毒，《别录》言之当矣。气味俱厚，阳中阴也。能杀虫消散，逐肠胃一切有形之积滞。元素谓削年深坚结之积滞，破日久凝结之瘀血。入肝行血之药也。

同䗪虫、桃仁、当归、红花、苏木、丹皮、五灵脂、延胡索、牛膝，治腹中瘀血作痛；或产后恶寒，恶露未尽，结成痞块作痛者，加干姜、泽兰。同楝根、鹤虱、槟榔、锡灰、薏苡根、乌梅、龙胆草，能杀肠胃一切诸虫。同牛膝、丹皮、续断、赤芍、桃仁、乳香、没药、红花、延胡索、鳖甲，治女子月闭；因于瘀血，脐腹作痛畏寒，如不发热，不口渴者，可加桂。同麦芽等分，为末，新瓦罐相间铺满，盐泥固济，煅赤，放冷研散，每服一二钱，热酒下，治产后青肿疼痛，及血气水疾。同豨莶叶、生地、天冬、半枝莲、何首乌、胡麻、荆芥、苦参，可疗紫云风。入仲景大黄䗪虫丸，治五劳极虚羸瘦，腹满不能饮食，内有干血，肌肤甲错。

瘀血得之即化为水，消散之功可知。凡经闭由于血虚，而非有瘀血结块阻塞者，切勿轻耳。误中其毒者，多食蟹及干豆汤解之。生漆疮者，用杉木汤浴，或紫苏、漆姑草、蟹汤皆良。

紫葳花

味酸，微寒，无毒。主妇人产乳余疾，崩中，癥瘕，血闭寒热。

紫葳花，即凌霄花。禀春气以生。入手、足厥阴经。时珍曰：行血分，能祛血中伏火，入肝行血之峻药。

同当归、红花、川芎、牛膝、地黄、延胡索、桃仁、苏木、五灵脂，治壮实妇人经闭。

其功长于破血消瘀。凡妇人血气虚者，一概勿施。胎前断不宜用。

棕榈皮

[批] 血淋。

味苦，涩，平，无毒。主止鼻衄，吐血，破癥，治肠风，赤白痢，崩中，带下。烧存性用。

棕榈皮禀微阳之气。烧灰用者，凡血得热则行，得黑灰则止，苦能泄热，涩可去脱也。凡失血过多，内无瘀滞者，用之切当。与乱发灰同入更良。单用，半烧半炒，为末，每服二钱，治血淋，不止甚稀。如暴得吐血，瘀滞方动；暴得崩中，恶露未竭。湿热下痢，初发肠风，带下方炽，悉不宜遽用。用亦无效，入药须年久者良。

楮　实

[批] 肝热生翳。

味甘，寒，无毒。主阴痿，水肿，益气，充肌，明目。久服不饥不老。

楮实禀土气以生，气薄味厚，阴也，降也。入足太阴脾经。单用，为末，食后蜜汤服一钱，治肝热生翳。

虽能消水补脾，然气微寒，脾胃虚寒者勿服。

皂　荚

[批] 二便不通，年久瘰疬，大风恶疾。涂癣。

味辛、咸，温，有小毒。主风痹死肌，邪气风头泪出，利九窍，杀精物，疗腹胀满，消谷，除咳嗽，囊结，妇人胞不落。可为沐药。

子：味辛，温，无毒。炒，舂去赤皮，以水浸软，煮熟，糖渍食之，疏导五脏风热壅，治大肠虚秘，瘰疬，恶疮肿毒。

刺：味辛，温，无毒。治痈肿，妒乳①，疬风恶疮，胎衣不下，杀虫。

皂荚禀木气而兼火金之性，气味俱厚，浮而散，阳也。入肝、肺、大肠三经气分，禀辛散温通，咸以软坚之性，有开窍横走，宣壅导滞之能。

刺性锐利，能直达疮所，为痈疽、妒乳、丁肿未溃之神药。同珍珠、象牙末、牛黄、冰片、白僵蚕、滴乳石②、土茯苓，治蛀疳神效。同蝉蜕、僵蚕、杏仁、芭蕉根、土茯苓、独核肥皂仁、白鲜皮、连翘、薏苡仁、萆薢、汉防己，治下疳广疮，神效。同连翘、白芷、甘菊、紫花地丁、白及、金银花、甘草、牛蒡子、茜草、地榆，治下部痈疽肿毒。单用烧研，粥饮下三钱，治二便关格立通。子一百粒，拣不蛀者，用米醋一升，硼砂二钱，同煮干，炒令酥，治年久瘰疬。看病子多少，如一个服一粒，十个服十粒，细嚼米饮下，酒浸煮服亦可。虚人不可用硼砂。刺用米醋作煎，涂癣疮有奇效。独用，烧灰，蒸一时久，日干为末，食后浓煎大黄汤调饮之。治大风恶疾，双目皆盲，眉毛自落，鼻梁崩倒，势不可救。服之，一旬眉发再生，肌润目明。

功能利九窍，散风邪，洗垢腻痰涎。暴病气实者，用之殊

---

① 妒乳：是指产后乳汁正常排出受阻，乳汁郁积，导致乳房结块、疼痛的一种病证。《肘后备急方》曰："凡乳汁不得泄，内结名妒乳。"

② 滴乳石：钟乳石之别名。

效。第似中风证，由于阴虚火炎，煎熬津液，结而为痰，热极生风，以致猝然仆厥，世人多以稀涎散吐之，损其不足，竭其津液，则经络无荣养，为拘挛偏废之证，法所最忌。孕妇忌服。

刺性锋锐，凡痈疽已溃，不宜服。孕妇亦忌之。

肥皂荚

味辛，温，微毒。主祛风湿，下痢，便血，疮癣肿毒。

肥皂荚核火金之气，专能荡涤垢腻，宣通秽积。凡肠胃有垢腻，秽恶之气郁于中，则外生瘰疬、恶疮、肿毒；泄于外，则为肠风，下痢脓血。肠胃洁净，则诸证自除。

用荚去核，入斑蝥，在内扎紧，蒸，去斑蝥，加入贝母、天花粉、元参、甘草、牛蒡子、连翘，等末杵丸。每服一钱，白汤下。缪氏秘法治瘰疬，服后腹疼，系追毒方，在斑蝥条下。独核仁同猪胰子、金银花、皂角刺、芭蕉根、雪里红、五加皮、土茯苓、皂荚子、僵蚕、木瓜、蝉蜕、白鲜皮，治霉疮；久虚者，加人参、黄芪、薏苡仁，兼治结毒。

除疮毒外，他用甚稀。

大风子

［批］涂杨梅疮。

味辛，热，有毒。主风癣疥癞，杨梅诸疮，攻毒杀虫。

大风子禀火金之气，辛能散风、杀虫、燥湿，热能通行经络。时珍曰：大风油治疮，有杀虫劫毒之功。

独用，烧存性，和麻油、轻粉研涂杨梅恶疮，仍以壳煎汤洗之。

性热而燥，伤血损阴，不可多服用之，外治功不可没也。

巴　豆

［批］吹急喉痹，腐肉不落，卒耳聋。

味辛，温，生温，熟寒，有大毒。主伤寒温疟，寒热，破癥瘕结聚坚积，留饮痰癖，大腹水肿，荡涤五脏六腑，开通闭塞，利水谷道，祛恶肉鬼毒蛊疰邪物，杀虫鱼，疗女子月闭，烂胎，金疮脓血，不利丈夫阴，杀斑蝥毒。

巴豆得火烈刚猛之气，气薄味厚，可升可降，阳中阴也。入手足阳明经。禀火性之急速，兼辛温之走散，入肠胃而能荡涤一切有形积滞之物也。

同白矾枯过，去巴豆，单用，矾研细，治急喉痹，吹入喉中流出热毒涎，喉即宽，神效。吹飞丝入咽，咽喉生疮即愈。单用炒烟尽存性研膏，治痈疽溃后腐肉不落，敷上即拔毒去瘀生新。用一粒绵裹针刺孔，通气塞耳，治耳卒聋闭。在仲景三物白散治寒结胸。

元素曰：巴豆，乃斩关夺门之将，不可轻用。从正曰：伤寒痘疮，产后用之，下膈不死亦危。观二公之言，则巴豆之危害可畏也。此药火烈之气，沾人肌肉无有不灼烂，试以少许轻擦完好之肤，须臾即发出一泡，况肠胃柔脆之质，下咽徐徐而走，能免溃烂之患耶？凡一概汤剂丸散，切勿轻投，即不得已急证，欲借其开通道路之力，亦须炒熟，压令油极净，入分许即止，不得多用。

桦木皮

［批］乳痈初发，乳痈腐烂。

味苦，平，无毒。主诸黄瘅，浓煮汁饮之良。

桦木皮生西北阴寒之地，气味俱薄，降多升少，阴也。入足阳明经。苦平能除湿热，藏器治伤寒热毒疮，宗奭治肺风毒，皆取苦凉能散风邪热毒之义耳。

单用，烧存性，研无灰酒服一钱，治乳痈初发、肿痛结硬欲破，一服即瘥。用靴内年久桦皮烧灰，酒服一钱，日一服，治乳痈腐烂。

脾胃弱易于作泄忌服。

木芙蓉叶并花

[批] 痈疽腐烂，痈疽围药。

味微辛，平，无毒。主清肺凉血，散热解毒，治一切大小痈疽肿毒恶疮，消肿排脓止痛。

木芙蓉禀夏末秋初之气，味辛气凉，故能凉血解毒。时珍曰：气平而不寒不热，味微辛而性滑涎黏，其治痈肿之功，殊有神效。

单用叶或根、皮或花，或生研或干研末，名铁箍散，又名清凉膏，治一切痈疽发背，乳痈恶疮。不拘已成、未成，已穿、未穿，并用蜜调涂于肿处四围，中间留头，干则频换。初起者即觉清凉，痛止肿消；已成者即脓聚毒出；已穿者即脓出易敛，妙不可言。或加生赤小豆末，尤妙。

紫荆木并皮

[批] 肿毒敷药，发背箍药。

味苦，无毒。主破宿血，下五淋。浓煮汁服，活血行气，消肿解毒。

紫荆木皮，内禀天地清寒之性，外感南方初阳之气。入手、足厥阴经血分。时珍曰：寒胜热，苦走骨，紫入营，故能活血消肿，利小便而解毒也。

同独活各三两，赤芍药二两，木蜡一两，皆炒，生白术一两，为末，用葱汤调敷一切痈疽、发背、流注，诸肿毒疮不甚，热者酒调之，痛甚者加乳香。单用，为末，酒调敷发背初生，一切痈疽箍住，自然撮小不开。内服柞木饮子，乃救贫方也。并可内服。

除痈毒外，他用甚稀。

柞木皮

［批］痈疽发背。

味苦，平，无毒。治黄疸病。烧末水服，疗鼠瘘，难产，催生利窍。

柞木，即凿木，处处山中有之。苦能燥湿，寒能除热，兼得下走利窍之性。主黄疸者，以其能利湿热从小便出，则黄自退。性善下达，又为难产催生要药。

同干荷叶蒂、干萱草根、甘草节、地榆各一钱，水煎，早晚各一服，名柞木饮，治诸般痈肿发背。已成者，其脓血日渐干涸；未成者，其毒自消散也。忌食一切毒物。

乌桕木根皮

［批］二便关格。

味苦，微温，有毒。主暴水，癥结积聚。

乌桕木根皮，禀火金之气，性沉而降，阳中之阴也。入手、足阳明经。苦泄辛散，温通肠胃，所主功能与巴豆、牵牛大略相同。

独用，为末，热水服二钱，治二便关格，二三日则死者。

水肿，多属脾虚不能制水，以致水气泛滥。法当补脾实土为急，此药不可轻用。如果元气壮实者，暂施一二剂，病已即去之。

杉 材

味辛，微温，无毒。主疗漆疮。

杉材得阳气而兼金化。气味芬芳，可升可降，阳也。入足阳明经。苏恭疗脚气肿满，解漆气秽恶，皆从外治，内服治心腹胀痛，祛恶气。日华以治霍乱上气，假其下气散邪开发之功耳。

同橘皮、木瓜、香薷、砂仁、白扁豆、石斛，治暑月霍乱转筋。

除转筋、脚气外，他用甚稀。

樟　脑

［批］擦牙痛。

味辛，热，无毒。主通关窍，利滞气，寒湿脚气，疥癣风瘙，龋齿，杀虫辟蠹。

樟脑得纯阳之气，禀龙火之性，辛热香窜，通利关窍，逐中恶邪气，能祛湿杀虫。凡一切疥癣风瘙、湿毒疮疡等证，皆所须用。

同朱砂等分，为末，擦牙齿虫痛。

山茶花

味甘、微辛，气平，微寒。主吐血，衄血，肠风，下血。

山茶花得一阳之气，治诸血证并用红者为末。震亨以童溺、姜汁及酒调服，可代郁金，取色赤而入血分也。

木　槿

［批］擦癣。

味甘，平，滑，无毒。止肠风泻血，痢后热渴，作饮服之，令人得睡。并炒用。

花气味同皮。主肠风，泻血，赤白痢，并焙用。

木槿皮及花并滑，如葵花。寒能除诸热，滑能导积滞，清热滑利之药。能活血润燥，故今用治癣疮。皮同肥皂煎浸，水磨雄黄，擦癣疮有虫。

水杨叶嫩枝

［批］贴乳痈，浴痘浆紫。

味苦，平，无毒。主久痢赤白，痈肿痘毒。

木白皮及根气味同，枝叶主金疮痛楚，乳痈，诸肿痘疮。

水杨生涯涘之旁，得水土阴气偏多，苦凉之气能散湿泄热，故有如上诸功。魏直《博爱心鉴》云：痘疮数日，陷顶，浆滞不行，或风寒所阻者。宜用水杨枝叶，无叶用枝五斤，流水一大釜，煎汤温浴之。如冷添汤。良久，照见累起有晕丝者，浆行也。如不满，再浴之。力弱者，只洗头而手足。如屡浴不起者，气血败矣，不可再浴。始出及痒塌者，皆不可浴。痘不行浆，乃气滞血涩，腠理闭密，或风寒外阻而然。浴令暖气透达和畅，郁蒸气血通彻，每随暖气而发，行浆贯满，功非浅也。若内服助气血药，藉此升之，其效更速，百发百中。慎勿易之，诚有变理之妙也。根及皮生擂，贴乳痈疮，其热如火，再贴遂平。

卷　六

人兽畜部

发

［批］蓄血证，女劳疸。

味苦，温、小寒，无毒。主五癃关格不通，利小便水道，疗小儿痫，大人痉。合鸡子黄煎之消为水，疗小儿惊热百病，止血。鼻衄，烧灰，吹之立已。

发者，血之余也。入心、肝、肾三经。入心除热，入肾益阴，入肝益血。日华止血闷血晕，金疮伤风，血痢，及煎膏长肉，消瘀恶，悉取益血除热之功。

同败棕、陈莲蓬并烧灰，等分，每服三钱，童便、温酒调服，治诸窍出血。同猪膏和煎，发消药成，治女劳黄疸。入诸膏药内，能消毒止痛，长肉生肌。

发灰，走血分而带散。其主诸血证者，是血见灰则止，乃治标之义。若仗其补益，未必能也。经熬煅成末后，气味不佳，胃弱者勿服。入外科药，殊有神效。

头　垢

味咸、苦，温，有毒。主淋闭不通，疗噎疾。

头垢，梳上者，名百齿霜。性滑润而下走，入阳明经。

同白芷、贝母、半夏为丸，酒下，治妇人吹乳。同山慈菇、橘叶、鼠粪、人爪、蒲公英、柴胡、山豆根、白芷、连翘、贝母、夏枯草、忍冬藤，治乳岩乳痈神效。

人牙齿

[批] 痘疮倒靥，乳痈未溃，阴疽不发。

味甘、咸，热，有毒。主除劳。治疟蛊毒气。入药烧用。

牙齿，乃肾之标，骨之余也。男子三八肾气平，而真牙生，五八肾气衰，而齿槁，以肾主骨也。其主除劳治疟，盖劳乃劳极。疟亦因劳而发，皆肾家亏损，精气乏绝所致。今世稀用，惟以之治痘疮倒靥，乳痈未溃，为必须之药。

独用，煅存性，研末名人牙散。治痘疮方出为风寒外袭，或变黑，或青紫，此倒靥也。宜温肌发散，使热气复行而斑自出。若出不快而黑陷者，猭①猪血调下一钱；因误服凉药，血涩倒陷者，入麝香，温酒服之，其效如神。单用，烧，研酥，调敷乳痈未溃。同穿山甲烧炙过，各一分，为末。分作二服，用当归、麻黄煎汤下，治阴疽不发，头凹沉黯，不疼无热，内服补散不起。外以姜汁和面敷之。

时珍曰：近世用人牙治痘疮陷伏，称为神品。然一概用之，贻害不浅。夫痘疮自肾出，方长之际，外为风寒秽气所冒，腠理闭塞，血涩不行，毒不能出，或变黑倒靥，宜用此以酒、麝达之，窜入肾经，发出毒气，使热令复行，而疮自红活，盖劫剂也。若伏毒在心，昏迷不省人事，及气虚色白痒塌，不能作脓，热沸紫泡之证，只宜解毒补虚。苟误用此，则郁闷声哑，反不治之证，可不慎哉！

人 乳

[批] 眼热赤肿。

---

① 猭：同"豮"，阉割过的猪。

味甘、咸，平，无毒。主补五脏，令人肥白悦泽。

人乳乃阴血所化，生于脾胃，摄于冲任。未受孕则为月水，既受孕则留而养胎，已产则变赤为白，上为乳汁。此造化元微之妙，人身转运之神也。入心、肾、脾、肺，延年益寿之圣药。

同黄连，蒸热，洗眼热赤肿。

其性凉润，血虚有热，燥渴枯涸者宜之。若脏气虚寒，滑泻不禁，及胃弱不思食，脾虚不磨者，并不宜服。

人　胞

味甘、咸，温，无毒。主血气羸瘦，妇人劳损，面黚黑，腹内诸病。

夫人有生之初，揽父精母血以成胚胎，外有衣一层裹之，即胞也。丹书曰：天地之先，阴阳之祖，乾坤之橐龠①，铅汞之匡廓②，胚胎将兆，九九数足，乘而载之，随儿后出，故谓之河车。其色有红、紫、绿，以紫者良，此得精血之气而结，能从其类，以补精气亏损。吴球治男女一切虚损劳极，为养血、益气、补精之药。

同人参、黄芪、鹿茸、鹿角胶、当归、补骨脂、五味子、巴戟天，治真阳虚极，畏寒足冷。

此补阴阳两虚之药，以其形质亦得男女坎离之气而成。如阴阳两虚者，服之有反本还原之功，诚为要药。然而阴虚精涸，水不制火，发为咳嗽、吐血、骨蒸、盗汗等证，属阳盛阴虚，法当壮水之主，以制阳光，不宜服此并补之剂，以耗将竭之阴也。胃火齿痛，法亦忌之。

---

① 橐龠（tuóyuè 驼越）：古代的一种鼓风吹火器。
② 匡廓：轮廓，边廓。

初生脐带

［批］预解痘毒，胞衣不下，飞丝入目。

主疟。烧末，饮服止疟，解胎毒，敷脐疮。

脐者，命蒂也。当心肾之中，为真元归宿之处。胎在母腹，脐连于胞，喘息呼吸滋养之妙，从此而通。胎出母腹，脐带剪断，则一点真元之气，从此而归入命门丹田。故脐为命蒂脐带亦真气会聚之所也。《本经》以之治疟，应是虚寒之甚，藉其气以补不足也。

单用烧研，入辰砂少许，乳汁调服，预解胎毒，可免痘疮。

爪 甲

味甘、咸，无毒。主鼻衄，细刮嚙之立愈，催生，下胞衣，利小便。治尿血，破伤，中风，祛目翳。

爪者，筋之余，肝胆之外候。肝之余气所生，而性带散，故点目能祛翳障。兼散乳痈、乳岩，有效。

取本妇手足爪甲，烧灰，酒服，治胞衣不下。以木贼草擦取爪甲末，同丹砂等分，研匀，露水搜丸，芥子大，用乳汁和亦得，每以一粒，点入目内，治一切目疾，并治飞丝入目。

人 屎

［批］痘疮黑陷。

味苦，寒，无毒。主时行大热狂走，解诸毒。捣末，沸汤沃服之。

人之五谷入胃，津液上升为气血，糟粕下降而成粪。其本原化过，但存极苦大寒之气味。入足阳明经。苦寒除热，又解诸毒。苏恭云：新者封疔肿，一日根烂。盖疔肿乃风火之毒结成，得此大寒极苦之气，则风火散，而根自烂。今世又以治痘疮血热，紫黑倒靥者，殊效。

同猫粪、猪粪、犬粪等分，腊月初旬收埋高燥黄土窖内，至春取出，砂罐盛之，盐泥固济，炭火煅，令烟尽为度。取出为末，入麝香少许，研匀，瓷器密封，名四灵无价散。治痘疮黑陷，腹胀危笃，此为劫剂。一岁一字，二岁半钱，三岁一钱，蜜水调下，须臾疮起。

伤寒、瘟疫，非阳明实热者，不宜用。痘疮，非火热郁滞，因而紫黑干陷倒靥者，不宜用，以其苦寒之极耳。

［附］

粪清

主天行热狂，热疾，中毒，蕈毒，恶疮，瘟病垂死者，皆瘥。

人中黄

主热毒湿毒，大解五脏实热。饭和丸，清痰，消食积，降阴火。粪清俗名金汁。汪机曰：用棕皮绵纸上铺黄土，浇粪汁淋土上，滤取清汁，入新瓮内，碗覆定，埋土中一年取出，清若泉水，全无秽气，年久者弥佳，比日华竹筒渗法更妙。人中黄，震亨曰以竹筒入甘草末于内，竹木塞两头，冬月浸粪缸中，立春取出，悬风处阴干，破竹取草末，晒干用。

人 尿

［批］产后血晕，中暍昏倒。

味咸，寒，无毒。主寒热头痛温气。久嗽上气，失声，及癥瘕满腹。疗血闷热狂，扑损瘀血在内晕绝，止吐血，鼻衄，难产，胎衣不下，蛇犬咬。滋阴降火甚速，童男者良。

人尿，乃津液之浊者渗入膀胱而出。咸寒下降，为除劳热骨蒸，咳嗽吐血，及妇人产后血晕闷绝之圣药。法当热饮，冷则惟存咸味寒性矣。

同枇杷叶、天冬、麦冬、苏子、桑皮、沙参、五味子、生地、款冬花、百部，治阴虚咳嗽声哑，喉间血腥气。同苏木、降香、续断、牛膝、丹皮、蒲黄，治内伤吐血，或瘀血停留作痛。同泽兰、荆芥、白芷、续断、延胡索、牛膝、苏木、黑豆，治产后血晕；虚者加人参。凡产后温饮一杯，可免血晕，至三日后止之。中暍昏倒，以热小便灌下即活。

功能滋阴降火，除骨蒸，解劳乏，治诸吐衄，咯血，唾血，其效甚速。《褚澄遗书》云：人喉有窍则咳血杀人。喉不停物，毫发介带必咳。血既渗入，愈渗则愈咳，愈咳则愈渗，惟饮溲溺则百不一死。若服寒凉则百不一生，言其功力之优胜也。其为肺肾有火者必须之物，第其性稍寒，惟不利于脾胃虚寒，或溏泄，及阳虚无火食不消者，咸在所忌。

人中白

［批］鼻衄不止。

味咸，平，无毒。主鼻衄，汤火灼疮。治传尸劳热，肺痿，心膈热，羸瘦，渴疾。

人中白，即溺白垽，乃人溺之积气结成。能泻肝、肾、三焦、膀胱有余之火，从小便中出，盖膀胱乃此物之故道也。时珍曰：降相火，消瘀血，取咸能润下走血故也。今人以治口舌诸疮有效，亦除热降火之验也。

同冰片、硼砂、青黛、黄柏、牙硝、白矾，治口舌生疮，及小儿走马牙疳口臭。单用，煅研，入麝香少许，温酒调服，治鼻衄不止，立效。

天灵盖

味咸，平，无毒。主传尸尸疰，鬼气伏连，久瘵劳疟，寒热无时。

天灵盖，乃死人脑盖骨也。不用他骨，而用此者，以人生时，脑为诸阳之会，而此骨则一身众骨之主也，辟恶散邪是其能事。

同鬼臼、干漆、象胆、獭肝、丹砂、胡黄连，入滋阴药内，治传尸劳证。同牛黄、象牙末、蛀竹屑、血竭、乳香、没药、黄蜡、明矾、珍珠，作丸，治杨梅结毒。

其治劳瘵，以其有尸鬼劳虫为害，取以逐散邪也。今人虚损劳怯，皆系色欲过度，损伤真阴，实无鬼气淹伏，何得用此幽暗不祥之物治之？陈承曰：《神农本经》人部，惟发髲一物，其余皆出后世。近见医家用天灵盖治传尸病，未有一效。残忍伤神，殊非仁人之用心。苟有可易，仁者宜尽心焉。

死人身上蛆

主传尸劳瘵。死人身上蛆，王肯堂《医镜》云：瘵证传尸无治法。盖因初起病瘵之人，先为尸虫食其五脏而死。既死之后，五脏皆冷，尸虫不能居，皆从鼻中而出。以鼻乃肺之窍，瘵乃肺之病，故从其窍而出也。其色多赤，乃血所化，无翼而能飞，或有不见，而自能着人者，以骨肉寻骨肉，以同气觅同气，虽在千里外，其人当病，必无能脱者，可畏之甚也。此物在虫类，则名尸虫；在鬼道，则名尸鬼。出入无常，变幻莫测，不独病瘵之人有之，而人人皆有者，但不犯此病即不能为害矣。《本草》虽有杀尸虫之药，多不能效，惟此可以治之，恨人不知。虽知之，亦以为臭秽而不用，外此无治法矣。非传尸劳证，不宜服。

龙 骨

[批] 劳心梦遗，睡即泄精，泄泻不止。

味甘，平、微寒，无毒。主心腹鬼疰，精物老魅，咳逆，泄利脓血，女子漏下，癥瘕坚结，小儿热气惊痫，心腹烦满，四肢枯痿，夜卧自惊，汗出，恚怒气伏在心下，不得喘息，肠痈内疽，阴蚀，止汗，缩小便，溺血，养精神，定魂魄，安五脏。

白龙骨：疗梦寐泄精，小便泄精。

齿：味涩，凉，无毒。主大人惊痫，癫疾狂走，心下结气，不能喘息，诸痉，杀精物，小儿五惊十二痫，身热不可近，大人骨间寒热，杀蛊毒。

龙禀阳气以生，而伏于阴，为东方之神，乃阴中之阳，鳞虫之长，神灵之物也。内应乎肝，入肝、胆、心、肾、大肠经。其主养精神，定魂魄者，乃收摄神魂，闭涩精气之功。其主癥瘕坚结，肠痈，内疽，阴蚀者，以其能引所治之药，黏着于所患之处也。龙齿，单能入心、肝，惟镇惊安魂魄而已。

同牡蛎，入仲景柴胡、桂枝各汤内，取其收敛浮越之正气，固脱而镇惊。同远志等分，为末，炼蜜丸，梧子大，朱砂为衣。每服三十丸，莲子汤下，治劳心梦遗。同韭子，为散，空心久服方寸匕，治睡即泄精。同白石脂等分，为末，水丸，梧子大。紫苏、木瓜汤下，量大人小儿用，治泄泻不止，及久痢休息。齿同荆芥、泽兰、丹皮、苏木、人参、牛膝、红花、蒲黄、当归、童便，治产后恶血扑心，妄语癫狂，如伤寒发狂者。切不可认作伤寒治，误则杀人。同牛黄、犀角、钩藤、丹砂、生地、茯神、琥珀、金箔、竹沥、天竺黄、苏合香，治大人小儿惊痫癫疾。

其性涩而收敛。凡泻痢肠澼，及女子漏下崩中，溺血等证，皆血热积滞为患，法当通利疏泄，不可便用止涩之剂，恐积滞瘀血在内，反能为害。惟久病虚脱者，不在所忌。

虎　骨

味辛，微热，无毒。主邪恶气，杀鬼疰毒，止惊悸，治恶疮鼠瘘。头骨尤良。睛主癫疾，镇心安神。胃主反胃吐食。

虎，西方之兽，山兽之君，属金而性最有力。宗奭曰风从虎者。风，木也；虎，金也。木受金制，焉得不从！故虎啸而风生，自然之道也。所以能治风病挛急，屈伸不得，走疰骨节风毒，癫疰诸证。汪机曰：虎之强悍，皆赖于胫，虽死而胫犹矻立不仆，故胫骨治脚膝无力，及手足诸风多效。时珍曰：虎骨通可用。凡辟邪疰，治惊痫温疟，疮疽头风，当用头骨；手足诸风当用胫骨；腰背诸风，当用脊骨，各从其类，借其气有余以补不足也。

同牛膝、木瓜、地黄、山药、山茱萸、黄柏、枸杞子、麦冬、五味子，治腰脚无力，筋骨疼痛，或痿弱不能步履。同萆薢、独活、防己、苍术、牛膝、何首乌、薏苡仁、木瓜、刺蒺藜，治风寒湿邪着于经络，以致偏痹不仁。同当归、白芍、炙甘草、续断、牛膝、鹿角胶、麦冬、地黄，治遍身骨节痛。

凡血不足以养筋，以致筋骨疼痛者宜少用。

麝　香

[批] 诸果成积。

味辛，温，无毒。主辟恶气，杀鬼精物，温疟，蛊毒，痫痉，去三虫，疗诸疾凶邪鬼气，中恶心腹暴痛，胀急痞满，风毒，妇人难产，堕胎，祛面黫，目中肤翳。久服除邪，不梦寤魇寐。

麝乃山兽，好食香水芳草，其气聚于脐，而结成是香，其香芳烈，走窜开窍，自内达外，为通关利窍之上药。《药性论》主小儿惊痫客忤，蚀一切痈疽脓水。今人又用治中风、中气、中恶、痰厥猝仆。兼入膏药、敷药，皆取其通窍、开经络、透肌骨之功耳。

同犀角、牛黄、琥珀、龙齿、远志、丹砂、铅丹、金箔、菖蒲、真珠、茯神、天竺黄，治心气虚怯，惊邪癫痫，或梦寐纷纭，鬼交鬼疰，及小儿急惊，大人中恶等证。同白及、白蔹、红药子、白药子、雄鸡骨、煅乳香、没药、冰片，敷一切痈疽疔肿有神。《济生》用麝一钱，生桂末一两，饭和丸，绿豆大，大人十五丸，小儿七丸，白汤下，治食诸果成积伤脾，作胀气急。盖果得麝即落，木得桂即枯也。

其香走窜飞扬，内透骨窍脏腑，外彻皮肉及筋。其性能射，故善穿透开散。东垣云：凡风病在骨髓者，用之使风邪得出；若在肌肉，用之反引风入骨。丹溪云：五脏之风，不可用麝香以泻卫气。二公之言，诚得其旨矣。凡似中风，小儿慢脾风，与夫阴阳虚竭，发热、吐血、盗汗、自汗，气虚眩晕，气虚痰热，血虚痿弱，血虚目翳，心虚惊悸，肝虚痫痉，产后血晕，胎前气厥，诸证之属于虚者，法当补益，概勿施用。如不得已欲借其开通关窍于一时，亦宜少少用之，勿令过剂，苏省开通之后，不可复用矣。孕妇不宜佩带。劳怯人亦忌。

牛　黄

味苦，平，有小毒。主惊痫寒热，热盛狂痉，除邪逐鬼。疗小儿百病，诸痫热口不开，大人狂癫，又堕胎，辟恶气，除百病，清心化热，利痰凉惊。痘疮紫色，发狂谵语者可用。

牛食百草，其精华凝结为黄，犹人身之有内丹也。《本经》有小毒。吴普云：无毒。必无毒者为是。入心、肝、胆经。解百毒而消痰热，散心火而疗惊痫，为世之神物，诸药莫及也。同犀角、琥珀、天竺黄、钩藤钩、茯神、真珠、金箔、麝香、丹砂，治小儿惊痫百病。入外科内服药，能解疔肿痈疽毒；并可敷药，止痛散毒如神。

同犀角、生地、丹皮、麦冬、竹叶，治小儿五色丹毒。同钟乳石、真珠、猪牙、皂角、象牙末、白僵蚕、冰片、明矾、乳香、没药、蚌竹屑，为丸。土茯苓汤下，结毒神效。同朱砂，为末，蜜浸胭脂，取汁调搽痘疮黑陷，并内服。

虽治小儿百病之圣药。盖小儿禀纯阳之气，其病皆胎毒痰热，肝心二经所发。用此化痰除热，清心养肝，有起死回生之力。惟伤乳作泻，脾胃虚寒者忌之。

象 牙

［批］内障目翳。

味甘，寒，无毒。主诸铁及杂物入肉，刮牙屑，和水敷之，立出，治风痫惊悸，邪魅精物，并宜生屑入药。

胆：味苦，寒，微毒。主明目，治疳。

皮：主下疳，烧灰，和油敷之，又治金疮不合。

象性勇猛，而牙善蜕，故为出一切皮肉间有形滞物，及恶疮拔毒，长肉生肌，去漏管之用。象胆，入肝、脾，除热。今世治疳证及痨瘵传尸，总取其苦寒能杀疳虫瘵虫，兼除脏腑一切热结。象皮，易敛。人以钩刺插入皮中，拔出半日即合，入膏散，为长肉合金疮要药。

牙末同明矾、黄蜡、牛角䚡、铅华、蜈蚣、猬皮、猪悬蹄甲，治通肠漏，能去漏管。胆同獭肝、芦荟、干漆、胡黄连、青黛、鬼臼、丹砂，入滋肾药内，治传尸痨瘵。同黄牛胆各半两，熊胆、麝香各一分，鲤鱼胆七枚，石决明一两，为末，糊丸，绿豆大，每茶下十九，日二服，治内障目翳。

牙及皮，气味和平，于脏腑无忤。胆味苦寒之极，不利脾胃。凡疳证脾弱，目病血虚者，不宜多服。

犀　角

味苦、酸、咸，寒、大寒，无毒。主百毒蛊痓，邪鬼瘴气，杀钩吻、鸩羽、蛇毒，除邪，不迷惑魇寐，疗伤寒温疫，头痛寒热，诸毒气。磨汁治吐血，衄血，下血，及伤寒畜血发狂，谵语，发黄，发斑，痘疮稠密，内热黑陷，小儿惊热。久服轻身骏健。

犀，神兽也。其精灵所聚在角，故其角之精者名通天，味厚于气，可升可降，阳中阴也。入足阳明、手少阴经。胃为水谷之海，饮食药物必先受之，五脏六腑皆禀气于胃，犀角能解一切诸毒，为阳明胃经正药。《药性论》主镇心神，解大热，散风毒，治发背痈疽疮肿，疗疾热如火，烦毒入心，狂言妄语。《海药》主风毒攻心，小儿麸豆，风热惊痫。皆取其入胃、入心，散邪清热，凉血解毒之功。

同鬼臼、麝香、龙齿、茯神、苏合香、沉香、丹砂、雄黄，能辟鬼痓邪气。同丹砂、琥珀、金箔、天竺黄、牛黄、钩藤钩、羚羊角、真珠、麝香，治大人小儿风热惊痫。磨汁同生地、红花、麦冬、紫草、白芍、牛蒡子，治痘疮血热。初见点红艳，壮热口渴，烦躁狂语，多服可保无虞。同郁金、童便、生地、麦冬、炙甘草、白芍、苏子、剪草、丹参、白药子，治吐血衄血。犀角地黄汤，治伤寒畜血发黄，或热盛吐血。入紫雪丹，治大人小儿恍惚惊悸，痰涎壅塞。入至宝丹，治中风不语，中恶气绝，一切神魂恍惚，癫狂扰乱等证。独用磨浓汁服，治小儿惊痫不知人，嚼舌仰目者，立效。同地榆、金银花、升麻、丹砂、滑石，以金银花藤熬汁煎药，治热毒伏于心经，下利鲜血者。

痘疮，气虚无大热者不宜用。伤寒阴证发躁，因阴寒在内，逼其浮阳失守之火，聚于胸中，上冲咽嗌，故面赤、手温、烦呕，喜饮凉物，食下良久复吐出，惟脉沉细，足冷，虽渴而饮水不多，且复吐出，为异于阳证耳，不宜误用犀角凉剂。孕妇勿多服，能消胎气。

羚羊角

味咸、苦，寒、微寒，无毒。主明目，益气，起阴，祛恶血注下，辟虫毒恶鬼不祥，常不魇寐。疗伤寒时气寒热，热在肌肤，温风注毒伏在骨间，除邪气惊梦，狂越僻谬，及食噎不通。治惊悸烦闷，瘰疬恶疮，平肝舒筋，定风安魂，散血下气，子痫痉疾。

羚羊角，时珍曰：羊，火畜也。而羚羊则属木，其角入肝经甚捷，同气相求也。肝主目，开窍于目，其发病也，目暗障翳，而羚角能平之。肝主风，在合为筋，其发病也，小儿惊痫，妇人子痫，大人中风搐搦，及筋脉挛急，历节掣痛，而羚角能舒之。魂者，肝之神也，发病则惊骇不宁，狂越僻谬，魇寐卒死，而羚角能安之。血者，肝之藏也，发病则瘀滞下注，疝痛毒痢，瘰疬疮肿，而羚角能散之。羚之性灵，而筋骨之精在角，故又能辟邪恶而解诸毒，碎僵牙而烧烟走蛇虺①也。

同犀角、丹砂、牛黄、琥珀、天竺黄、金箔、茯神、远志、钩藤钩、竹沥，治惊邪魇寐，及癫痫狂乱等疾。同枸杞子、甘菊花、决明子、谷精草、生地、五味子、黄柏、密蒙花、木贼

---

① 虺：(huǐ 毁) 古书上说的一种毒蛇。

草、女贞子，治肝肾虚而有热，以致目昏生翳。

凡肝心二经，虚而有热者宜之。虚而无热者不宜用。

鹿茸

［批］阴虚腰痛，腰痛如锥。

味甘、酸，温、微温，无毒。主漏下恶血，寒热惊痫，益气，强志，生齿，不老。疗虚劳洒洒如疟，羸瘦，四肢酸疼，腰肌痛，小便数利，泄精，溺血，破瘀血在腹，石淋，痈肿，骨中热，疽痒。

鹿茸禀纯阳之质，含生发之气，气薄味厚，阴中之阳也。日华主补男子腰肾虚冷，脚膝无力，夜梦鬼交，精溢自出；女子崩中漏血，赤白带下。性能走命门、心包络及肝肾之阴分，补益下元真阳。

同牛膝、杜仲、地黄、山萸肉、补骨脂、巴戟天、山药、肉苁蓉、菟丝子，治肾虚腰痛。同菟丝子各一两，茴香半两，为末，以羊肾二对，和酒煮烂，捣和丸，梧子大，阴干。每服三五十丸，酒下，日三服，治阴虚腰痛不能反侧。

［附］

鹿角

味咸，温，无毒。主恶疮痈肿，逐邪恶气，留血在阴中，除少腹血急痛，腰脊痛，折伤恶血，益气。

鹿，山兽，属阳。夏至解角，阴生阳退之象。角初生软嫩者为茸，禀壮健之性，峻补肾家真阳之气。角亦如之。时珍曰：鹿角生用，则散热行血，消肿辟邪；炼霜用，则益肾补虚，强精活血；熬膏，则专于滋补矣。日华云：水磨服，治脱精尿血；醋磨汁，涂疮疡痈肿热毒。孟诜云：蜜炙，研末，酒服，轻身，强骨髓，补阳道绝伤，又治妇人梦与鬼交；烧灰，治女子胞中余血不尽欲死者。悉取其入肾补肝，入血行血，散热消肿，补阳辟邪之意也。角屑炒黄研末，空心温酒服，方寸匕，治肾虚腰痛如锥刺，不能动摇。

鹿角胶

味甘，平、温，无毒。主伤中，劳绝，腰痛，羸瘦，补中益气，妇人血闭无子，止痛安胎，疗吐血下血，崩中不止，四肢酸痛，多汗淋露，折跌伤损。久服轻身延年。

鹿角胶，即白胶熬鹿角而成。气薄味厚，降多升少，阳中阴也。入足厥阴肝、少阴肾，手少阴心，手厥阴心包络经。功能温肝补肾益血，血气生，真阳足，故久服延年；更治尿血，溺精，疮疡肿毒及汤下赤白。妇人久服，能令有子。

同牛膝、丹皮、麦冬、地黄、真苏子、郁金、白芍、当归、童便、续断，治劳伤吐血。同山茱萸、枸杞子、鹿茸、地黄、麦冬、杜仲、补骨脂、怀山药、车前子、五味子、巴戟天、莲须，治肾虚阳痿，精寒无子；加入当归、紫石英，治妇人血闭，子宫冷，服之受孕。

鹿乃仙兽，纯阳之物也。其治劳伤羸瘦，益肾添精，暖腰膝，养血脉，强筋骨，助阳道之圣药也。然而肾虚有火者，不宜用，以其偏于补阳也。上焦有痰热，及胃家有火者，亦勿用。凡吐血下血，系阴虚火炽者，概不可服。

麋　茸

味甘，温，无毒。主阴虚劳损，筋骨腰膝酸痛，滋阴益肾。

麋角：味甘，温，无毒。主风痹，止血，益气力，滋阴养血，功与茸同。

麋，泽兽，属阴，冬至解角，阳长阴消之象。时珍曰：鹿之茸角补阳，右肾精气不足者宜之；麋之茸角补阴，左肾血液不足者宜之。为补左肾真阴不足，虚损劳之筋骨腰膝酸痛，一切血液衰少为病之品。

阳气衰少，虚羸畏寒者勿用。肉多食，令人弱房。

熊　胆

［批］赤目障翳。涂痔疮诸疳。

味苦，寒，无毒。主时气热盛变为黄疸，暑月久痢，疳䘌，心痛疰忤，治诸疳，耳鼻疮，恶疮。

熊胆，时珍曰苦入心寒胜热，手少阴、厥阴、足阳明药也，故能凉心平肝杀虫。为惊痫疰忤，翳障五疳，点痔，虫牙，蛔痛之剂。

独用少许化开，入冰片一二厘，研匀，点赤目障翳，绝妙。同冰片少许，研涂，十年痔疮，神效，一切方不及也。同使君子末等分，研匀，瓷器蒸溶，蒸饼丸，麻子大。每米饮下二十丸，治诸疳羸瘦。

凡胆皆苦寒，能走肝胆二经，泻有余之热，以类相从也。小儿疳积，多致目生翳障，以肝脾二脏邪热壅滞，则二脏气血日虚，闭塞日甚故也。用此泻肝胆脾家之热，则内邪清而外障去矣。如不因疳证而目生翳障，及痘后蒙闭者，多因肝肾两虚，宜滋阴养血清热为急，诸胆皆不得用。

獭　肝

味甘，温，有毒。主鬼疰蛊毒，止久嗽，除鱼鲠，并烧灰酒服之。治传尸劳极，虚汗客热，四肢寒疟及产劳。

獭，水中之兽，能益阴气，补虚损，保劳极，入肝肾之药也。善于解毒，故主蛊毒。獭性嗜鱼，故却鱼鲠。大抵其功长于治传尸劳，及鬼疰邪毒有效。

同芦荟、干漆、象胆、青黛、胡黄连、啄木鸟头、狐脾、虎胃、丹砂、天灵盖，治传尸劳，能杀劳虫。

除传尸劳证，外无他用。

腽肭脐

味咸，大温，无毒。主鬼气尸疰，梦与鬼交，鬼魅狐魅，心腹痛，中恶邪气，宿血结块，痃癖羸瘦。

腽肭脐，一名海狗肾，海兽也。得水中之阳气，咸能入血软坚，温能通行消散。近世房术中多用之，以其咸温入肾补虚，暖腰膝，固精气，壮阳道也。

同阳起石、肉苁蓉、巴戟天、菟丝子、山萸肉、鹿茸，能壮阳道，益精。

性热助阳，为肾气衰竭，精寒痿弱之要药。然而阴虚火炽，强阳不倒，或阳事易举，及骨蒸劳嗽等候，咸在所忌。

兔头骨

［批］催生丹。

味甘、酸，平，无毒。主头眩痛，癫疾。

脑：主涂冻疮，催生，滑胎。

肝：主明目。

肉：主补中益气。

屎：名明月砂。主目中翳膜，劳瘵，五疳，痔瘘，杀虫，解毒。

兔，属金，得太阴之精，性喜望月，金气全也。故能平木邪，主目暗。

脑：为髓之至精，其性温而滑润，世人用为催生利胎圣药。

腊月兔脑，同麝香二钱五分，乳香、母丁香各一两，共为末，和丸，芡实大，阴干，密封，名催生丹。每一丸，温水吞，即时产下。随男女左右手中握药丸是验。

妊娠不宜食兔肉，令子缺唇，且能致产不顺。性寒属阴，阳虚无热者不宜服。

猬　皮

［批］五痔下血。

味苦，平，无毒。主五痔，阴蚀，下血赤白、五色血汁不止，阴肿痛引腰背，酒煮杀之。疗腹痛疝积，烧灰酒服。治肠风泻血，炙末饮服。

猬，鼠类，属水，其皮毛戟刺如铁，属金，大肠属金，以类相从。故能治大肠湿热，五痔，疝积，血热诸病，苦以泄之义也。

同象牙末、明矾、黄蜡、牛角䚡、铅华、蜈蚣、猪悬蹄甲，治通肠漏，能去漏管。同穿山甲等分，烧存性，入肉豆蔻一半，空心饮下一钱，治五痔下血。

凡食其肉，当去骨，误食令人瘦劣，诸节渐小也。

牡鼠粪

味甘，微寒，无毒。主小儿痫疾，大腹，时行劳复，男子阴易腹痛，通女子月经，下死胎。研末服，治吹奶乳痈。

牡鼠粪，两头尖者是。古方治男子阴易腹痛，妇人吹乳乳痈，皆取其除热软坚泄结，走肝入胃之功。

同白芷、山慈菇、山豆根、连翘、金银花、蒲公英、夏枯草、贝母、橘叶、栝楼根、紫花地丁、牛蒡子，治乳痈乳岩有效。同韭白根水煎服，治男子阴易及劳复，得黏汗为效。未汗再服。

除伤寒劳复阴易，及乳痈乳岩外，他用甚稀。

白马阴茎

［批］阴阳易。

味甘、咸，平，无毒。主伤中，绝脉，阴不起，强志益气，长肌肉肥健，生子，小儿惊痫，益丈夫阴气。

马，火畜也。阴茎纯阳之物也。甘能补血脉，咸温走下焦，补助真阳则阴自起，精自暖，故能令人有子。

得肉苁蓉、巴戟天、山茱萸、菟丝子、阳起石、人参、鹿茸、狗阴茎，作丸，治真阳虚脱，阴痿不起，下元冷惫等证。

凡阴虚火盛者，不得服。人但喜其温暖，滋助阳道，少年多欲者房中术用之，仗其力势，恣欲无节，以致损竭真阴，多成劳瘵，不可不戒也。

白马通

［批］吐血。

味微温。主妇人崩中，止渴，及吐血下血，鼻衄，金疮止血。治阴阳易垂死者，绞汁服。

白马溺味辛，微寒。主消渴，破癥坚积聚，男子伏梁①积疝。

妇人瘕疾。铜器盛饮之。

［批］利骨取牙。

白马通《本经》虽云微温，然必是苦而凉者。所以能疗诸血热证及止渴。时珍曰：马屎曰通，牛屎曰洞。凡屎必达胴肠

---

① 伏梁：古病名。指髀股胻皆肿，环脐而痛的疾患。《素问·腹中论》："人有身体髀股胻皆肿，环脐而痛，是为何病？岐伯曰：病曰伏梁。"

乃出，故曰通。白马溺，《本经》云：气微寒。然详其用，必是微温，味应带咸。辛温咸俱足，所以能疗经所言诸证。

屎烧过，以水研，绞汁服，治吐血不止。烧末，冷酒服方寸匕，治伤寒劳复。尿浸茄秆三日，烧，为末，能利骨取牙，点牙即落，或煎巴豆，点牙亦落，勿近好牙。

屎虽治崩中吐下诸血证，非因于热盛动血者，不得服。

尿消积聚癥瘕。如无积聚癥瘕者，不得服。胸中虚痞误作伏梁，服之有损。

黄牛肉

[批] 诸虚百损，痨病，反胃噎膈。

味甘，温，无毒。主安中，益气，养脾胃。

胆：味苦，大寒，无毒。主心腹热渴，止下痢，及口焦燥，益目精，除黄杀虫，可丸药。

髓：味甘，温，无毒。主补中，填骨髓，久服增年。

乳：味甘，微寒，无毒。主补虚羸，止渴，养心肺，解热毒，润皮肤，益劳损，润大肠。

牛，土畜也。黄，中央正色。经云：中央色黄，入通于脾。故为益脾胃之药。

牛食百草，精华萃于胆。入肝泄热故益目。

精髓，乃精血之纯以实骨者，故能填骨髓，益气力。

乳，由血液所化，故补养血脉，滋润五脏，造为乳腐，所主皆同也。

肉洗净，用无灰酒同入坛内，重泥封固，同桑柴文武火煮一昼夜，取出如黄沙为佳，焦黑无用。焙干，为末听用，以山药、莲肉去心，并盐炒过，去盐，白茯苓、小茴香，炒，各四两为末，每牛肉半斤，入药末一斤，红枣蒸熟去皮，和捣丸，梧子大，名返本丸。每空心酒下五十丸，日三服，能补诸虚百损。

胆酿入南星末，阴干，治惊风有奇效，功取苦寒。制南星之燥，善于豁痰除热耳。

髓同地黄汁、白蜜等分，煎服，治瘦病。同胡桃肉、杏仁泥各四两，山药末半斤，炼蜜一斤，同捣成膏，以瓶盛汤，煮一日，每服一匙，空心服之，补精润肺，壮阳助胃。乳同人乳、羊乳、梨汁、芦根、汁蔗浆，熬膏，治反胃噎膈，大便燥结，时时饮之，兼止消渴。王纶云：牛肉，本补脾胃之物，非吐下药也。丹溪倒仓法：特饮之既满而溢尔。借补为泄，故病去而胃得补，亦奇发也。但病非关肠胃者，不宜服。牛乃稼穑之资，不可多杀及食。若以之疗病，则药物甚多；以之供馔核，则肥甘不少，似可无此一物也，好生君子，其念及而力戒之，当有冥福耳。

牛胆，中焦虚寒者忌之。目病非风热者勿用。牛乳患冷气人忌之。与酸物相反，令人腹中癥结，脾胃作泄者亦不宜服。

牛角䚡

[批] 去漏管，大便下血。

味苦，温，无毒。主下闭血，瘀血疼痛，女人带下血。燔之，酒服。

牛角䚡，角中嫩骨也。为筋之粹，骨之余。入肝、肾经血分，兼入大肠经。苦能泄，温能通，故主闭血瘀血疼痛。烧之则性涩，故止血痢崩中。

同猪悬蹄甲、猬皮、蜈蚣、蛀竹屑、明矾、白蜡，去漏管。独用，煅末，煮豉汁服二钱，三服，治大便血神效。

黄明胶

［批］跌扑损伤。

味甘，平，无毒。主诸吐血下血，血淋，妊妇胎动下血，风湿走注疼痛，打扑伤损，汤火灼疮，一切痈疽肿毒，活血止痛。

黄明胶，乃牛皮所作，亦非阿井水煎，主治虽与阿胶相似，以非阿井水及驴皮同造，故不能疏利下行。因其性味平补，亦宜于血虚有热者。

同干冬瓜皮，锉碎，拌炒存性，研末，治跌扑损伤。每服五钱，热酒调服。仍饮酒二三盏，暖卧微汗痛止。

其性黏腻，胃弱作呕吐者勿服，脾虚食不消者亦忌之。

霞天膏

［批］脾胃积痰，积热痰结。

味甘，温、热，无毒。主中风偏废，口眼歪斜，痰涎壅塞，五脏六腑留痰宿饮，癖块，手足皮肤中痰核。

霞天膏乃牛肉熬成，治诸痰证者，盖牛土畜也。黄，土色也。肉者，胃之味也。熬而为液，虽有形而无浊质也。凡痰证总由脾胃虚，水谷不能以时运化，羁留而为痰饮；壅塞经络，则为积痰、老痰、结痰等证。以脾胃所主之物，治脾胃所生之病，故能由肠胃而渗透肌肤毛窍，搜剔一切留结也。

同竹沥、贝母、红苏子、栝楼根、枸骨叶能消阴虚内热之人，水涸火炽，煎熬津液，凝结为痰，胶固难散者。同橘皮、茯苓、苏子、白豆蔻、半夏、苍术为曲，治脾胃积痰。同橘皮、贝母、苏子、栝楼根、瓜蒌仁、硼砂为曲，治积热痰结。

阿 胶

［批］老人虚秘。

味甘，平、微温，无毒。主心腹内崩，劳极洒洒如疟状，腰腹痛，四肢酸疼，女子下血，安胎，丈夫小腹痛，虚劳羸瘦，阴气不足，脚酸不能久立，养肝气。疗吐血、衄血、血淋、尿血、肠风、下痢。久服轻身益气。

阿胶以乌驴皮，取阿井水煎成，故名。其功专在于水，乃济水之伏脉所注。其水清而重，其色正绿，其性下趋而纯阴，用搅浊水则清，与众水大别。故服之下膈疏痰。张元素曰：性平味淡。气味俱薄，可升可降，阳中阴也。入肺、肝、肾经。经曰：精不足者，补之以味。味者，阴也。补精以阴，求其属也。此药得水气之阴，具补阴之味，是以能疗如上诸证。时珍主女人血痛血枯，经水不调，崩中带下，胎前产后诸疾及虚劳，咳嗽喘急，肺痿，肺痈，脓血杂出。杨士瀛云：凡治喘嗽，不论肺虚肺实，可下可温，用以安肺润肺。其性和平，为肺经要药。痢疾多因伤暑伏热而成，又为大肠要药。有热毒留滞者，则能疏导；无热毒留滞者，则能平安。皆取其入肺入肾，益阴滋水，补血清热之功。

同天冬、麦冬、栝楼根、桑白皮、五味子、剪草、生地、枸杞子、百部、苏子、白芍，治肺肾俱虚，咳嗽吐血。同杜仲、枸杞子、白芍、山药、麦冬、地黄、黄芪、人参、青蒿、续断、黄柏，治妇人崩中漏血。同白芍、炙甘草、麦冬、地黄、鹿角胶、当归、枸杞子、杜仲、续断，治妇人胎痛，或胎漏下血。单用二钱，炒，加葱白三根，水煎化，入蜜二匙，温服，治老人虚秘。同黄连、当归、干姜，名驻车丸，治冷热不调，下痢赤白，里急后重。

此药多伪造，皆杂以牛马皮、旧革鞍靴之类，其气浊秽，不堪入药。近今射利惑人者，虽用驴皮，而随处取水煎，胶并无下趋之性，治病无效，冥报难逃。真者，光如瑿①漆，色带油绿，折之即断，亦无臭气，夏月亦不甚湿软，方可用之。然其性黏腻，胃弱作呕吐者，勿服。脾虚食不消者，亦忌之。

羖羊肉

［批］损伤青肿，目臀羞明，误吞水蛭。

味甘，大热，无毒。主缓中，字乳余疾，头脑大风汗出，虚劳寒冷，补中益气，安心止惊。

肝：味苦，寒，无毒。主肝风虚热，目赤暗痛，热病后失明。并生食子肝七枚，神效。或切薄片，水浸贴之。

内肾：味甘，温，无毒。主补肾气虚弱，益精髓。

外肾：主肾虚精滑。

血：味咸，平，无毒。主女人血虚中风，产后血晕，闷欲绝者。生饮一升即活。

胫骨：味甘，温，无毒。主虚冷劳，脾弱，肾虚不能摄精，白浊，除湿热，健腰脚，及误吞铜铁金银。

羊得火土之气，故味甘气热。李杲云：补可去弱，人参、羊肉之属是已。羊肉有形，凡形气痿弱，虚羸不足者宜之。肝能补肝，肾能补肾，以其类相从，借其气以补其不足也。血为水化，能补血凉血，故主女人血虚，及产后血闷。《外台》云：凡服丹石人，忌食羊血。性能解丹石毒，如丹砂、水银、轻粉、生银、硇砂、砒霜、硫黄、钟乳、矾石、阳起石等毒。凡觉毒发，刺饮一升，即解。胫骨，时珍曰：羊胫骨灰可以磨镜，羊头骨可以消铁，误吞铜铁用之，取其相制也。

肉同当归、黄芪、生姜，煮服，治寒劳虚羸，及产后心腹

---

① 瑿（yī 医）：黑色的美石。

疝痛。用生肉贴损伤青肿。肝一具，竹刀切，和黄连四两，为丸，梧子大，治翳膜羞明有泪。食远茶清下七十丸，日三服。忌铁器、猪肉、冷水。内肾一对，去脂切，肉苁蓉一两，酒浸一夕，去皮，和作羹，下葱、盐、五味食，治五劳七伤，阳虚无力。血刺出，热饮一二升，治食菹吞蛭，蛭唼脏血，肠痛黄瘦，次早化猪脂一升，饮之，蛭即下也。

羊肉天行热病后，温疟、热痢后食之，致发热难疗。妊妇食之，令子多热。凡痈肿疮疡，消渴，吐血，嘈杂易饥等证，咸不宜服。以铜器煮食之，令男子损阳，女子暴下。物性之异，不可不知。羊血，凡服地黄、何首乌诸补药者，须忌之。

猪　蹄

[批] 导大便，天蛇头，脏毒下血，肺热暴喑，手足皲裂，催生开骨，痘疮倒靥。

味甘、咸，小寒，无毒。主下乳汁，洗伤挞诸败疮。

胆：味苦，寒，无毒。主伤寒热渴。

肤：味甘，寒，无毒。主少阴下利，咽痛。

肚：味甘，微温，无毒。主补中益气，止渴，断暴痢虚弱。

脂膏：味甘，微寒，无毒。主煎诸膏药，解斑蝥、芫青毒。

胰：味甘，平，微毒。主肺气干胀喘急，润五脏，祛皱皲、䵟𪒠。

心血：主惊痫，癫疾。尾血，主痘疮倒，卒中恶死。

悬蹄甲：味咸，平，无毒。主五痔，伏热在腹中，肠痈内蚀。

猪，水畜也。在辰属亥，在卦属坎。其肉气味虽寒，多食令人暴肥，然能作湿生痰，易惹风热，殊无利益。其四蹄能益阳明经气血，煮汤，洗溃疡之要药。胆汁取其寒胜热，滑润燥，苦入心，又祛肝胆之火。肤，革外厚皮也。其气先入肾，解少阴客热。其肚属土，乃猪一身无害之物，为补脾胃之要品。脂膏性滑泽，能解毒凉血润燥。胰，俗名胰子，甘寒滑泽之物。甘寒生津液，滑泽去垢腻。心血能引药入心，以血导血之意。尾血，取其动而不息也。悬蹄甲，乃蹄甲之悬起不着地者，咸寒能除肠胃之热也。蹄同土瓜根、通草、漏芦，煮去滓，纳葱豉作羹食，治妇人无乳。胆汁和醋少许，灌谷道中，通大便神效；入猪牙皂角细末二分，搅匀更速。同附子、干姜、葱白、人尿，治少阴病，下利不止，厥逆无脉，干呕烦者。入雄黄末三四分，蜈蚣末二分，套指缚紧，治天蛇毒。肤同白蜜、白粉熬香，分服，名猪肤汤，治少阴病下利，咽痛，胸满心烦。肚纳黄连细末，量大小实之，煮令极烂，捣匀，丸梧子大，名猪肚丸，治脏毒下血。脂膏炼过，同白蜜等分再炼，冷定，不时挑服一匙，治肺热暴喑，即愈。无疾常服，亦润肺。胰浸酒，搽唇燥紧裂，手足皲裂。心血同朱砂末调服，治惊痫癫疾。同乳香末，丸梧子大，朱砂为衣，名开骨膏，妇人催生，面东酒吞一丸，未下再服。尾血，调冰片少许，治痘疮倒靥。悬蹄甲同牛角䚡、槐角子、猬皮、象牙末、蜈蚣、蛀竹屑、明矾、地榆、青黛、白蜡，治通肠漏，令漏管自出。

按：猪为食味中常用之物，脏腑肠胃咸无弃焉。然其一身除肚、膏外，余皆有毒发病，人习之而不察也。壮实者，或暂食无害；有疾者，不可不知其忌，故列其害于后。

肉：多食令人虚肥生痰热。热病后食之复发。不宜与姜同食，生面皯。头肉：有病者食之生风发疾。脑：食之损男子阳道。血：能败血损阳，服地黄、何首乌诸补药者，尤忌之。肝：

饵药人不可食。合鱼鲙①食生痈疽。《延寿书》云：猪临宰，惊气入心，绝气归肝，俱不可多食。脾：孙思邈云：凡六畜脾，人一生莫食之。肺：不可与白花菜合食，令人气滞发霍乱。肾：久食令人伤肾少子。冬月不可食，损人真气，兼发虚壅。胰：男子多食损阳。肠：多食动冷气。鼻、唇多食动风。舌：多食损心。

狗 肉

[批] 咳嗽脓血，虚寒疟疾。敷恶疮，少腹痛。

味咸、酸，温，无毒。主安五脏，补绝伤，壮阳道，暖腰膝，填骨髓，厚肠胃，实下焦，益气力。

牡狗阴茎：味咸，平，无毒。主伤中阴痿不起，令强热大，生子。除女子带下十二疾。

头骨：味酸，平，无毒。主金疮止血，烧灰，治久痢、劳痢。余骨灰，主生肌，敷马疮。

屎中粟：主痘疮倒陷，噎膈，风病。

犬，火畜也。温脾暖胃之物，脾胃得补，则生长气血，腰肾受庇，则阳道壮健，下焦暖也。阴茎专补右肾命门真火，能令阳道丰隆，精缓盈溢，功皆温暖下焦，补益冲任也。

头骨：察其功用，应是咸温之物。咸能入血，温能和血，故主金疮止血也。

屎中粟：主痘疮倒陷，能解毒也。

黄狗肉：煮臛②，入椒姜食，治虚寒疟疾。

---

① 鱼鲙（kuài 快）：同"鱼脍"，现称生鱼片又称鱼生，古称脍或鲙，是以新鲜的鱼贝类生切成片，蘸调味料食用的食物总称。起源于中国，后传至日本、朝鲜半岛等地。

② 臛（huò 霍）：肉羹。

阴茎同菟丝子、覆盆子、鱼胶、车前子、巴戟天、肉苁蓉、鹿茸、沙蒺藜、山茱萸，能益阳暖精，令人有子。头骨灰同血竭、乳香、没药、蚺蛇胆、䗪虫、天灵盖、自然铜，治跌扑损伤，神效。临杖时服之，护心止痛，杖后服之，生肌长肉。同黄丹等分，敷恶疮久不愈。同白蔹等分，为末，生白酒调服五钱，治少腹痛，有神。单用，为末，热醋调涂打损接骨伤处，暖卧，有效。屎中粟为末，入麝香少许，新汲水服二钱，治痘疮倒压。

肉不宜炙食，令人消渴。妊妇食之，令子无声。热病后尤所大忌。病人阴虚内热，多痰多火者，慎勿食之。阴茎，凡阳事易举，内热多火者，咸忌服。头骨灰，非久痢虚寒者，勿服。

狗宝

味甘、咸，平，有小毒。主噎食及痈疽疮疡。狗宝如牛之有黄也。第狗性热，其宝定是苦温，用治噎证，以其苦泄温行也。

独用一分为末，以威灵仙二两，盐二钱，捣如泥，将水一钟，搅匀，去滓调服，日二服，治噎食病数月不愈者。不过三日愈，后服补剂。

同蟾酥、冰片、麝香、雄黄、乳香、没药等治痈疽疔肿。

性热，善消噎病。由于痰及虚寒而得者，犹可暂用取效。若因血液衰少，致噎食者忌之。脾胃虚弱，羸瘦不振之病，尤不可用。如一概妄施，病必增剧，戒之。

牛羊酥

味甘，微寒，无毒。主补五脏，利大肠，治口疮。

酥，牛羊乳之精华也。其性滋润、滑泽。甘寒除热补血，宜于血热枯燥之人。凡一切药，用酥炙者，取其润燥兼能益精髓，补血脉；又渗入骨肉，使骨易糜之功。独用五十斤，炼三遍，当出醍醐，治一切肺病咳嗽，脓血不止。每服一合，日三服，以瘥为度，神效。

性能利窍，骤食使人遗精。

卷　七

禽虫介鱼部

乌骨鸡

[批] 妇人阴蚀，中蜈蚣毒，痈疽，诸虫入耳，惊口，热疮，小便淋沥，小便不通，肿胀。

味甘，平，无毒。主补虚劳羸弱，消渴，中恶鬼击心腹痛，益产妇，治女人崩中带下，一切虚损诸疾。

冠血：味咸，平，无毒。丹鸡者，主白癜风，涂颊。治口喝不正，涂面，治中恶，卒病，饮之，治缢死欲绝，及小儿卒惊客忤。

肝：味甘、微苦，温，无毒。主起阴，补肾，风虚目暗。治女人阴蚀疮，切片纳入，引虫出尽良。

卵：味甘，平，无毒。主热火灼痫痓。

肫胵：味甘，平，无毒。主泻痢，小便频遗，除热止烦。

抱出卵壳：主研末，磨障翳。

屎白：味微寒，无毒。主消渴，伤寒寒热，破石淋及转筋，利小便，止遗溺，灭瘢痕。

鸡为阳禽，属木，应风，故在卦为巽，在星应昴。其色虽有丹、乌、黄、白之异，总之性热。补阳起阴，惟乌骨者，别是一种，独得水木之精，其性属阴，能走肝、肾血分，补血益阴，养冲、任、带三脉，故能除崩中带下，一切虚损诸病。冠血，乃诸阳之所聚，故治中恶邪气，至清至高，发痘最佳。肝，属本经，入肝、肾经。用治小儿疳积，眼目不明者，取其导引入肝气，类相感之用也。鸡子，禀生化最初之气，如混沌未分之形，故卵白象天，其气清，性微寒。卵黄象地，其气浊，性微温。卵则兼清浊而为体。甘能缓火之标；凉能除热之本。抱出卵壳，磨障翳，取蜕脱之义也。肫胵，即肫内黄皮，一名鸡内金，是鸡之脾也，乃能消化水谷。今世以治诸疳多效。屎白，微寒，乃肠胃所出之物，故复能治肠胃之病也。

古方乌骨鸡丸：治妇人产后蓐劳及阴虚等证。乌鸡骨一具，煅存性，同红药子、白及、白蔹、冰片、雄黄、朱砂、乳香、没药，为末，醋、蜜调敷一切痈疽肿毒，神效。

冠血和酒服，发痘最佳。独用，涂封口毒疮，及发背痈疽，浸淫疮毒。单用，浸舌，并咽，治中蜈蚣毒，舌胀出口者是也。单用治诸虫入耳，滴入即出。

肝同芜荑、使君子、胡黄连、青黛、五谷虫、谷精草、芦荟，治小儿疳热，目生障翳。

头生鸡卵七枚，童便浸七日，取出煮熟，每日食一枚，可免出痘。鸡子清和酒调，洗汤火灼伤，勤洗止痛生肌。鸡子黄同黄连、黄芩、芍药、阿胶，治少阴病，得之二三日以上，心中烦，不得卧。同乱发煎膏，治小儿惊热下痢，涂孩子热疮。

鸡肫皮，为末，乳汁调服，治鹅口白疮，并可敷之。独用五钱，烧存性，作一服白汤下，治小便淋沥痛不可忍者，立愈。

抱出鸡子壳，同海蛤、滑石等分为末，每服半钱，米饮下，日三服，治小便不通。

干鸡屎一升炒黄，以酒醅①三碗，煮一碗，滤汁饮之，名牵牛酒。治一切肚腹四肢肿胀，不拘鼓胀、气胀、湿胀、水胀

① 醅（pēi 胚）：没滤过的酒。

等证。服后少顷，腹中气大转动利下，即自脚下皮皱消也。未尽，隔日再作。仍以田蠃二枚，滚酒瀹①食，后用白粥调理。

鸡，性热动风，凡热病初愈，痈疽未溃，素有风病人，咸忌之。冠血性温，痘疮虚寒者得之，故可资其起发；倘因血热而干枯焦黑者，误用能更转剧。世人类用冠血、桑蠹虫发痘，而不分寒热，误也。年久老鸡，脑有大毒，食之能发疔。中其毒发疔者，以玉枢丹解之。

雀 卵

[批] 阴痿带下，小儿中风口噤，喉痹乳蛾，反花疮，破伤中风传里。

味酸，温，无毒。主下气，男子阴痿不起，强之令热，多精有子。肉味甘，温，无毒。主壮阳益气，暖腰膝，缩小便。

雄雀屎：味苦，温，微毒。疗目痛，决痈疽，女子带下，溺不利，除疝瘕。雀属阳，其性淫，故入下焦阴分，补暖命门之阳。

卵：性温，补命门阳气，能令精足有子。

肉性补益，功不及卵。雄雀屎，名白丁香，性善消散，故外用绝痈疽，内服除疝瘕也。卵和天雄、菟丝子末，为丸，空心酒下五丸，治男子阴痿，女子带下。肉如常治熟，入粟米、葱白、酒水作粥食，治老人脏腑虚损、羸瘦、阳气乏弱。屎为末，水丸，麻子大，治小儿中风，口噤，饮下二丸即愈。独用二十个，以砂糖和作三丸，治喉痹乳蛾。每以一丸，绵裹含咽，即时遂愈。甚者不过二丸，极有奇效。独为末，点诸痈疖已成脓，不肯决，惧针者，涂疮头，即易决。

---

① 瀹（yuè 月）：煮的意思。

雀肉及卵，阴虚火盛者忌之。妊妇食雀肉饮酒，令子多淫。雀屎疗目痛，非风热外邪者不宜用。女子带下溺不利，属肾虚有火者，并忌之。古方卵同天雄服，性极热，有大毒，非阴脏及真阳虚惫者，慎勿轻饵。

白鸽肉

味咸，平，无毒。主解诸药毒，及人马久患疥，调精益气，治恶疮疥癣，风疮，白癜，疬疡风。

屎名左盘龙，味辛，温，微毒。主人马疥疮，炒研敷之。

白鸽禀水金之气，入肺、肾经，为调精益气，辟诸药毒之品。肉煮炙，每至除夜饲儿，预解痘毒，仍以毛煎汤浴之，则出痘稀少。屎三两炒黄，为末，治反花疮毒，温浆水洗后敷之。同白僵蚕各炒半钱，雄黄一钱，为末，蒸饼丸，梧子大，治破伤中风病传入里。每服十五丸，温酒下，取效。

《本经》虽云调精益气，其用止长于祛风解毒，然而未必益人。孟诜云：食多减药力。

天鼠屎

［批］青盲翳障。

味辛，寒，无毒。主面痈肿，皮肤洗洗时痛，腹中血气，破寒热积聚，除惊悸，祛面黠。

天鼠夜出，喜食蚊蚋，其屎中淘出细沙，皆未化蚊蚋眼也。一名夜明砂，能散内外结滞，除血热气壅。时珍云：入肝经血分，治目盲障翳，取其气类相从也。

同柏叶等分，为末，牛胆汁和丸，梧子大，治青盲翳障。每夜卧时，竹叶汤下二十丸。主疗虽多，性有专属。

明目之外，余皆可略。

五灵脂

[批] 心头诸痛，产后腹痛，胎衣不下。

味甘，温，无毒。主疗心腹冷气，小儿五疳，辟疫，治肠风，通利气脉，女子月闭。

五灵脂，北地寒，号虫粪①也。气味俱厚，阴中之阴，降也。入心、肝经，性专行血。凡心胸血气刺痛，妇人产后少腹、儿枕块诸痛，及痰挟血成窠囊，血凝齿痛诸证必须之药。

同泽兰、牛膝、益母草、延胡索、丹皮、红花、赤芍、山楂、生地，治产后恶露不尽，腹中作疼，加桃仁其效更速，勿过剂。同番降香、红曲、川通草、红花、延胡索、韭菜、童便，治胃脘瘀血作痛。同木香、乌药，治周身血气刺痛。同蒲黄等分，研末，醋酒煎，名失笑散，治男女老少心痛、腹痛、少腹痛，并少腹疝气，诸药不效者，能行能止，及产后心痛、少腹痛、血气痛，尤妙。同香附、桃仁等分，研末，醋糊丸，治产后腹痛，每服二钱，白术、牛膝、橘皮汤下。独用，半生半炒为末，每服一钱，白水调服，治产后血晕不知人事。如口噤者，斡开灌之，入喉即愈。独用，半生半炒，研末，每服二钱。温酒下。治胎衣不下，恶血冲心。

其功长于破血行血，凡瘀血停滞等证，在所必用。然而血虚腹痛，血虚经闭，产后去血过多发晕，心虚有火作痛，病属血虚无瘀滞者，皆所当忌。

蜂 蜜

[批] 反葱。拔疔，涂烫火伤。

---

① 虫粪：五灵脂始载于《开宝本草》，云："出北地。此是寒号虫粪也。"

味甘，平、微温，无毒。主心腹邪气，诸惊痫痓，安五脏诸不足，益气补中，止痛解毒，除众病，和百药，养脾气，除心烦、食饮不下，止肠澼、肌中疼痛、口疮，明耳目。久服强志轻身，不饥不老，延年神仙。

蜂蜜，蜂采百花酿成。得草木群英之精，合雾露清和之气，其味纯甘，施之精神、气血、虚实、寒热、阴阳、内外诸病，罔不相宜。同芦根汁、梨汁、人乳、牛羊乳、童便，治噎膈，大便燥结，用此润之；有痰加竹沥。同隔年葱研膏，治疔肿恶毒，先刺破疮头涂之。如人行五里许，则疔出，后以热醋汤洗去。同薤白，捣涂汤火，伤即时痛止。炼熟，和诸丸药及膏子，主润五脏，益血脉，调脾胃，通三焦，涂火灼疮能缓痛。

虽能补五脏，益脾胃，然生者性寒滑，能作泄，大肠气虚，完谷不化者，不宜用。呕家、酒家，不宜用。中满蛊胀不宜用。湿热脚气忌用。赤青酸者，食之令人心烦。不可与生葱同食害人。与莴苣同食，令人利下。食蜜饱后，不可食

鲊①，令人暴亡。

蜜 蜡

［批］赤白痢。

味甘，微温，无毒。主下痢脓血，补中，续绝伤金疮，益气，不饥耐老。

白蜡：疗久泄澼后重见白脓，补绝伤，利小儿。久服轻身不饥。

蜡，蜜之凝结于底者。白蜡即蜜蜡，于夏月削之，曝白日许，自然色白，或烊纳水中十余遍，亦白也。

---

① 鲊（zhǎ 眨）：一种用盐和红曲腌的鱼。

得象牙末等，能去漏管长肉，见象牙条下。得腻粉、珍珠末、黄柏末、冰片、铅丹、蚛竹屑、葱白、猪脊髓，治阴蚀恶疮。同孩儿茶、铅丹、胡粉、水龙骨、粉霜、龙骨、黄柏、猪胆汁、炙猪脂作膏，治内外臁疮久不愈。同阿胶各三两溶化，入黄连末五钱，搅匀，分三次热服，名调气饮。治赤白痢，少腹痛不可忍，后重，或面青手足俱变者，神效。

火热暴痢者不宜用。

虫白蜡

味甘温，无毒。主生肌止血，定痛补虚，续筋接骨。

虫白蜡属金，禀收敛坚强之气，为外科要药。同合欢皮入，长肌肉，膏中用之神效。震亨曰：外科要药，未试其可服否也。

五倍子

［批］洗杨梅疮，白口恶疮。

味苦、酸，平，无毒。主齿宣疳䘌，肺脏风毒流溢皮肤，作风湿癣疮，瘙痒脓水，五痔下血不止，小儿面鼻疳疮。百药煎，味酸、咸、微甘，无毒。主清肺化痰，定嗽解热，生津止渴，收湿消酒，久痢脱肛。

五倍子生肤木上，乃小虫食汁，遗种结球于叶间。得木气而兼金水之性，气薄味厚，敛也，阴也，入肺、胃经。《本经》主齿宣疳䘌，而鼻疳疮皆从外治，取其苦能杀虫，酸平能敛之用。藏器疗肠虚泄利。日华主生津液，消酒毒。时珍谓其敛肺降火，化痰饮，止咳嗽，消渴，盗汗，敛溃疮，金疮，收脱肛，子肠坠下者，悉假其入肺清金，收敛固脱之功。百药煎以五倍子酿造者，功亦不异也。

五倍子同地骨皮、小蓟、皮硝①、甘草、苦参、葱头煎汤，洗杨梅结毒。同青黛等分，为末，吹大人小儿白口恶疮，状似木耳。

其性燥急收敛，凡咳嗽由于风寒外触及肺火实甚者，忌之。泻利非肠虚下脱者亦忌。若误服之反致壅塞喘满，以其酸敛太骤，火气无从泄越故耳。百药煎，忌用同。

桑螵蛸

[批] 房劳小便如稠米泔，虚劳盗汗，胎前产后遗尿。

味咸、甘，平，无毒。主伤中，疝瘕阴痿，益精生子，女子血闭，腰痛，疗男子虚损，五脏气微，梦寐失精遗溺。久服益气养神。

桑螵蛸，桑树上螳螂子也。禀秋金之阴气，得桑木之津液。气薄味厚，阴也。入肝、肾、膀胱经。男子肾为根本，肾经虚损则五脏气微；女子属阴，肝肾不足则血闭腰痛。此能入血，软坚益阴，生子而除疝瘕也。

同远志、龙骨、菖蒲、人参、茯神、当归、龟板各一两，如法制为末，名桑螵蛸散，治男子房劳，小便日数十次，如稠米泔，心神恍惚，瘦悴食减。卧时人参汤调下二钱，神效。同白龙骨等分，为细末，每服二钱，空心盐汤下，治虚劳盗汗，遗精白浊。单用，酒炒为末，白汤下二钱，治妇人遗尿。兼治胎前产后遗尿不禁。

凡失精遗溺，火气太盛者，宜少少用之。

白僵蚕

[批] 喉风喉痹，小儿撮口，诸疮斑痕，小儿白口疮，三阴

---

① 皮硝：又名芒硝。

疟疾。

味咸、辛，平，无毒。主小儿惊痫夜啼，去三虫，灭黑𪒰，令人面色好，男子阴痒病，女子崩中赤白，产后余痛，灭诸疮瘢痕。

蚕属阳，而僵者又兼金木之化。气味俱薄，浮而升，阳也。入足厥阴、手太阴、少阳经。《药性》治口噤发汗。日华主中风失音，一切风疰，小儿客忤。元素主皮肤诸风如虫行。苏颂主风喉痹欲绝。王贶曰：凡咽喉肿痛及喉痹，用此下咽立愈。时珍主散风痰、结核、瘰疬、疔肿，悉取其能入皮肤、经络，发散诸邪热气也。

同丹砂、牛黄、胆星、全蝎、麝香、钩藤钩、犀角、金箔、天竺黄、蝉蜕，治小儿急惊客忤。独炒黄，同半生半烧白矾等分，为末，名开关散，治喉风喉痹，每以一钱，用自然姜汁调灌，得吐顽痰，立效。小儿加薄荷、生姜少许，同调一方，用白梅肉和丸，绵裹含之，咽汁。独用二枚，去嘴略炒，为末，蜜调，治小儿撮口噤风，面黄赤，气喘，啼声不出，舌强唇青，敷唇中甚效。同衣鱼①、鹰屎白等分，为末，敷灭诸疮瘢痕。单用，炒为末，蜜敷儿口疮通白者，兼治风疳蚀疮。同穿山甲各如法炒香，等分为细末，治三阴疟疾，每于未发疟日五更热酒调服一钱，神效，三服愈。

其功长于祛风化痰，散有余之邪。凡中风口噤，小儿惊痫夜啼，由于心虚神魂不宁，血虚经络劲急所致，而无外邪为病者，忌之。女子崩中，产后余痛非风寒客入者，亦忌之。今世

---

① 衣鱼：是衣鱼科衣鱼属的一种无翅昆虫，俗称蠹、蠹鱼、白鱼、壁鱼、书虫。《太平圣惠方》《陆川本草》对其均有记载。

治小儿惊风，不问虚实，一概混施，误甚！

晚蚕砂

[批] 皮肤顽癣，烂弦风眼，缠喉风，小便涩痛，痈疽代针。

味甘、辛，温，无毒。主肠鸣，热中消渴，风痹，瘾疹。

蚕蜕：味甘，平，无毒。主血病，益妇人。

蚕茧：味甘，温，无毒。主诸疳疮及下血、血淋、血崩。

雄原蚕蛾：味咸，温，有小毒。主益精气，强阴道，交接不倦，亦止精。

晚蚕砂，即原蚕所出屎也。蚕属火，性燥，故其砂能胜湿祛风。蚕蜕如蝉蜕、蛇蜕之类，各因其本质以为用，此得蚕气之余，故能治血风病。近世以之疗痘疹，祛目中翳障，其义犹蝉蜕也。蚕茧能泻膀胱中相火，雄原蚕蛾乃二蚕之种，其蛾性淫，出茧即媾，故能强阴益精。日华主壮阳事，止泄精，尿血。盖取其性淫助阳，咸温入肾之功。蚕砂炒黄，袋盛浸酒，祛风缓诸节不随，皮肤顽痹，腰脚冷疼。独炒，热熨偏风筋骨瘫缓、手足不随等证。独用，以真麻油浸二三宿，研细，名一抹膏，治烂弦风眼，以篦子涂患处，不问新旧，隔宿即愈。蚕蜕纸，烧存性，炼蜜和丸，如芡实大，治缠喉风疾，含化咽津。独用，煅为末服，能排脓穿毒。煅灰，同麝香少许，米饮服二钱，治小便涩痛。蚕茧治痈疽代针，用一枚即出一头，二枚即出二头，神效无比。蚕蛾去头、足、翅炒，同石韦等分为末，干贴，玉枕生疮，生枕骨上，如痛，破后如箸头。

蚕砂瘫缓筋骨不随，由于血虚不能荣养经络，而无风湿外邪侵犯者，不宜用蚕蜕。妇人血虚无风湿者不宜用蚕蛾。少年阴痿，由于失志者不宜用。阴虚有火者咸忌之。

蝉 壳

[批] 小儿夜啼，小儿阴肿。

味咸、甘，寒，无毒。主小儿惊痫，妇人生子不下。烧灰服，主久痢。

蝉禀水土之余气，化而成形，其飞鸣又得风露之清气，故能入肝祛风散热。藏器主哑病。宗奭主目昏障翳，小儿痘疹出不快。时珍主头风眩晕，皮肤风热，痘疹，疔肿毒疮，大人失音，小儿噤风天吊，惊哭夜啼等证，皆以其飞鸣清响，能发音声。其性善蜕，能脱翳障。其体轻浮，能发疮疹，诸功能也。

同羚角、密蒙花、刺蒺藜、草决明、木贼草、鬼精草、甘菊花、夜明砂、生地黄、黄连、女贞子治目盲障翳。同丹砂、茯神、珍珠、牛黄、僵蚕、天竺黄、钩藤钩、犀角、琥珀、全蝎治小儿风热急惊痫病。同犀角、生地、紫草、麦冬、连翘、金银花，治痘疮血热出不快。同石膏、鼠粘子、赤桎木、薄荷、元参、甘草、葛根、天花粉、麦冬治大人、小儿瘄疹。单用下半截为末，每以二分半，钩藤汤调下，或入辰砂少许亦可，治小儿夜啼不止，状若鬼祟，并治天吊惊啼。单用半两煎水，洗小儿阴肿，多因坐地风袭及虫蚁所吹。仍服五苓散，即肿消痛止。

痘疹虚寒证不得服。

露蜂房

[批] 风虫牙痛，喉痹肿痛，妒乳，附骨痈。

味苦、咸，平，有毒。惊痫瘈疭，寒热邪气，癫疾，鬼精蛊毒，肠痔。火熬之良。又疗蜂毒、毒肿。蜂性有毒，螫人痛极，以其得火气之甚也，故蜂房性亦有毒。时珍言阳明药也，外科及他病用之者，皆取其以毒攻毒，散邪杀虫之功也。

独用一枚，盐实孔内，烧过，研末，擦风虫牙痛，以盐同细辛煎水漱。烧灰，同僵蚕等分，为末。吹喉痹肿痛，或用乳香汤服半钱。单用，烧灰，研末，每以二钱，水一盏，煎六分去滓温服，治女人乳痈，汁不出，内结成肿，名妒乳。同乱发、蛇壳，烧灰酒服，方寸匕，治恶疽附骨痈，根在脏腑，历节肿出疔肿，恶脉诸毒，皆瘥。

虽主惊痫，及诸痈疽恶毒，取其攻散邪恶之意。若病属气血虚，无外邪者，与痈疽溃后元气乏竭者，皆不宜服。

蛞蝓蜗牛

［批］涂痔，大肠脱肛，蜈蚣啮痛。

味咸，寒，无毒。主贼风喎僻及脱肛，惊痫挛缩。

蛞蝓、蜗牛，皆禀阴湿之气而生，气味相同，主疗无别，惟形质稍异。蛞蝓无壳，蜗牛负壳耳。咸寒总除诸热，益阴润燥软坚，故治如上诸证。蜈蚣性畏二物，不敢过其所行之路，触其身即死，故人取以治蜈蚣毒。

蜗牛入麝香少许，以碗盛，次日取水涂痔疮肿痛，或浸油涂，或烧灰敷皆可。独用，烧灰，为末，猪脂和，敷大肠因热脱肛，立缩。蛞蝓一个，研如泥，入冰片一字，敷蜈蚣啮痛。

其气大寒，非真有风热者不宜用。小儿薄弱多泄者忌用。

蜈 蚣

［批］天蛇头，便毒初起。

味辛，温，有毒。主鬼疰蛊毒，啖诸蛇虫鱼毒，杀鬼物老精温疟，去三虫，疗心腹寒热积聚，堕胎，祛恶血。

蜈蚣禀火金之气以生，属阳之毒虫。足厥阴经药也。善能制蛇，《淮南子》云腾蛇游雾，而殆于螂蛆，正指此也。能散结通行，走窜辟邪。故时珍以治小儿惊痫风搐，脐风口噤，瘰疬，便毒，痔漏等证。

得牛角鰓、象牙末、猪悬蹄甲、刺猬皮、蛀竹屑，能去通肠漏管。独用一条，烧烟熏，天蛇头疮，一二次即愈。或为末，猪胆汁调涂。独用一条，瓦上焙存性，为末，酒调服，治便毒初起。

性有毒，善走窜。凡小儿慢惊风口噤不言；大人温疟，非烟岚瘴气所发；心腹积聚，非虫结蛇瘕；便毒成脓将溃，咸忌用之。

白颈蚯蚓

［批］伤寒热狂，耳卒聋闭。

味咸，寒、大寒，无毒。主蛇瘕，去三虫，伏尸鬼疰，蛊毒，杀长虫。□化为水，疗伤寒伏热狂谬，大腹黄疸。

蚯蚓得土中阴水之气。时珍曰：蚓上食槁壤，下饮黄泉，故性寒下行，解诸热疾。苏颂曰：脚风病必须此物为使，然亦有毒，中病即止，虽得奇效，不可过剂，被其毒者，以盐解之。独用半斤去泥，用人溺煮汁，或生绞汁饮，治伤寒热结六七日，狂乱见鬼欲走。单用入盐，安葱管内化水，点耳卒聋闭，立效。

其气大寒，能除有余邪热，伤寒非阳明实热狂躁者，不宜用。温病无壮热，及脾胃素弱者，不宜用。黄疸缘大劳腹胀，属脾肾虚，尸疰因阴虚成劳瘵者，咸不宜服。

蜣　螂

［批］大肠脱肛，肠漏出水，附骨疽，出箭镞，痔虫。

味咸，寒，有毒。主小儿惊痫瘛疭，腹胀寒热，大人癫疾狂阳，手足端寒，支满，奔豚。

蜣螂禀阴湿之气，咸寒除肝、胃、大肠三经邪热，则诸证自瘳。古今方书以之治一切痔瘘及丁肿疽疮，出箭镞之用。

单用，烧存性，入冰片研匀，掺大肠脱肛托即入。单用一枚，阴干，入冰片少许，为细末，纸捻蘸末，入肠漏出水孔内，渐渐生肉，药自退出，即愈。单用七枚，同大麦捣敷，附骨疽疮。同微炒巴豆，捣涂箭镞入骨不可移者，斯须痛，定必微痒，忍之。待极痒不可忍，乃撼动拔之立出。凡诸疮皆可疗也。独捣为丸，塞下部，引痔虫出尽，永瘥。

外用易臻厥功。内服非虚人所宜。非不得已，勿轻试。

蝎

［批］脐风撮口，大人风涎。

味甘、辛，有毒。主诸风瘾疹，及中风半身不遂，口眼㖞斜语涩，手足抽掣。

蝎禀火金之气，色青，属木，入足厥阴肝经。诸风掉眩，皆属于肝，风客是经，非辛温走散之性，则不能祛风逐邪，兼引诸风药入达病所。故大人真中风，小儿急惊风，皆必用之。宗奭曰：大人小儿通用，惊风尤不可阙。

单用，以无灰酒涂炙为末，入麝香少许，每服半字，金银煎汤调下，名宣风散。治小儿初生断脐后伤风，唇青口撮，出白沫，不乳。单用一枚，以薄荷四叶裹定，火上炙焦，同研为末。作一服，白汤下。治大人风涎，分四服，白汤下，治小儿惊风。得胡桃同煅，共研，黄芪、金银花汤下，治横痃不收口。

此乃风药，凡似中风，及小儿慢脾风属于虚，法咸忌之。

斑蝥

［批］内消瘰疬，治瘰疬，癫犬咬。

味辛，寒，有毒。主寒热，鬼疰蛊毒，鼠瘘，疮疽，蚀肌，破石癃血积，伤人肌，堕胎。

斑蝥禀火金相合之气。扁鹊云：近人肌肉则溃烂，毒可知矣。入大肠、小肠经。甄权主瘰疬，通利水道。以其能追逐肠胃垢腻，复能破结走下窍也。

独用一两，去头足翅，以粟米一升同炒，米焦去米，入薄荷四两，为末，乌鸡子清丸，绿豆大。空心蜡茶下三丸，加至五丸，却每日减一丸，减至一丸后，复日增一丸，内消瘰疬。用肥皂二斤，去核，每肥皂一荚，入斑蝥四枚，线缚蒸，取出，去斑蝥并肥皂皮筋，得净肉十两，入贝母二两，栝楼根、元参、甘草、薄荷叶各一两五钱，共为末，以肥皂捣如泥，为丸，梧子大。每服一钱，白汤吞，治瘰疬。服后腹疼，勿虑，此药力追毒之故。单用七个，去头足翅，酒洗，和湿糯米铜勺内炒，米熟为度，随同米研细末，加六一散三两，分作七服，治癫犬咬，每清晨一服，白汤调下。本人头顶心必有红发二三根，不时寻觅拔去。

性有大毒，惟瘰疬、癫犬咬，或可如法暂施此物。若煅之存性，犹能啮人肠胃，发泡溃烂致死。即前二证，不若用米同炒，取气用米弃质为稳。余证必不可饵。切戒！

虻 虫

味苦，微寒，有毒。主逐瘀血，破血积坚痞，癥瘕寒热，通利血脉及九窍，女子月水不通，积聚，除贼血在胸腹五脏者，及喉痹结塞，堕胎。

蜚虻，善啮牛马诸畜血。完素云：虻饮血治血，因其性而为用也。乃肝经血分之药，故主一切血结为病。今人以其有毒不用。然仲景抵挡汤、丸，大黄䗪虫丸咸入之，以其散脏腑宿血结积有神效也。凡毒药之治病，如刑罚治盗贼，不如是则不足以祛邪反正。书云：若药不瞑眩，厥疾不瘳。正此谓也。

伤寒发黄，脉沉结，少腹硬，如小便不利者，为无血证，非畜血也，不宜用。瘀血未审的者，不宜用。女子月水不通，由于脾胃薄弱，肝血枯竭，而非血结闭塞者，不宜用。孕妇腹中有癥瘕积聚不宜用。凡病气血虚甚，形实受损者忌之。

䗪虫

[批] 跌扑闪挫，坠跌打击。

味咸，寒，有毒。主心腹寒热洗洗，血积癥瘕，破坚，下血闭。

䗪虫即地鳖，生于下湿土壤之中。得幽暗之气，故有小毒。以刀断之，中有白浆，凑接即连，复能行走，故今人以治跌扑损伤，续筋接骨奇效。

同自然铜、血竭、乳香、没药、五铢钱、黄荆子、麻皮灰、狗头骨灰，治跌扑损伤，神效。单用一个，阴干，临时旋研，另以乳香、没药、自然铜、龙骨各等分，麝香少许，为末。每服三分，入地鳖末，以酒调下，治跌扑闪挫。须先整定骨乃服，否则接挫也，又可代杖。

无瘀血停留者，不宜用。

水 蛭

味咸、苦，平、微寒，有毒。主逐恶血，瘀血月闭，破血瘕积聚无子，利水道，堕胎。

水蛭生溪涧阴湿之处，其用与虻虫相似。故仲景方中往往并施，为破逐瘀血之恶药。

单用一两，烧令烟出，为末，入麝香等分，每酒服一钱，治坠跌打击内伤，当下蓄血，其效如神。

用时须煅烟出，若稍存性，入腹尚能变为水蛭，啮人肠脏，非细故也。破瘀消血之药尽多矣，必用此难制之物？戒之可也。如犯之，以黄泥作丸吞之，必入泥而出。

田 嬴

［批］点目，噤口痢，痔痛。

味甘，大寒，无毒。主目热赤痛，止渴，醒酒。

田螺，生水田及湖渎岸侧，禀水土阴气，解一切实热，以其寒能除热也。

内入珍珠、黄连末，良久取汁点目痛，神效。以二枚捣烂，入麝香三分，作饼，烘热贴脐间。治噤口痢疾，半日热气下行，即思食矣，甚效。内入冰片，良久取汁，搽痔漏疼痛。

目病非关风热者，不宜用。

白花蛇

味甘、咸，温，有毒。主中风，湿痹不仁，筋脉拘急，口面㖞斜，半身不遂，骨节疼痛，大风疥癞及暴风瘙痒，脚弱不能久立。

白花蛇，生土穴阴霾之处，禀幽暗毒厉之气，有大毒，走窜善行而无处不到，故能引诸风药至病所，自腑脏而达皮毛也。因风所生之证，无不藉其力以获瘥也。

同苦参、何首乌、威灵仙、天冬、胡麻、百部、豨莶、漆叶、刺蒺藜，治疠风并通身顽痹疥癣。

凡疠风、疥癣、顽痹等证，诚为要药。然而中风口面㖞斜，半身不遂，定缘阴虚血少内热而发，与得之风湿者殊科，非所宜也，医师宜辨之。头尾并骨有大毒，须去尽入药。

蚺蛇胆

味甘、苦，寒，有小毒。主心腹疬痛，下部蜃疮，目肿痛。

蚺蛇禀火土之气，胆为风木之化，气薄味厚，阴也，降也。入心、肝、胃经。苦寒能燥湿杀虫，入肝泄热，故内外施之皆效。今人受杖时用此嚼化，能护心止痛，使恶血不上薄心，有神力也。

同血竭、乳香、没药、狗头骨灰、䗪虫、天灵盖、象牙末、麻皮灰、丹砂作丸，临杖服一丸，护心止痛，多杖无害。惟受杖人所需，余甚稀使。

蛇 蜕

[批] 痘后障翳。

味咸、甘，平，无毒。主小儿百二十种惊痫、瘛疭、癫疾、寒热、肠痔、虫毒、蛇痫、弄舌摇头，大人五邪，言语僻越，恶疮，呕逆，退目翳，消木舌。火熬之良。

蛇蜕，蛇之余性犹存，故亦上窜，主风，能引诸药入肝，散邪辟恶。

今人用以催生、祛翳，取其善脱之义也。

独用一条，烧焙，入天花粉五钱，为末，以羊肝破开，夹药缚定，米泔水煮食，治痘后障翳，屡试神效。

小儿惊痫癫疾，非外邪客忤而由于肝心虚者不效。

鲮鲤甲

[批] 通乳。便毒便痈。

味咸，微寒。主五邪惊啼悲伤。烧灰，酒服，疗蚁瘘。

鲮鲤甲，俗名穿山甲，穴山而居，寓水而食，性善走窜，达于病所。蚁瘘即漏也。性善食蚁，故能疗之。入肝、胃、大肠经。为行瘀血，通经络，消痈毒，排脓血，下乳汁，和伤，发痘，风疟，疮科之要药。

土炒，同乳香、没药、番降香、红曲、山楂、通草、童便，治上部内伤，胸膈间疼痛。同当归、白芷、金银花、连翘、紫花地丁、夏枯草、牛蒡子、乳香、没药、甘草、贝母、皂角刺，治痈肿未溃，资为引导；佐地榆，治便毒。单用，炮，研末，酒服方寸匕，名涌泉散，治乳汁不通。日二服，外以油梳梳乳，即通。同猪苓减半，以醋炙，研末，酒服二钱，治便毒便痈。得紫草、犀角、生地，治痘疮毒盛，不得起发，色带干红枯燥者有功。

痈疽已溃，不宜服。痘疮元气不足不能起发者，不宜服。

蟾 蜍

［批］五疳八痢，发背肿毒，拔疔黄，拔疔毒。

味辛凉，微毒。主阴蚀疽疬恶疮，猘犬伤疮，疗邪气，破癥坚，血痈肿、阴疮，服之不患热病。蟾酥，味甘辛温，有毒。主发背，疔疮。

蟾蜍、虾蟆本是二物，古方多用虾蟆，近方多用蟾蜍，盖古人通称蟾为虾蟆耳。今考二物，功用不远，古人所用多是蟾蜍，今人亦用蟾蜍有效，而虾蟆不复入药矣。蟾蜍禀土金之精气，上应月魄，性亦灵异，入足阳明经。退虚热，行湿气，杀虫䘌，而为疳病、痈疽诸疮要药。

蟾酥，蟾蜍眉间白汁，能发散一切风火抑郁、大热疮肿之候，为拔疔散毒神品。蟾蜍一枚，烧存性，同皂角去皮、弦一钱，烧存性，蛤粉水飞三钱，麝香一分，糊丸，粟米大，名五疳保童丸，治五疳八痢，面黄肌瘦，好食泥土，不思乳食，空心米饮下三四十丸，日二服。独用活者一个破开，连肚乘热合发背、肿毒初起疮上，不久，必臭不可闻，再易三四次即愈。蟾酥同铁绣、桑碱、麝香、牛黄、冰片为末，用金针针入疗根，抹入前药，其疗根即烂出。同朱砂、冰片、牛黄、明矾、僵蚕、麝香、黄蜡溶化，作丸，麻子大，名治疗丸，用葱头白酒吞下，取汗，不过二三丸，同面和丸，梧子大，每用一丸安舌下，拔取疗黄，即黄出也。同黄丹、白面搜和作剂，每丸麦粒大，挑破纳入，拔祛疗毒，仍以水澄膏贴之。

蟾虽有毒与病无害，眉酥有大毒，不宜多服。惟疗肿服之者，取其以毒攻毒之义，然其剂甚小，不能为害耳，外治殊有神效。若欲内服，勿过三厘。慎勿单使，必与牛黄、明矾、乳香、没药之类同用乃可。如疮已溃，欲其生肌长肉之际得之，作痛异常，不可不知也。

蛤 蚧

［批］久嗽肺痈。

味咸，平，有小毒。主久咳嗽，肺痨传尸，杀鬼物邪气，下淋沥，通水道，定喘止嗽。

蛤蚧得金水之气，入肺、肾经，能补水之上源。何大英云：定喘止嗽，莫佳于此。寇宗奭曰：补肺虚劳嗽有功，俱取其滋补也。

同阿胶、鹿角胶、犀角、羚羊角各二钱半，河水三升，银石器内文火熬至半升，滤汁。时时仰卧细呷，日一服，治久嗽不愈，肺积虚热成痈，咳出脓血，晓夕不止，喉中气塞，胸膈噎痛。

咳嗽由风寒外邪者，不宜用。雷公曰：其毒在眼，须去眼及甲上、尾上、腹上肉毛，以酒浸透，焙干用。日华曰：凡用去头足，洗去鳞鬣内不净，酥炙或蜜炙用。

龟 甲

[批] 催生开郁。

味咸、甘，平，有毒。主漏下赤白，破癥瘕，痎疟，五痔，阴蚀，湿痹四肢重弱，小儿囟门不合，头疮难燥，女子阴疮，惊恚气，心腹痛，不可久立，骨中寒热，伤寒劳复，或肌体寒热欲死，以作汤良。久服益气资智，使人能食。

介虫三百六十，龟为之长。震亨曰：败龟板属金水，乃阴中至阴之物，禀北方之气而生，大有补阴之功，气味俱阴，入足少阴肾经。方书多入补心药，以龟性有神，借其气相通，得水火既济之义，为补阴、治血、治劳之药也。

龟壳一个酥炙，头发一握烧灰，川芎、当归各一两，为末和匀，每服七钱，水煎服，治产三五日不下，垂死，及短小女子交骨不开。服后如人行五里许，再一服，生胎、死胎俱下。

通心入肾滋阴之品。方书所用败龟板者，取其长年得阴气多，故有益阴功用。若新割之甲，有毒，不宜频使。妊妇不宜用。病人虚而无热者不宜用。凡入药，须研极细，不尔，留滞肠胃，能变癥瘕也。

鳖 甲

味咸，平，无毒。主心腹癥瘕，坚积寒热，祛痞疾息肉，阴蚀痔核恶肉，疗温疟，血瘕，小儿胁下坚。

肉：味甘，无毒。主伤中，益气补不足。

鳖甲禀天地至阴之气，本乎地者亲下，益阴何疑？咸能软坚，色青入肝，走厥阴肝经血分，益阴除热，消散祛痞，为寒热往来，久疟、疟母之要药。劳瘦骨蒸，非此不除，产后阴脱，资之尤急。

仲景鳖甲煎丸，治疟母之要药。得牛膝、当归，佐以橘皮、何首乌、知母、麦冬，治久疟。同知母、石膏、麦冬、贝母、竹叶，治温疟热甚、渴甚；无肺热病者加人参；若疟发热甚、渴甚，又寒甚汗多，发时指甲黯，状若欲死，并加桂枝，有神；去桂枝，治瘅疟良。得青蒿、麦冬、五味子、地黄、枸杞、牛膝，治骨蒸劳热；甚则加银柴胡、地骨皮、胡黄连。

肉：性冷，补一切阴虚人，宜常食之。

甲：妊娠禁用。

凡阴虚胃弱，阴虚泄泻，产后泄泻，产后饮食不消，不思食及呕恶等证，咸忌之。

玳瑁

［批］预解痘毒，痘疮黑陷。

味甘，寒，无毒。主解岭南百药毒，破癥结，消痈肿，止惊痫，解痘毒。

玳瑁，龟类也。得水中至阴之气，能解一切热毒。其性最灵。凡遇饮食有毒，生者必自摇动，死者则不能矣。岭南人善以毒药造蛊，中人则昏愦闷乱，九窍流血而死。惟用活玳瑁，刺其血饮，或生者磨浓汁服可解。以其性禀纯阴，气味至寒，解毒清热，功同犀角。

同生犀角，各磨浓汁一合，和匀温服半合，预解痘疹。同犀角磨汁一合，入猪心血少许，紫草五匙，和匀温服，治心热血凝，痘疮黑陷。

痘疮虚寒不起发者，不宜服。

蟹

［批］折伤，中鳝鱼毒，子死腹中。

味咸，寒，有毒。主胸中邪气热结痛，㖞僻面肿，败漆，烧之致鼠，解结散血，愈漆疮，养筋益气。

爪：主破胞堕胎。

壳：烧烟熏辟壁虫。

蟹禀水气以生，外骨内肉，阴包阳也。入肝、胃经。《本经》虽云有毒，然今人多食之卒无害。其有毒者，大抵形质怪异，如后文所载诸种，始有大毒耳。

同酒食，治产后肚痛，血不下者。生捣，炒，罯筋骨折伤。中鳝鱼毒，食蟹即解。爪同甘草水煮，去滓，入真阿胶烊化服，名《千金》神造汤，治子死腹中，并双胎一死一生，服之令死者出，生者安，神效方也。若人困不能服者，灌入即活。

性能解结散血，故跌扑损伤，血热瘀滞者宜之。若血因寒凝结，及脾胃寒滑，腹痛喜热畏寒之人，咸不宜食。有独螯、独目、两目相同、六足、四足、腹下有毛、腹中有骨、头背有星点、足斑目赤者，并有毒，不可食，能害人。被其毒者，冬瓜汁、紫苏、蒜、豉、芦根汁皆可解之。不可与柿及荆芥食，发霍乱动风，木香汁可解。

牡 蛎

［批］阴汗，虚劳盗汗。

味咸，平、微寒，无毒。主伤寒寒热，温疟洒洒，惊恚怒气，除拘缓鼠瘘，女子带下赤白，除留热在关节，荣卫虚热去来不定，烦满，止汗，心痛气结，止渴，除老血，涩大小肠，止大小便，疗泄精，喉痹，咳嗽，心胁下痞热。久服强骨筋，杀邪鬼，延年。

牡蛎得海气结成。气薄味厚，阴也，降也。入肾、肝、胆经。善消疝瘕积块，瘿瘤结核，胁下坚满，除一切火热为病。

更能止渴止汗，收敛浮阳，固脱镇惊，皆寒能除热，咸能软坚之功也。

同生地、黄芪、龙眼、五味子、枣仁、麦冬、白芍、茯苓、黄柏、当归，治心肾虚盗汗。同黄柏、五味子、地黄、山茱萸、枸杞子、车前子、沙蒺藜、莲须、杜仲，治梦遗泄精；加牛膝则兼治赤白浊。同地黄、黄柏、阿胶、木耳炒黑、香附、白芍、地榆、麦冬、续断、青蒿、鳖甲、蒲黄，止妇人崩中下血，及赤白带下。同龙骨入柴胡桂枝各汤内，取其收敛浮越之阳气，固脱而镇惊，更能除胸胁中痞硬。同麻黄根、蛇床子为粉，祛阴汗。同麻黄根、黄芪等分为末。每服二钱，水煎服，治虚劳盗汗。

凡病虚而多热者宜用。虚而有寒者忌之。肾虚无火，精寒自出者非宜。

珍　珠

［批］点痘疔。

味咸、甘，寒，无毒。主镇心，安魂魄，除小儿惊热，止遗精白浊，解痘疔毒，磨翳坠痰，点目祛浮障，绵裹塞耳主聋，敷而令人润泽。

珠禀太阴之精气而结，故中秋无月则蚌无胎。其体光明，其性坚硬。入心、肝经。故能镇心神浮越，祛目中障翳。凡小儿惊热风癫痫必须之药。

同丹砂、牛黄、犀角、天竺黄、茯神、远志、钩藤钩、琥珀、金箔，治小儿惊痫风热，大人失志癫狂等证。同炉甘石、冰片、硼砂、人爪甲，点目能祛翳障。同钟乳石、象牙末、牛黄、冰片、僵蚕、天灵盖、蛀竹屑、桦皮灰、没药、明矾，治广疮结毒，及阴蚀疮有奇效。同人中白、黄柏、青黛、硼砂，和冰片少许，治口疳；加入鸡内金、腻粉治下疳。同豌豆、发灰、油燕脂，和杵膏，点痘疔。

珠体最坚，研如飞面，方堪服食，不细能伤人脏腑。病不由火热者勿用。

石决明

［批］痘后目翳。

味咸，平，无毒。主目障翳痛，青盲。久服益精轻身。

石决明，一名千里光，得水中之阴气，乃足厥阴肝经药也。肝开窍于目，目得血而能视，血虚有热，则青盲赤痛翳障生焉。咸寒入血，除热补阴，所以能主诸目疾。研细水飞，主点障翳。

得甘菊花、生地、木贼草、谷精草、羚羊角、人爪甲、蝉蜕、密蒙花、决明子、夜明沙，治青盲障翳。煅研过，同谷精草等分，为细末，以猪肝蘸食，治痘后目翳。

除目疾及肝火外，他用甚稀。

文　蛤

［批］疳蚀口鼻。

味咸，平，无毒。主恶疮蚀，五痔，咳逆胸痹，腰痛胁急，鼠瘘，大孔出血，崩中漏下。

文蛤即花蛤，得阴水之气。咸平入血除热，故能消散上下结气，化痰，止渴，利水也。独用，烧灰，研细，以蜡、猪脂和，涂疳蚀口鼻病。

属邪热痰结者宜之。气虚有寒者，不得用。

蛤　蜊

［批］白浊遗精。

味咸，冷，无毒。主润五脏，止消渴，开胃，煮食醒酒。

蛤粉：味咸，寒，无毒。主热痰、湿痰、老痰、顽痰、疝气、白浊、带下，消瘿核，利小便。

蛤蜊禀水中之阴气，性滋润而助津液，故能润五脏而止消渴。

蛤粉，即蛤壳煅成粉者。咸能软坚润下，为诸痰证之要药。蛤粉同蜜炙、黄柏等分，为末，水滴为丸，梧子大，名珍珠丸，治白浊遗精。每服一百丸，空心温酒下。

肉气味虽冷，与服丹石人相反，食之令腹结痛。蛤粉善消痰积血块，然脾胃虚寒者，宜少用，或加益脾胃药同用为宜。

蚶 肉

［批］走马牙疳。

味甘，温，无毒。主心腹冷气，腰脊冷风，利五脏，健胃，温中消食，起阳，益血色。

壳：味甘、咸，平，无毒。烧过醋淬，醋丸服。治一切血气，冷气，癥癖，消血块，化痰积。

蚶得水土之阳气，故能暖脏健胃。壳名瓦垄子①，咸走血而软坚，故能治血气癥癖。莲肉，烧存性，研，敷小儿走马牙疳。肉为侑酒之物，罕有入药者。

壳惟消癥癖之外，无他用也。

鲤 鱼

［批］产后血晕，妊娠水肿。

味甘，平，无毒。主咳逆上气，黄疸，止渴，及水肿脚满，下气，怀妊身肿，胎气不安。

---

① 瓦垄子：即瓦楞子，《丹溪心法》中称瓦垄子。

鳞：烧灰，酒服，主产妇滞血腹痛。

胆：味苦，寒，主目热赤痛，青盲。久服强悍益志气。

鲤鱼禀阴极之气，故其鳞三十六，阴极则阳，复阴中有阳。其功长于利小便，能从其类以导之。河间云：鲤之治水，因其以相感也。

大鲤一尾，赤小豆一升，水二斗，煮可二升余，滤去滓，治水肿频服尽，当下利，利尽即瘥。并治妊娠水肿，神效。

鳞烧灰，同血竭、百草霜、发灰、松墨煅醋淬、延胡索、当归、赤芍等分，为末，名乌金散。每服二钱，温酒下，治产后血迷血晕，败血不止，淋沥不断，脐腹疼痛，及崩中下血过多不止。

六阴已极，阳气初生，故能发热动风，风热病者不宜食。天行病后下痢，及有宿癥者，俱不可食。服天冬、朱砂人不可服。

鳢　鱼

味甘，寒，无毒。主湿痹，面目浮肿，下大水，疗五痔。

鳢首有七星，夜朝北斗，有自然之礼，故谓之鳢。禀北方元水之精，得中央阴土之气，乃益脾除水之要品。世俗小儿痘后咸食之，然早食多食，能令皮肤瘢痕皆黑。《别录》令人瘢白，非也。

同白术、茯苓、橘皮、姜皮煮食，下水肿神效。胆汁水调灌喉痹将死者，即瘥。诸鱼胆皆苦，惟此胆味甘可食为异。

其功专于祛湿下水，他无所长，多食能发痼疾。

青鱼胆

[批] 一切障翳。

味苦寒，无毒。主点目暗，涂恶疮并吐喉痹痰涎。

青鱼胆：色青象木，气通于肝，肝开窍于目，故治目暗。气寒凉血，故主恶疮。同鲤鱼胆、青羊胆、牛胆各半两，熊胆二钱半，麝香少许，石决明一两，为末，糊丸，梧子大，名鱼胆丸，治一切障翳，每空心茶下十丸。

目病，非风热盛而由于血虚昏暗者，不宜用。

鲫　鱼

［批］膈气吐食，利骨取牙。

味甘，温，无毒。合五味煮食，主虚羸。温中下气，止下痢肠痔。

鲫鱼禀土气以生。走胃、大肠经。益脾和胃之品也。

独用，去肠留鳞，切大蒜片填满腹，纸包十重，泥固，晒半干，炭火煨熟。单取肉，和平胃散一两，杵丸，梧子大，密藏。治膈气吐食。每服三十丸，米饮下。独用雄者一个，去肠留鳞，入砒在内，露于阴地，待有霜刮下，瓶收，以针搜开牙根，点少许，咳嗽自落。又方：用硇砂入鱼内，煨过瓶收，待有霜刮下，如上法用。

诸鱼之中惟此可常食，与病无碍，不宜同馎①食，生食，生疮虫。同芥菜食，成肿疾。同麦冬食，害人。

鳝　鱼

味甘，大温，无毒。主补中益血，疗沈唇②。血涂火丹、赤肿。

---

① 馎：古代的一种面食。

② 沈唇：病名。沈，古体之"沉"字。泛指有渗出的唇部湿疮。见《圣济总录》一百卷。

鳝鱼得土中之阳气。甘温俱足，通经脉，疗风邪，今人以血涂口眼㖞斜。

同黄芪食，能益气力。

凡病属虚热者不宜食。时行病后食之多复。过食动风气，令人霍乱。

鳗鲡鱼

味甘，有毒。主五痔疮瘘，杀诸虫。

鳗鲡鱼禀土中之阴气。常与水蛇同穴，故有小毒。甘寒而善能杀虫，故骨蒸劳瘵，及五痔疮瘘人常食之大有益也。

妊妇食之，令胎有疾。脾胃薄弱亦泄者，勿食。腹下有黑斑，背上有白点者，毒甚不可食。重三四斤，水行昂头者，不可食。

乌贼鱼骨

［批］舌肿血出，脐疮耳脓。

味咸，微温，无毒。主女子赤白漏下，经汁血闭，阴蚀肿痛，寒热癥瘕，无子，惊气入腹，腹痛环脐，阴中肿痛，令人有子；又止疮多脓汁不燥。

乌贼骨即海螵蛸，禀水中之阳气。入肝、肾经血分。肝为藏血之脏，女子以血为主。虚则漏下赤白，肾为藏精之脏。虚而有湿，则阴蚀肿痛。男子肾虚则精竭无子；女子肝伤则血枯不孕。此则入肝肾，通血脉，祛寒湿，为女人崩漏下血之要药。

同蒲黄末，敷舌肿，血出如泉。同干燕脂，为末，油调搽小儿脐疮出血及脓。同麝香少许，为末，治底耳出脓，以绵杖绞净，吹入。

气味咸温，血病多热者勿用。

石首鱼

味甘，平，无毒。合莼菜作羹，开胃益气。鲞①，炙食，能消瓜成水，治暴下痢，及卒腹胀不消。

石首鱼得海中水土之气，气味甘平，故能开胃。干者名白鲞，其性疏利，凡泻痢腹痛及肠胃诸疾，最忌油腻鱼腥。惟白鲞不忌，盖鲞饮碱水，性平不热，且无脂不腻，不惟少热中之患，更有消食理脾实肠胃之功也。

鲈鱼

味甘，平，有小毒。主补五脏，益筋骨，和肠胃，治水气，多食宜人。

鲈鱼，得水中清气，秋月方美。虽有小毒，不至发病，乃脾胃相宜之物，多食发痃疮肿，肝不可食。剥人面皮，中其毒者，芦根汁解之。

燕窝

味甘、淡，平，无毒。主养肺、化痰、止嗽。

燕窝，周栎圆云：余询海上人云燕衔小鱼，黏之于石，久而成窝，补而能清，开胃气，已劳瘵，为调理虚损之圣药。

---

① 鲞（xiǎng 想）：剖开晾干的鱼。

卷　八

果壳叶部

藕

［批］白浊遗精，久痢噤口，血崩不止，天泡湿疮。

味甘，平，无毒。主热渴，散留血，生肌。久服令人心欢。蒸煮食，大能开胃；生食，治霍乱后虚渴；捣浸澄粉服食，轻身延年。

藕节：味涩，平，无毒。捣汁饮，主吐血不止及口鼻出血。

莲子：味甘，平，无毒。主补中养神，益气力，除百疾。久服轻身耐老，不饥延年。

莲芯须：味甘，涩，温，无毒。主清心通肾，固精气，乌须发。

莲蓬壳：味苦，涩，温，无毒。主止血崩下血，溺血。

藕禀土气生于污泥之中，体至洁白，味甚甘脆，孔窍玲珑，丝纶内隐，水果中之嘉品。生者甘寒，能凉血止血，消瘀，醒酒，解蟹毒；熟者甘温，能健脾开胃，消食止泄，益血补心。莲子得天地清芳之气，禀土中冲和之味，入心、脾、胃经。日华主止渴祛热，安心，止痢，治腰痛及泄精，多食令人喜。皆取其补益心脾之功。莲芯须，乃心肾经药也。古方固真补益方中，往往用之。其功大抵与莲子同。莲蓬壳，陈久者良。时珍曰：入足厥阴血分，消瘀散血，急则治标也。

生藕汁同生地汁、童便各半盏煎，温服，治伤寒口干，及产后闷乱，血气上冲，口干腹痛。石莲子得黄连、白芍、白藕、豆干葛、升麻、红曲、橘红、甘草、滑石、乌梅为丸，治滞下如神。同黄连、人参水煎，细呷，治下痢饮食不思，名噤口痢，此证大危，服完思食便瘥。同菟丝子、五味子、山茱萸、山药、车前子、肉豆蔻、砂仁、橘红、芡实、人参、补骨脂、巴戟天，治脾肾俱虚，五更溏泄。有肺热者去人参、肉豆蔻。同龙骨、益智等分，为末，每服二钱，空心米饮下，治白浊遗精。单用炒为末，每服二钱，陈仓米汤调下，治久痢噤口甚妙。莲子蕊须同黄柏、砂仁、沙蒺藜、鱼胶、五味子、覆盆子、甘草、牡蛎作丸，治梦遗、精滑最长。莲蓬壳同荆芥穗各烧存性，等分为末，每服二钱米饮下，治血崩不止，不拘冷热。烧存性，研末，井泥调涂，天泡湿疮，神效。

莲子，脾家果也，于诸病无连。石莲子乃经霜后采，坚黑如石者，破房得之，堕水入泥者更良。肆中以广中树上木实伪充，其味大苦，不入药用。

橘 皮

［批］腰痛，瘿疣。

味辛，温，无毒。主胸中瘕热逆气，利水谷，下气止呕咳，除膀胱留热停水，五淋，利小便，主脾不能消谷，气冲胸中，吐逆霍乱，止泄，去寸白虫。久服去臭，下气通神。

青皮：味苦、辛，温，无毒。主气滞，下食，破积结左胁，肝经积气，胸膈逆气，小腹疝气。消乳肿，疏肝气。

核：味苦，平，无毒。主小肠疝气，及阴核肿痛，炒研，酒服良。

叶：味苦，平，无毒。主导胸膈逆气，行肝气，消肿散毒，乳痈痛用之。

橘皮花开于夏，成实于秋，得火金之气。味薄气厚，降多升少，阳中之阴也。入肺、脾、胃经。辛散苦泄温通，能燥脾家之湿，使滞气得以运行。留白者，补胃和中；去白者，消痰理肺。

同白术则补脾，同甘草则补肺，同补气药则益气，同泄气药则破气，同消痰药则祛痰，同消食药则化食，各从其类，以为用也。

青皮，乃橘之未黄而小者。气味俱厚，沉而降，阴也，入肝、胆经。削坚破滞，是其所长。

橘核，能入肝经，与青皮同功，治腰痛癀疝在下之病，不独取象于核也。

橘叶，辛香能散肝胃滞气。妇人妒乳、内外吹、乳岩、乳痈，用之皆效。

橘皮同人参、何首乌、桂枝、当归、姜皮，治三日疟寒多。得白豆蔻、生姜、藿香、半夏，治胃有寒痰，或偶感寒气，伤冷食呕吐不止。同人参、白术、茯苓、甘草、山药、白豆蔻、藿香、麦芽、山楂、白扁豆，治脾胃虚饮食不化或不欲食，食亦无味。同苏子、贝母、枇杷叶、麦冬、沙参、桑白皮、栝楼根、五味子、百部，治上气咳嗽，能消痰下气。同枳壳、乌药、木香、草豆蔻、槟榔，治气实人暴气壅胀。同茅术、厚朴、甘草为平胃散，治胸中胀满。入二陈汤，治脾胃湿痰，及寒痰痰饮。青皮同人参、鳖甲，能消疟母。同枳壳、肉桂、川芎，治左胁痛。同人参、白术、三棱、蓬莪术、阿魏、矾红、山楂、红曲、木香，消疰癖气块，及一切肉食坚积。橘核同杜仲等分炒，研末，每服二钱，盐酒下，治腰痛。橘叶鲜者洗，捣绞汁一盏，治肺痈服之，吐出脓血即愈。

橘皮，气味辛温，能耗真气。凡中气虚，气不归元者，忌与耗气药同用。胃虚有火呕吐，不宜与温热香燥药同用。阴虚咳嗽生痰，不宜与半夏、南星等同用。青皮其性酷烈，善破胁下、小腹之滞气，然误服之，立损真气，为害不浅。凡欲施用，必与补脾药同用，庶免遗患，必不可单行也。肝脾气虚者，概勿施用。

芡 实

[批] 色欲过度遗精。

味甘，平，涩，无毒。主湿痹腰脊膝痛，补中除暴疾，益精气强志，令耳目聪明，治小便不禁、遗精、白浊、带下。久服，轻身不饥耐老。

芡实禀水土之气，入脾、肾经，补脾胃、固精气之药也。君山药、茯苓、白术、人参、莲肉、薏苡仁、白扁豆为补脾胃要药。一味捣末，熬金樱子煎和丸服，名水陆丹，补下元益人。同茯苓、莲肉、秋石①各二两，为末，蒸枣和丸，梧子大，名四精丸，每服三十丸，空心盐汤下，治思虑、色欲过度损伤精气，小便数，遗精。

小儿不宜多食，以其难消化也。

大 枣

味甘，平，无毒。主心腹邪气，安中养脾，助十二经，平胃气，通九窍，补少气、少津液、身中不足，大惊，四肢重，和百药，补中益气，坚志强力，除烦闷，疗心下悬，除肠澼。久服轻身延年。

大枣得土之冲气，感天之微阳。气味俱厚，阳也。入脾、

---

① 秋石：别名秋丹石、秋冰、淡秋石，属钙化合物类。主治虚劳羸瘦、骨蒸劳热、咳嗽、咳血、咽喉肿痛、遗精等症状。

胃经。甘能补中，温能益气，故补脾胃而生津液也。

同小麦、甘草，水煎服，治妇人脏躁，悲伤欲哭，象若神灵，数欠者。

虽能补脾胃而益气。然味过于甘，中满者忌之。小儿疳病不宜食，齿痛及患痰热者不宜食。生者尤不利人，多食致寒热。

梅　实

［批］火炎头痛，胬肉，赤痢腹痛，暑气霍乱。

味酸，平，无毒。主下气，除热烦满，安心，止肢体痛，偏枯不仁，死肌，祛青黑痣，蚀恶肉，止下痢，好唾口干。

梅实即乌梅也。得水气之全，其味最酸，所谓曲直作酸是也。酸能敛虚火，化津液，入肝养筋，固肠脱，故主如上等证。其主祛死肌，青黑痣，蚀恶肉者，皆白梅之功。

白　梅

味咸，能软坚也。弘景曰：生梅、乌梅、白梅功用大略相似，第乌梅较良，资用更多。

乌梅同黄连、白芍、滑石、甘草、莲肉、白扁豆、葛根、升麻、红曲、橘红作丸，治蛔厥。一味烧灰，敷蚀恶疮、胬肉、恶肉立尽。同黄连等分，炼蜜丸，梧子大，每米饮下二十丸，治赤痢腹痛。白梅一个，和仁捣碎，入丝瓜叶一叶，或扁叶豆，再捣烂，用新汲水调，治暑气霍乱，灌下即解。

《素问》云：味过于酸，肝气以津。又云：酸走筋，筋病，人无多食酸。虽能生津泄肝，然酸味敛束，违其所喜也，不宜多食。齿痛及病当发散者，咸忌之。

木　瓜

［批］杨梅结毒，翻花痔疮。

味酸，温，无毒。主湿痹脚气，霍乱大吐下，转筋不止。

木瓜得春生之气，禀曲直之化。其薄味厚，降多于升，阳中之阴也。入肝、脾、胃经。酸温能和脾胃，兼入肝而养筋，所以能疗肝脾所生之病。藏器治脚气冲心，强筋骨，止呕逆。日华主吐泻，水肿，心腹痛。好古治腹胀善噫，心下烦痞。皆取其祛湿和胃，滋脾益肺，利筋骨，调荣卫，通行收敛，有并行不悖之功也。

得白扁豆、藿香、茯苓、橘皮、白梅、人参、白术、甘草、砂仁、香薷，治伤暑霍乱，吐泻不止；加石斛、丁香，治转筋。同当归、石斛、牛膝、续断、芍药、橘皮，治血虚转筋。同薏苡仁、白术、茯苓、五加皮、石斛、萆薢、黄柏，治湿热脚气。同人参、茯苓、麦冬、藿香、白豆蔻、竹茹、枇杷叶，治胃虚呕吐。一味为末，白汤吞三钱，日五服，治杨梅结毒有效。入六和汤，治暑月霍乱。一味为末，用鳝鱼身上涎调，贴翻花痔疮，以纸护住。

下部腰膝无力，由于精血虚，真阴不足者，不宜用。伤食，脾胃未虚，积滞多者，不宜用。

柿

[批] 脏毒下血，反胃吐食，咳逆哕气。

味甘、涩，寒，无毒。主通鼻耳气，肠澼不足。

干柿：寒气稍减，厚肠胃，补不足，润肺止渴。

柿霜：味甘，寒。主清心肺热，生津止渴，化痰宁嗽，喉舌口疮。

柿蒂：味涩，平，无毒。主咳逆哕气。

柿禀地中阴气以生，入肺、脾经。四者所主虽不同，总之其功长于清肃上焦火邪，兼能益脾开胃，其源皆归于一义也。

干柿烧灰，饮服二钱，治脏毒下血。独用三枚，连蒂捣烂，酒服，治翻胃吐食。柿霜同桑根白皮、百部、天冬、麦冬、沙参、贝母、苏子、枇杷叶、橘红、栝楼根，作丸噙化，治肺经有火，咳嗽生痰。柿蒂单用煮汁饮，治咳逆哕气，取其苦温能降逆气也。

柿性寒凉，凡肺经无火，因客风寒作嗽者，忌之。冷痢滑泻，胃虚脱者，忌之。脾家素有寒积，及感寒腹痛，感寒呕吐者，皆不得服。不宜与蟹同食，令人腹痛作泻。

枇杷叶

［批］肺热久咳。

味苦，平，无毒。主卒哕不止，下气，肺气热嗽，和胃。

枇杷叶禀天地清补之气，故四时不凋。气薄味厚，阳中之阴，降也。入肺、胃经。经曰：诸逆冲上，皆属于火。火气上炎，则为卒哕。哕者，哕也，其声浊恶而长。又云：树枯者叶落，病深者声哕。病者见此，是为危证。此叶性凉，善降气降胃，安哕得止也。其治呕吐不止，产后口干，肺热咳嗽，喘息气急，脚气上冲，皆取其下气之功也。

同生地、麦冬、白芍、炙甘草、枸杞子、桑白皮、童便、茅根、天冬、苏子、五味子、栝楼根，治阴虚咳嗽吐血。同木通、款冬花、紫菀、杏仁、桑白皮各等分，大黄减半，如常治讫，为末，蜜丸，樱桃大，名噙化丸。治肺热久咳，身热如炙，肌瘦，将成劳者，食后、夜卧各含化一丸。同竹茹、木瓜、芦根汁、石斛、麦冬、人参、茯苓，治胃热呕吐；加童便、人乳、竹沥、苏子、白芍、蔗浆，治噎膈反胃。同白芍、生地、青蒿子、五味子、黄柏、阿胶、枸杞子、杜仲、丹皮、鳖甲作丸，治妇人经行先期，发热无孕。同人参、白芍、茯苓、竹茹、橘红、苏子、麦冬、木瓜，治妊娠恶阻。同栝楼根、天冬、枸杞子、五味子、石斛、白芍、黄连、甘草、芦根汁、童便、竹叶，治消渴。

胃寒呕吐，及肺感风寒咳嗽者，法并忌之。

荔枝核

［批］疝气癞肿，肾肿如斗。

味甘，温，涩，无毒。主心痛，小肠气痛，癞疝气痛，妇人血气痛。

荔枝子，南方果也。感天之阳气，核入厥阴肝、少阴肾经。散滞气，辟寒邪，其实双结核，肖睾丸，治癞疝卵肿，象形之义也。

同牛膝、补骨脂、延胡索、合欢子、茴香、木瓜、杜仲、橘核、草薢，治疝气；虚热者加黄柏，虚寒者加桂。同大茴香各炒黑等分，为末，每服一钱，温酒下，治疝气癞肿。同青皮、茴香等分各炒研，酒服二钱，治肾肿如斗。

除疝气外，无他用。

桃 仁

［批］妇人阴痒。

味苦、甘，平，无毒。主瘀血血闭，癥瘕邪气，杀小虫，止咳逆上气，消心下坚，除卒暴击血，润大便，破畜血，通月水，止心腹痛。

桃枭：味苦，微温，有小毒。主杀百鬼精物，疗中恶腹痛，杀精魅五毒不祥。

桃核仁禀地二之气。气薄味厚，阳中之阴，降也。入手、足厥阴经。肝为藏血之脏，血有凝滞，肝则受病，此则苦泄滞，辛散结，温行缓肝，故治如上诸证。桃枭乃桃实着树经冬不落者，正月采之。通滞散邪，治血之功与桃仁同。桃为五木之精，故能镇辟不祥。

桃仁同当归、赤芍、泽兰、延胡索、苏木、五灵脂、红花、牛膝、生地、益母草，治产后瘀血，结块作痛，并治壮盛妇人经闭不通。同当归、麻仁、地黄、麦冬、芍药、黄芩、肉苁蓉、甘草，治大肠血燥，便结不通。同番降香、通草、山楂、穿山甲、乳香、没药、红花、续断、当归，治上部内伤，瘀血作痛。一味杵烂，绵裹，塞妇人阴痒。桃枭煅存性，同陈棕灰、蒲黄、朱砂、京墨为末，临卧以童便调服三钱，治内伤吐血神效，小便解色渐淡为度。同番降香、辰砂，治鬼击吐血。

桃仁，性善破血。凡血结、血秘、血燥、瘀血、留血、蓄血、血痛、血瘕等证，用之立通。第散而不收，泻而无补，过用之及用之不得共其当，能使血下不止。损伤真阴，为害非细。故凡经闭不通由于血枯，而不由于瘀滞，产后腹痛由于血虚，而不由于留血结块，大便不通由于津液不足，而不由于血燥闭结，法并忌用。

桃枭其功专于辟邪，祛瘀病值虚者，忌于桃仁同。

杏　仁

味甘、苦，温，冷利，有毒。主咳逆上气雷鸣，喉痹，下气，产乳，金疮，寒心，奔豚，惊痫，心下烦热，利胸膈气逆，润大肠气秘，杀狗毒。

杏核仁禀春温之气，兼火土之化。《别录》言：冷利者，以其性滑利下行，非真冷也。气薄味厚，阴中微阳，降也。入手太阴肺经。元素曰其用有三：润肺也，消食积也，散滞气也。温能解肌，苦能泄热。总取其下气消痰，苦泄润利之功。

同桑白皮、前胡、薄荷、桔梗、苏子、贝母、甘草、五味子、橘红、紫菀，治风寒入肺，咳嗽生痰。入仲景麻黄汤，治太阳病无汗、恶寒、喘急。

此能散肺经风寒滞气，殊效。第阴虚咳嗽，肺家有虚热、热痰者忌之。风寒外邪，非壅逆肺分，咳嗽急者不得用。《本经》言有毒，盖指双仁者言也。

梨

味甘、微酸，寒，无毒。主热嗽止渴，伤寒热发，解丹石热气，惊邪，及利大小便，润肺凉心，消痰降火，解疮毒、酒毒。

梨成于秋，花实皆白，得西方之阴气。入肺、胃经。善能润肺消痰，降火除热。凡人有痛处，脉数无力，或发渴，此痈疽将成之候，惟昼夜食梨，可转重为轻。卒中、痈疽之病，数食梨，可变危为安。功难尽述。

捣汁同霞天膏、竹沥、童便，治中风痰热。同人乳、蔗浆、芦根汁、童便、竹沥，治血液衰少，渐成噎膈。同牛黄分许，治小儿内热，痰壅喉间吐不出，或因惊热生痰，或因风热生痰，神效。

肺寒咳嗽，脾家泄泻，腹痛冷积，寒痰痰饮，妇人产后，小儿痘后，胃冷呕吐及西北真中风证，法咸忌之。

橄榄

[批] 诸鱼骨鲠，灭瘢痕。

味酸、甘，温，无毒。止渴生津，咽喉痛阻，消酒，疗鯸鲐毒。

橄榄得土之阳气，肺胃家果也。震亨曰：味涩而甘，醉饱宜之。酒后嚼之不渴，甘能解毒，故疗鯸鲐毒。马志曰：鯸鲐即河豚也，能解一切鱼鳖毒。其木作楫，拨着鱼皆浮出，物有相畏如此，不独味甘解毒之义也。

一味嚼汁，咽治诸鱼骨鲠。无橄榄时，即觅核研末，急流水调服，亦效。用核磨浓汁，涂手抓破成疮，能灭瘢痕。

胡桃

［批］固精，产后虚喘，误吞铜钱。

味甘，平、温，无毒。主食之令人肥健、润肌、黑发，补气养血，润燥化痰，宜命门，利三焦，温肺润肠，治虚寒喘嗽，腰脚重痛，制铜毒。

胡桃禀火土之气，温而性润，为益血脉、补命门之药也。其外青皮性涩，功能染髭。

一味去肉上黄皮，空腹食之，最能固精。同破故纸，蜜丸服，补下焦。同补骨脂、沙蒺藜、莲须、鹿茸、麦冬、巴戟天、覆盆子、山萸肉、五味子、鱼胶，益命门，种子最妙。同人参各二钱，水煎服，治产后虚喘。一味治误吞铜钱，多食自化出也。

体气虚寒者宜之。如肺家有痰热，命门火炽，阴虚吐衄等证，皆不宜施。

山楂

［批］偏坠。

味酸冷，无毒。主消食积，行结气，发小儿痘疮，妇人产后儿枕痛，止水痢，散宿血。

山楂禀木气而生，能入脾胃，消积滞，散宿血，大抵其功长于化饮食、消瘀血，故小儿产妇宜多食之。同矾红、黄连、红曲，消肉积。同红曲、麦芽、橘皮、白术、肉豆蔻、厚朴、砂仁能消食健脾。同牛膝、生地、当归、续断、益母草、泽兰、丹皮、蒲黄、赤芍，治产后见枕作痛。同茴香各炒等分，为末，糊丸，梧子大，每服一百丸，空心白汤下，治偏坠疝气。性能克化饮食，若胃家无食积，及脾虚不能运化，不思食者，多食之反致克伐。脾胃虚，兼有积滞者，当与补药同施，亦不宜过用也。《物类相感志》云：煮老鸡硬肉，入山楂数颗即易烂，其消食克伐之力彰矣。

海松子

［批］大便虚秘。

味甘，小温，无毒。主骨节风，头眩，祛死肌，变白，散水气，润五脏，不饥。久服轻身延年。

海松子气味香美，甘温补血，血气充足，则五脏自润矣。

同柏子仁、麻子仁等分，研如泥，白蜡和丸，梧子大，每服五十丸，黄芪汤下，治大便虚秘。

大便滑泄者忌服。

龙　眼

［批］虚烦不眠。

味甘，平，无毒。主五脏邪气，安志厌食，除蛊毒，去三虫。久服强魂，聪明，开胃益脾，补虚长智，轻身不老，通神明。

龙眼俗名圆眼，禀稼穑之化。入心、脾经。甘能益血补心，则火降而坎离得交矣。

同生地、天冬、麦冬、丹参、柏子仁、远志、莲肉、五味子、茯神、人参，能补心保神，益气强志。同酸枣仁炒黄芪、炙白术、焙茯神各一两，木香五钱，炙甘草二钱，哎咀，每服五钱，姜三片，枣一枚，水二钟，煎一钟，温服。治思虑过度，劳伤心脾，健忘怔忡，虚烦不眠，自汗惊悸。

榧　实

[批] 寸白虫，腹满胀大，误吞铜物。

味甘，平，涩，无毒。主五痔，去三虫，蛊毒，鬼疰，疗寸白虫。

榧实禀土气以生。气薄味厚，阴也，降也。入肺、大肠经。凡小儿黄瘦，有虫积者宜食之，东坡诗云"驱除三彭虫，已我心腹疾"，是矣。

日食榧子七颗，治寸白虫，及好食茶叶而黄者，以愈为度。

荸　荠

味甘，微寒，无毒。主消渴痹热，温中益气，下丹石，消黄疸，疗五种膈气，消宿食，治误吞铜物及腹胀。

荸荠即乌芋，禀土金之气所主，诸证皆取甘寒消散除热之功。一味去皮，填入雄猪肚内，线缝，砂器煮糜食，勿入盐，治腹满胀大。同胡桃食一二斤许，治误吞铜物，即消。

其性冷，先有冷气人不可食。多食令人患脚气。孕妇忌之。

甘　蔗

[批] 胃干噎食，润大便。

味甘，平，无毒。主下气，和中，助脾气，利大肠。

甘蔗禀地中之冲气。气薄味厚，阳中之阴也，降也。入肺、脾、胃经。日华为其消痰止渴，除心胸烦热，解酒毒。时珍用治噎膈、反胃。今人以治大便燥结，皆除热、生津、润燥之功。

同芦根汁、梨汁、藕汁、人乳、童便、竹沥，和匀，时饮，治胃干枯，噎食呕吐。单用取浆服，能润大便下燥结。

世人皆以其性热，不敢多食，不知是甘寒之物，能泻火热、润枯燥。王摩诘《樱桃诗》云："饱食不须愁内热，大官还有蔗浆寒。"可以为证。胃寒呕吐，中满滑泻者忌之。

白砂糖

味甘，寒，无毒。主心腹热胀，口干渴，润心肺燥热，治嗽消痰，解酒和中，助脾，缓肝气。

紫砂糖，味甘，寒，无毒。主治皆同。

白砂糖，乃煎甘蔗汁曝之，凝结作块者为石蜜，轻白如霜者为糖，霜坚白如冰者为冰糖，煎炼至紫黑色者为紫砂塘，皆一物，有精粗之异也。甘寒除热生津，多食亦能害脾，以味太甘故耳。同巨胜末、枣肉和丸，噙之，润肺气，助五脏生津。孟诜曰：多食令人心痛，生长虫，损齿发疳。鼍与鲫鱼同食成疳虫，与葵同食生流澼，与笋同食不消成癥，身重不能行。今医家用作汤下。

饴　糖

［批］误吞稻芒。

味甘，微温，无毒。主补虚乏，止渴，祛血，健脾胃。

饴糖用麦蘖或谷蘖同诸米渍熬炼而成。入手、足太阴经。

入仲景建中汤，治脾虚腹痛。一味频食，治误吞稻芒，及服药过剂，闷乱者。

此乃成于湿热，少用虽能补脾润肺，然过用之则动火生痰。凡中满吐逆，酒病牙疳咸忌之。肾病尤不可服。

胡　麻

［批］健脾燥湿，小儿瘰疬。

味甘，平，无毒。主伤中虚羸，补五内，益气力，长肌肉，填脑髓，坚筋骨，疗金疮止痛，及伤寒、温疟大吐后虚热羸困。久服轻身不老，明耳目，耐饥渴，延年。

胡麻油

［批］解蛊毒。

味甘，微寒。主利大肠，胞衣不落。生者摩疮肿，生秃发。

胡麻即为脂麻，一名巨胜。禀天地之冲气，得稼穑之甘味，气味和平，不寒不热，八谷之中惟此为良。入肝、脾、肾经。日华主润养五脏，利大小肠。河间曰：治风先治血，血活则风去，此能入肝益血，风药中不可缺也。麻油甘寒滑利，入药以乌麻油为上，白麻油次之，生窄者良。若蒸炒者，只可供食，不入药用。藏器主天行热闷，肠内热结。孟诜主喑哑，杀五黄，通大小肠，治蛔心痛，敷一切恶疮疥癣，杀一切虫。日华主煎膏，生肌长肉止痛，消痈肿，补皮裂。皆取其甘寒滑利，除湿润燥，凉血解毒之功也。

胡麻得何首乌、苍术、茯苓、菖蒲、桑叶、牛膝、当归、续断、地黄、桑寄生，治风湿痹。同甘菊花、天冬、黄柏、生地、何首乌、柏子仁、桑叶、牛膝、枸杞子、麦冬，作丸，治似中风，口眼㖞斜，半身不遂。久服不辍，有神效。一味九蒸九曝，加苍术等分，蒸曝三次，作丸，能健脾燥湿，益气延年。同连翘等分，为末，频须食之，治小儿瘰疬。麻油入血余一味熬膏，铅丹收好，能敷一切疮毒，排脓止痛。一味多饮，解岭南蛊毒及河豚毒、砒毒，取吐出毒物即效。胡麻补益为用，仙家所须。

麻油，脾胃虚寒作泻者，不宜食。

亚 麻

味甘，微温，无毒。主大风疮癣。

亚麻即鳖虱胡麻，肝经血分药也。凡大风疮癣，总由肝经血热所致。此能益血通行，则血活风散，疠疾疮癣皆得除矣。

得苦参、荆芥、天冬、生地、青黛、百部、白花蛇、何首乌、豨莶草叶、刺蒺藜、甘菊花，治大麻风。同金银花、连翘、萆薢、土茯苓、何首乌、苍术、木瓜、薏苡仁、生地、黄柏，治湿热太甚，遍身脓窠疮。

大麻仁

[批] 老人虚秘。

味甘，平，无毒。主补中益气，中风汗出，逐水气，利小便，破积血，润五脏，利大肠。

麻仁禀土气以生，性最滑利。好古云：入手、足阳明，足太阴经。阳明病汗多，及胃热便难，三者皆燥也。用之以通润，故仲景脾约丸用之。

同紫苏子等分，洗净研细，以水滤汁，煮粥食，治老人诸虚风秘甚妙。如产后汗多，大便必秘，难于用药，惟此最稳。

陈世良云：多食损血脉，滑精气，痿阳事。妇人多食即发带疾，以其滑利下行，走而不守也。

黑大豆

味甘，平，无毒。主生研，涂痈肿，煮汁饮杀鬼毒，止痛，逐水胀，除胃中热痹，伤中淋露，下瘀血，散五脏结积内寒。杀乌头毒。炒黑，热投酒中饮之，治风痹瘫缓，口噤，产后头风，制诸风热，解诸毒。

黑大豆紧小者为雄，禀土气以生，而色黑象水，为肾家之谷也。孟诜主中风脚弱，产后诸疾。日华主调中气，通关脉，制金石药毒，解牛马瘟病。皆取其活血散风，除热解毒，下气利水之功。

同泽兰、益母草、苏木、人参、牛膝、荆芥、生地黄、童便、蒲黄，治产后血晕闷绝。同蔓荆子、土茯苓、金银花、甘菊花、元参、川芎、天麻、芽茶、荆芥、乌梅，治偏头风痛有神。豆壳同密蒙花、谷精草、黄连、木贼草、决明子、甘菊花、金银花、生地、羚羊角、羊肝，治小儿痘后目翳。

小儿以炒豆、猪肉同食，必壅气致死，十岁以上，则无害也。服草麻子者，忌炒豆，犯之胀满致死。服厚朴者亦忌之，最能动气故也。

豆 豉

[批] 周痹。

味苦，寒，无毒。主伤寒头痛寒热，瘴气恶毒，烦躁满闷，治伤寒温毒，发斑呕逆。

大豆黄卷：味甘，平，无毒。主湿痹筋挛膝痛，除胃中积热，消水病胀满。

豆豉，惟江右黑大豆造淡者入药，得蒸曝之气，有涌吐宣表之能，又能下气调中，故能生能散。时珍曰：得葱则发汗，得盐则能吐，得薤则治痢，得蒜则止血，炒热又能止汗，亦麻黄根节之义也。大豆黄卷即黑大豆为叶芽，生五寸长便干之，得湿热发生之机，能祛湿松肌，同气相求也。凡湿热温邪，为祛湿达邪之要药。

豆豉同栀子，仲景名栀豉汤，治伤寒汗下后，虚烦不得眠，胸中懊恼，饥不欲食。同薤白煎服，治暴痢腹痛及血痢。单用炒香，酒煎服，治久患盗汗。一味煎汁饮，治服药过剂闷乱者。

大豆黄卷一味炒香，为末，每服半钱，温酒调下，治邪在血脉之中，上下周身木痹不仁，名周痹者。

豆豉，凡伤寒传入阴经，与直中三阴者，皆不宜用。热结胸中，烦闷不安者，此欲成结胸，法当下，不宜复用，汗吐之药，并宜忌之。

绿 豆

[批]痘后痈肿，能移痘毒，解砒毒，痘后目翳，疽疾护心，打扑伤损，扑痱疮。

味甘，寒，无毒。主丹毒，烦热，风疹，药石发动，热气奔豚。煮食，消肿下气，压热解毒。生研绞汁服，解一切药草、牛马、金石诸毒，治痘毒，利肿胀。

豆皮：味甘，寒，无毒。主解热毒，退目翳。

豆粉：味甘，凉，无毒。主解诸热，益气，解酒食诸毒，治发背、痈疽、疮肿及汤火伤灼。

绿豆禀土中之阴气。入足阳明胃经。甘寒能除热，下气解毒，故为服丹石药人发狂躁之要药。绿豆粉所禀与绿豆同，故亦解诸热毒、清凉肠胃也。

绿豆同赤小豆、黑大豆等分为末，醋调扫涂痘后、痈肿初起即消。同赤小豆、黑大豆等分为末，以鲜百合捣和，涂痘后痈肿初起即消，或移于无碍之处，神效。一味生研汁饮，解中砒毒。豆皮同甘菊花、谷精草等分，为名通神散，治痘后目翳，服一钱，以干柿饼一枚，粟米泔一盏，同煮干食柿，日三服，浅者五七日见效，远者半月见效。真绿豆粉一两，乳香半两，灯心同研，和匀，以生甘草浓煎汤，调下一钱，名护心散。凡有疽疾，一日至十三日内，宜连进十余服，方免变证，使毒气出外。服之稍迟，毒气内攻，渐生呕吐，或鼻生疮菌，不食即危。若毒气冲心，有呕逆之证，大宜服此。时呷之，服至一两则香彻疮中，真圣药也。同滑石等分，和匀，扑夏月痱疮。一味炒紫色，新汲水调敷打扑伤损，以杉木皮缚定，其效如神。

绿豆豆粉，脾胃虚寒滑泄，及易泄者，皆忌之。

白扁豆

［批］转筋。

味甘，微温，无毒。主和中下气。叶主霍乱吐下不止。

白扁豆禀土中冲和之气，味甘气香。入脾、胃经。能升清降浊，消暑和中。孟诜主霍乱吐利。苏颂主女子带下，解酒毒。皆取其益脾开胃，和中除湿之功。

同山药、茯苓、人参、莲肉、薏苡仁、芡实，为补脾胃之上药；中焦有湿者加白术。同黄连、干葛、白芍、升麻、红曲、滑石、乌梅、橘红、甘草、莲肉，治滞下如神。同麦冬、五味子、黄连、干葛，能解酒毒。同木瓜、石斛、橘皮、藿香、茯苓、缩砂、香薷，治霍乱吐泄转筋。叶捣汁，入醋少许服，治吐利后转筋，立瘥。陶氏曰：患寒热者不可食，盖指疟邪未尽，及伤寒寒热外邪方炽，不可服此，补益之物耳。如脾胃虚，及伤食劳倦发寒热者不忌。

赤小豆

［批］湿气脚气，疮疽痈肿。

味甘、酸，平，无毒。主下水，排痈肿脓血，寒热热中消渴，止泄，利小便，吐逆，卒澼，下腹胀满。

赤小豆，禀秋燥之气以生。时珍曰：小而色赤，心之谷也。其性下行，通乎小肠，能入阴分，治有形之病。故行津液，利小便，消胀除肿。《十剂》云：燥可祛湿。赤小豆之属是矣。

同桑白皮煮食，祛湿气痹肿。同鲤鱼煮食，治脚气。一味为末，鸡子白调涂热毒痈肿。同芙蓉叶为末，蜜调，涂头颊热肿，一夜即消。

陶氏曰：逐津液，利小便，久服令人枯燥。凡水肿胀满，总属脾虚，当杂补脾胃药中用之，病已即去，勿过剂也。市中每以半红半黑相思子为赤小豆误人，并不利湿解毒，慎之。

蚕 豆

[批] 误吞铁及金银物。

味甘，微辛，无毒。主快胃，和脏腑。蚕豆荚如老蚕，蚕时始熟，故名。

同韭菜治误吞针入腹，针自大便同出，即误吞金银物者，皆效。实救急良方，取其利脏腑也。

刀豆子

[批] 呃逆。

味甘，平，无毒。主温中下气，和肠胃，止呃逆，益肾补元。

刀豆子有下气归元之功，温中止呃之药。一味，烧存性，为末。白汤调服二钱，治呃逆不止，声闻邻家。

小 麦

[批] 虚汗盗汗。

味甘，微寒，无毒。除客热，止燥渴咽干，利小便，养肝气，止漏血唾血。

浮麦：味甘、咸，寒，无毒。主益气除热，止自汗、盗汗。

面：味甘温，有微毒，不能消热，止烦。主养气，补不足，助五脏。

小麦禀四时中和之气，入心经。甘寒，益血凉血，入药，以北方来者为胜。浮麦即水淘浮起者，亦以北方者良。

面性热，故不能消热止烦。寒食日以纸袋盛悬风处，数十年亦不坏，取其热性去而无毒也。

小麦同通草水煮饮，治老人五淋，身热腹满。浮麦文武火炒为末，每服二钱半，米饮下或煎汤代茶，治虚汗盗汗。面作蒸饼和药，取其易消也。

小麦寒气全在皮，故面去皮则热，热则壅滞动气，发渴助湿，令人体浮，皆其害也。凡大人脾胃有湿热及小儿食积疳胀，皆不宜服。然北人以之代饭，常御而不为患者，此其地势高燥，无湿热熏蒸之毒，故面性温平，其功不减于稻粟耳。东南卑湿，春多雨水，其湿热之气郁于内，故食之过多，每能发病也。夏月疟、痢人，尤不宜食。

大 麦

[批] 卒患淋痛，快膈进食，产后青肿，产后气急，回乳。

味咸，温、微寒，无毒。主消渴，除热，益气，调中。

面：平胃止渴，消食疗胀满。胜于小麦，无燥热。

麦蘖：味咸，温，无毒。主消食和中。

大麦功用与小麦相似，其性更平凉滑腻，故人以佐粳米同食，或歉岁全食之，而益气补中，实五脏，厚肠胃之功，不亚于粳米矣。麦药以水渍，大麦而成，功与谷蘖相同，而消化之力更紧。故主开胃补脾，消化水谷，及一切结积，冷气，胀满等证。好古曰：麦芽、神曲二药，胃气虚人宜服之，以代戊己腐熟水谷也。

大麦三两煎汤，入姜汁、蜂蜜，代茶饮，治卒患淋痛。麦蘖同山楂、红曲、橘皮、草果、砂仁、厚朴、苍术，消食积。

同神曲、白术、橘皮各一两，为末，蒸饼丸，梧子大，每以人参汤下三五十丸，能快膈进食。同干漆等分，为末，新瓦中铺漆一层，蘖一层，重重令满，盐泥固济，煅赤，研末。热酒调服二钱，治产后青肿，乃血水渍也，产后诸疾并宜。一味为末，和酒服，治产后腹胀不通、气急神验。一味炒为末，每服五钱白汤下，治产妇无子食乳，乳不消，令发热恶寒，回乳甚良。

脾胃虚而无积滞者，不宜用。久服，消肾气堕胎。

六神曲

［批］闪挫腰痛。

味甘、辛，温，无毒。主化水谷宿食，癥结积滞，健脾暖胃，治赤白痢，胀满诸疾，及产后回乳。

六神曲，取诸神聚会之日，用白面、青蒿汁、赤小豆末、杏仁泥、苍耳汁、野蓼汁配白虎、青龙、朱雀、元武、勾陈、腾蛇六神之用。汁和面，豆杏仁作饼，麻叶或楮叶包，罯如造酱黄法，待生黄衣，晒干收用。行脾胃滞气，其力倍于酒曲，善能开胃健脾，消食止泻，陈久者良。

同山楂、麦芽、谷芽、缩砂、橘皮、草果、藿香、白术、干葛、莲肉等，调中止泻。单用，煅过淬酒，温服，治食积心痛，及闪挫腰痛有效。

脾阴虚，胃火盛者，不宜用。能落胎，孕妇宜少食。

粳　米

［批］胎动腹痛，急下黄汁，初生无皮，启脾进食。

味甘、苦，平，无毒。主益气，止烦，止泄，温中，和胃气，长肌肉。

谷叶：味甘，温，无毒。主快脾开胃，下气和中，消食化积。

粳米，即人所常食米也。感天地冲和之气，同造化生育之功，为五谷之长，相赖以为命者也。经曰：安谷则昌，绝谷则亡。仲景曰：人受气于水谷以养神，水谷尽而神去。自上古圣人树艺①，至今不可一日无此也。禀土德之正，虽专主脾胃，而五脏生气，血、脉、精、髓，因之以充溢周身；筋、骨、肌、肉、皮肤，因之而强健，止烦，止泄，特其余事耳。谷芽具生化之性，为消食健脾、开胃和中之要药。

粳米五升，同黄芪六两煎服，治胎动腹痛，急下黄汁。独用为粉，扑小儿初生无皮，色赤，但有红筋，乃受胎未足，扑之肌肤自生。谷蘖四两，为末，入姜汁、盐少许，和作饼，焙干，同炙甘草、砂仁、白术麸炒各一两，为末。白汤点服或丸服，名谷神丸，能启脾进食。

红　曲

［批］心腹。

味甘，温，无毒。消食，活血，健脾，燥胃，治赤白痢下水谷。

红曲，以白粳米杂曲母蒸罯为之，受湿热郁蒸而变为红，乃造化自然之微妙，亦奇术也。治脾胃荣血之功，有同气相求之理。消食健脾胃，与神曲相同。活血和伤，惟红曲为能。故治血痢，尤为要药。

得番降香、通草、鲮鲤甲浸药，治上部内伤，胸膈作痛。或怒伤吐血，和童便服，有神效。同黄连、白扁豆、莲肉、黄芩、白芍、升麻、干葛、乌梅、甘草、滑石、橘红，治滞下有

① 树艺：种植。

神。同续断、番降香、延胡索、当归、通草、红花、牛膝、没药、乳香，治内伤血瘀作痛。同泽兰、牛膝、地黄、续断、蒲黄、赤芍，治产后恶露不尽，腹中疼痛。同香附、乳香等分，为末，酒服，治心腹作痛。

性能消导，无积滞勿用，善破血，无瘀血者禁用。

稻 米

[批] 癫犬咬。

味甘，温，无毒。主益气，止泻，暖脾胃，缩小便，收自汗，发痘疮。

稻米，糯米也。禀土中之阳气，其性温和，酿酒则热，热伤阳尤甚，乃补脾胃、益肺气之谷也。

一味入猪肚内蒸热，日食补虚劳不足。以一合入斑蝥七枚，同炒，熬黄去之；再入七枚，再炒黄去之；又入七枚，待米出烟，去斑蝥为末。水调服治颠犬咬伤，小便利下佳，亦可油调外敷。

其性黏滞，不利于上焦，有痰热及脾病不能转运、小儿难于克化者，余皆无害。

酒

味苦、甘、辛，大热，有毒。主行药势，杀百邪恶毒气。

酒，品类极多，醇醨不一，惟米造者入药。辛者能散，苦者能下，甘者能缓，用为导引，可以通行一身之表，至极高之分。经云：酒者，热谷之液，其气悍。陶氏曰：大寒凝海，酒不冰。明其性热，独冠群物。制药用之，以藉其势。藏器主通血脉，润皮肤，消忧发怒，宣言畅意。无非取其横行经络，走散皮肤，开发宣通之功，多饮至醉。解马气或马汗，马毛入疮，皆致肿痛烦热，入腹则杀人。

和生地黄汁煎，服治产后血闷。

朱震亨云：《本草》只言酒热有毒，不言湿中发热，近于相火，醉后振寒战栗可见矣。又性喜升，气必随之，痰郁于上，溺涩于下，恣饮寒凉，其热内郁肺与大肠。其始也病浅，或呕吐，或疮疥，或鼻皶，或泄利，或心脾痛，尚可散而去之；其久也病深，或消渴，或内疽，或肺痈，或鼓胀，或喉哑，或哮喘，或劳瘵，或痔漏，为状不一，非具眼未汤处也。扁鹊云：过饮腐肠烂胃，溃髓蒸筋，生痰动火，亡精耗血，伤神损寿。今人有忍饮为快，鲜有不为害者。虽上古至今以酒能合欢解忧，御寒祛疾，循习为常用之物。然而如上等害，不可不晓。惟能樽节度量，寒温适宜，不至沉湎荒乱，斯得酒中之趣。古人终日饮，不及乱，用此道耳。

醋

［批］口疮舌肿，汤火伤灼。

味酸，温，无毒。主消痈肿，散水气，杀邪毒，破结气。

醋，惟米造者入药，得温热之气，故从木化而味酸。酸能敛壅热，温能行逆气。日华主下气除烦，妇人心痛血气，并产后及伤损、金疮出血迷闷，杀一切鱼肉菜毒。取其酸收，而又有散瘀解毒之功，故外科敷药中多资用也。

同青木香磨汁服，止卒心痛。浸黄药含之，治口疮。和釜底墨敷舌肿不消，厚敷舌之上下，脱则更敷，须臾即消。单用，淋洗汤火伤灼，并以和泥涂之良，亦无瘢痕。

经曰：酸走筋，筋病毋多食酸。凡筋挛、偏痹、手足屈伸不便，皆忌之。凡脾病者，亦不宜食，恐助肝贼脾也。

胡荽

［批］治痘疹。

味辛，温，微毒。主消杀，治五脏，补不足，利大小肠，通小腹气，拔四肢热，止头痛。疗痧疹、豌豆疮不出，作酒喷，立出，通心窍。

子：味辛、酸，平，无毒。炒用主发痘疹，杀鱼腥。

胡荽禀金火之气，气味辛香。入脾、胃经。凡痧疹、痘疮出不快者，外为风寒所侵，或为秽气所触，此则辛温祛风寒，香窜辟秽气，则腠理通畅而皆出矣。时珍曰：辛温香窜，内通心脾，外达四肢，能辟一切不正之气是也。单用二两切，以酒二大盏煎沸沃之，盖定，勿令泄气。候冷去滓，微微含喷，痧痘出不快，从项背至足令遍。勿噀①头面。

辛香发散之品，气虚人不宜食。疹痘出不快，非风寒外侵及秽气触犯者，不宜用。华佗云：胡臭、口臭、䘌齿、脚气皆不可食，令病加甚。藏器云：久食令人多忘，发胲②臭。凡服一切补药及药中有白术、牡丹皮者，咸忌之。

白冬瓜

［批］十种水气。

味甘，微寒，无毒。主小腹水胀，利小便，止渴。

冬瓜仁：味甘，平，无毒。主益气，不饥，润肌肤，治肠痈。久服轻身，令人悦泽，好颜色。

白冬瓜内禀阴土之气，外受霜露之侵，气寒而性冷利。故

---

① 噀（xùn 迅）：喷水。

② 胲（hǎi 海）：《说文解字》："曰足大指毛也。"《集韵》："颊下曰胲。"

陶氏主止消渴烦闷，解毒。孟诜主除心胸满，祛头面热。日华消热毒痈肿，切片摩痱子。苏颂利大、小肠，压丹石毒。皆取其甘寒解胃中之热也。

冬瓜一枚，切盖去瓤，以赤小豆填满，盖合签，定以纸筋泥固济，日干，用糯糠两大箩，入瓜在内，煨至火尽，取出切片，同赤小豆焙干，为末，水糊丸，梧子大。每服七十丸，煎冬瓜子汤下，治十种水气浮肿喘满，日三服，小便利为度。冬瓜仁同橘红、石斛、竹茹、枇杷叶、白芍、芦根汁、人参、茯苓，治胃虚呕吐。同人参、茯神、白茯苓、黄芪、甘草、白芍、枣仁、竹沥，治小儿慢脾风。

得食未经霜者，不宜多食。

甜瓜蒂

[批] 吐风涎，阴黄，鼻中息肉，湿家头痛。

味苦，寒，有毒。主大水，身面四肢浮肿，下水杀蛊毒，咳逆上气及食诸果，病在胸腹中，皆吐下之。祛鼻中息肉，疗黄疸。

瓜蒂感时令之火热，禀地中之伏阴。气薄味厚，浮而升，阴多于阳，酸苦涌泄为阴故也。入肺、脾、胃经。日华治脑塞热䪼，眼昏吐痰。时珍主吐风热痰涎，风眩，头痛，癫痫，喉痹，面有湿气及伤寒客水胸中，伤食胀满，下部无脉等证，皆借其宣发涌泄，引涎追泪之功。

同腻粉减半为末，水调，灌风涎暴作，气塞倒扑，得涎自出，不出含砂糖一块，下咽即涎出也。同丁香、赤小豆各七枚，为末。吹豆许鼻中，疗阴黄、黄疸，少时黄水流出，隔一日用，瘥乃止。并治身面浮肿。同白矾各半钱为末，绵裹塞鼻，治鼻中息肉，日一换，或以猪脂和挺塞之。一味为末，嗌鼻口，含冷水，治湿家头痛，取出黄水。同细辛、麝香治鼻不闻香臭。

凡胸中无寒，胃家无食，皮中无水，头而无湿，及胃虚气弱，诸亡血，诸产后，似中风倒扑，心虚有热，癫痫，女劳，谷疸，元气尪羸①，脾虚浮肿，切勿误用。为害伤生。戒之戒之。

白芥子

［批］老人痰嗽。

味辛，温，无毒。主发汗，胸膈痰冷，上气而目黄。

芥禀火气以生，而白芥又得金气之胜，故辛温入肺，而发散有除冷豁痰利气之功。震亨曰：痰在皮里膜外及胁下，非此莫能达。古方控涎丹用之，正此义耳。

同紫苏子、莱菔子各微炒，研破，煮饮，名三子养亲汤，治老人苦于痰气喘嗽，胸满懒食，若大便素实者入蜜一匙。

味极辛温，搜剔内外痰结，及胸膈寒痰，冷涎壅塞者殊效。然而肺经有热，与阴虚火炎，咳嗽生痰者，法在所忌，切勿轻投。

芥

［批］肺毒。

味辛，温，无毒。主归鼻。除肾邪气，利九窍，明耳目，安中。

子：味辛，热，无毒。主归鼻，祛一切邪恶痊气，喉痹。

芥所禀与白芥同。辛温能利气消痰，开胃辟寒。子与白芥子相同，力稍不逮。芥菜卤，久窖地中数十年者，治肺痈，饮

---

① 尪羸（wāngléi 汪雷）：亦作"尪赢"，指瘦弱或（身体）虚弱。

数匙，立效。其义以芥菜辛温，得盐水久窨之，气变为辛寒，能散痰热，真良法也。

忌与白芥子同。

茄 子

[批] 肠风下血，乳头裂。

味甘，寒，无毒。主散血止痛，消肿宽肠，损人动气，发疮。

根及枯茎：主散血消肿，血淋下血。

蒂：主肠风下血，血痔，生切擦斑风。

茄，内禀地中一阴之气，外受南方热火之阳，故花实皆紫。震亨曰：属土而喜降，惟肿毒家用之为当耳。

经霜茄，连蒂，烧存性，为末，每日空心温酒服二钱，治肠风下血。老裂茄烧灰，敷乳头裂。茄秆烧灰，淋汁，和入桑硇、碱等药，治诸痈肿疔疮，有效。鲜茄蒂、鲜何首乌，等分煮饮，治对口疮神效。

凡有痼疾及虚冷人，切不可食。

莱 菔

[批] 年远脾泄，齁喘痰促。

根：味辛、甘，温，无毒。散服及炮煮服食，大下气，消谷，祛痰癖，肥健人。生捣汁服，主消渴，试大有验。

子：味辛、甘，平，无毒。主下气定喘，治痰消食，除胀，利大小便，止气痛。研汁服吐风痰。

莱菔根禀土金之气，煮熟下气消谷，温中补不足，生食止消渴，制面毒，行风气，祛邪热。子味辛过于根，同醋研，消肿毒。炒熟，下气定喘。朱震亨云：莱菔子治痰有推墙倒壁之功。是矣！

白莱菔煮食，治年远脾泄，百药不效，终日啖之，必瘥。子，淘净蒸熟，曝，研，姜汁浸，蒸饼丸，绿豆大，治齁喘痰促，遇厚味即发者。每服三十丸，以口津咽下，日三服。

莱菔性专下气，复能耗血，服地黄、何首乌者，不可食。子，消痰下气更速，凡虚弱人忌之。

薤 白

[批] 卒中恶死。反蜜。

味辛、苦，温，滑，无毒。主金疮疮败，轻身不饥耐老。治泄痢下重，泻下焦阳明气滞，及胸痹刺痛。

薤，生则气辛，熟则甘美，其叶光滑，露亦难伫。故仲景以治胸痹，《千金》以治肺气喘急，皆取滑泻之义也。同瓜蒌实、白酒煎服，名瓜蒌薤白汤，治胸痹刺痛，痛彻心背，喘息咳唾。同黄柏煮汁服，治赤痢不止。一味取汁，治卒中恶死，灌入鼻中便省。

日华云：生食引涕唾。不可与牛肉同食，令人作癥瘕。

葱 白

[批] 脱阳危证。

味辛，平、温，叶、根、子并无毒。主伤寒寒热，中风面目浮肿，伤寒骨肉碎痛，喉痛不通，安胎。归目，益目睛，除肝中邪气，安中利五脏，杀百药鱼肉毒。

根：主伤寒头痛。

汁：味辛，温，滑，无毒，主溺血，解藜芦及桂毒。

子：味辛，温，主明目，补中气不足。

葱禀天之阳气，地之阴味。气厚味薄，升也，阳也。入肺、肝、胃经。辛能发散解肌，通达上下阳气，故外来怫郁诸证，悉皆主之。

葱白连发者半斤，生姜二两，水煎温服，治伤寒头痛如破。葱白炒热熨脐，治人大吐大泄之后四肢厥冷，不省人事，或与女子交后少腹坚痛，外肾搐缩，冷汗出，厥逆，须臾不救之脱阳危证。再以葱白、三七茎捣烂，酒煮灌之，阳气即回，加人参为要。

病人表虚易汗者勿食。病已得汗勿再进。

韭

[批] 阴阳易，胃脘瘀血，强中。

味辛、酸，温，无毒。主归心，安五脏，除胃中热，利病人，可久食。

子：味辛、甘，温，无毒。主梦中泄精，溺血。

韭禀春初之气生，则辛而行血，热则温而补中。入足厥阴经。孟诜捣汁服，治胸膈噎气，及胸痹刺痛如锥。震亨主吐血唾血，衄血尿血，妇人经脉逆行，打仆伤损，膈噎及消散胃脘瘀血，皆取入肝散滞导瘀，为血中行气药也。入肝、肾，补命门不足。

韭根一大把，牡鼠屎十四枚，煎去滓服，治阴阳易病，男子阴肿，小腹绞痛，头重眼花。一味汁澄清，和童便服，能消胃脘瘀血，甚效。韭子同破故纸等分，为末，每以三钱，水煎服，治玉茎强硬不痿，精流不住，时时如针刺，捏之则痛，病名强中，乃肾滞漏疾也，日三服即住。

胃气虚而有热者勿服。

蒜

[批] 鼻血不止，干湿霍乱。

味辛，温，有毒。主散痈肿，䘌疮，除风邪，杀毒气。独子者亦佳。归五脏，久食伤人，损目明。

蒜禀火金之气。辛温太甚，熏臭异常，不宜多食。苏恭主下气，消谷化肉。藏器主破冷气，烂疬癖。日华主止霍乱转筋腹痛，除邪祟，解温疫。总之，其功长于通达走窍，祛寒湿，辟邪恶，散痈肿，化积聚，暖脾胃，行诸气之用也。

一味去皮，细研如泥，摊一饼子，如钱大，厚一豆许，治鼻血不止，服药不应。左鼻出血，以蒜饼贴左脚心；右鼻出血，贴右脚心；两鼻出，皆贴之，立瘥。血止，急以温水洗脚心。独用，捣涂足心，治干湿霍乱转筋，立愈。

气味臭烈。凡肺胃有热，肝肾有火，气虚血弱之人，切勿沾唇。

卷 九

附 朱紫垣痘疹秘要

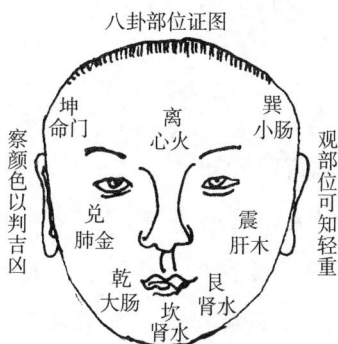

八卦部位证图

坤命门　离心火　巽小肠
察颜色以判吉凶　　　观部位可知轻重
兑肺金　震肝木
乾大肠　艮肾水
坎肾水

天庭、司空、太阳、印堂、方广诸处皆不可先见点，先报点者逆。金木二处不分明，到底须防有变更，金木二处绝然无，妙药难医七日殂，细杂油红带紫色，总有灵丹救不得。

金陵喜氏八卦吉凶

乾宫属大肠，稠密背受殃，粪门多痒蹋，宜服保元汤。乾上先放半轻。

坎宫属肾水，稠密阴疔起，肾俞似火烧，七日归泉路。坎宫先出多凶。

艮宫属肾经，梅花甚不仁，若加紫黑色，八日落牙根。艮宫报点多凶。

震宫属肝木，宜大不宜三，如品如串样，十四日归山。震方先放多吉。

巽宫属小肠，稀疏宜带黄，若还梅品赤，淋闭还不妨。巽宫先见十死九。

离宫属心火，蚁形甚不可，四肢不容针，遍身无你我。离宫先放十分凶。

坤宫属命门，生死在其中，稠密终不好，疏朗亦无凶。坤地先标大吉。

兑宫属肺金，更多我不惊，若还无空地，胸背反相因。兑宫先放大吉。

耳纹图

耳纹看法——见吉凶皆知

[批] 耳纹要粗大，只一条者，或紫或红俱可，忌青黑。白色或多而且乱，俱不宜。筋纹一到耳边，便欲出痘。《医宗》云：耳后红纹，只见一条，清细可观，主心经。带紫色，枝枝弯曲者，主肝经。淡白，枝多者，主脾经。色淡稍尾分一二枝者，主肺经。乱发柯枝交错而带黑色者，主肾经。总之，向上者吉，向下者凶，多纹而皱者不治。

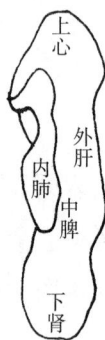

耳纹图

歌曰：

耳后筋纹淡淡红，疏朗磊磊却无凶，若然紫黑青白色，任是轩岐枉费功。

耳后红筋只一条，又无枝叶上边高，将来必主心经痘，头面稀疏不用焦。

耳边紫黑鱼刺形，纷纷却向里头行，将来必主肝经痘，满身斑黑入朝冥。

耳后苍筋痘主稀，头大尾尖人不知，将来必主肺经痘，向外排行数更奇。

耳边淡白乱如麻，纷纷俱往外头起，将来必主脾经痘，形如蚕种七朝嗟。

痘疹忌触十四气

腋下狐臭气，满渠浊恶气，房中淫液气，妇人经候气，诸
般血腥气，酒醉荤腥气，硫黄毒药气，麝香臊秽气，疫汗蒸湿
气，误烧头发气，鱼骨腥臭气，葱蒜韭薤气，烹煎油腻气，坑
厕尿粪气。

治痘总论要诀

痘疹外感辨

夫痘之发与外感不同，杂证只在一经，痘则五脏之证俱见。
古云：似伤寒者，亦大概言也，寒由外入，痘自里出。故恶寒
无汗，头痛脊强，左颊青纹，面色惨而不舒，此伤寒之所有而
痘证之所无也。两眼含泪，鼻气出粗，睡中微惊，耳纹现，恶
热不恶寒，此痘证之所有，而伤寒之所无也。

发痘先兆辨

[批] 形色神彩。

凡初热时，睡中微悸，鼻气出粗，斯二者仅可作痘证。验
有云：中指独冷、耳尻冷等说，不必信形色神彩。夫痘者豆也，
肖其形则生，不肖其形则死。形之不肖，元神竭矣。尖圆而凸，
周净而耸，形之有神者也。如麸如痱，如疹如疥，如蚕种，如
蛇皮，如蚊迹、蚤斑，如汤泡、火刺形之无神者也。形之无神，
可冀生乎。至如色也，欲如春花之在露，不欲如秋草之经霜，
红白两分，明润光洁，色之有彩者也。如腻粉，如枯骨，如红
米饭，如猪肝色，色之无彩者也。形不有神，色不现彩，生意
可知矣。呜呼！神彩，其生死之门户也。

[批] 元气。气血。圆即形，晕即色，看根窠脓收靥计日，

论气血交与不交，分与不分。

凡看痘，先看元气，痘儿元气，非有非无，唯心领神会而已。如形色初善，而终变恶者，元气内竭也。形色初恶，而终归善者，元气内强也。元气本也，形色末也，故善者必求本。人知痘藉气血，不知痘之所藉，犹有超于气血者，元气是也。盖元气盛则气血流通而领，遂有负载并行祛毒，痘必应期而开落。元气一亏，则在外者内不续，在内者外不固，毒肆妄行，或出或入，而为外剥内攻矣。调养真元，补益气血，诚治痘完策。不得已而欲攻，他证中病即已。经曰：常毒治病，十去其八；无毒治病，十去其九。夫包血成圆者气也，能拘血制毒，则痘窠必圆，尖而周净。附气成晕者血也，血能附气制毒，则痘晕必光明而红活。顶陷者气之虚，塌陷者气之离；晕枯者血之虚，根散者血之离。圆也，晕也，气血之所为也。其所以成圆成晕者，皆气血之专主也。

[批] 气血之盈，因于火毒。毒不内陷，死证犹有生者。论毒发何经。论斑不拘色。察形色视唇舌。诸疔结有因生死易见，辨之有法。论眼鼻封合中有吉凶。诸气血不分不交由失治之患。毒痈血热。气虚血虚。

根窠者，血之晕。脓者，血之腐。故六日以前专看根窠，无根窠，必不灌脓；六日以后专看脓色，无脓色，必难收靥，此理也，势也。无形者依有形，有形者附无形，互相依附。固天地之道，即气血之道也。气之离，必由血之散乎。故自气血交后，常观根窠为凭准。粗紧红活，生意沛然。若微细而不敛不现，且黯淡，则气将飞去，则不能克制毒矣。是故内攻根散者死，内攻而根血犹附，非毒作楚，必三因致之。顶白根红，气血分也，在四五日间不分，则后必作痒，顶冲根附，气血交也。在六七日不交，则后必有变。至是而根白地清，起势勃勃，可不药而愈。若深红壮热，疔将作也。四日用清，六日用补，乃治常痘绳厘。气血有常，而不能盈于常，而能自亏于常。然亦有盈者，何也？毒壅于气，火抟于血耳。斑者血有余也，泡者气多盛也。经曰：邪气盛则实，真气夺则虚。凡形色太恶，气血不交，浆不成似为死证。若精神爽朗，便食如故，而天庭上有一二颗悦目者，犹可发毒作臭，烂而愈，何者？毒在外不再内故也。毒停肌肉则发肿，毒滞皮肤则臭。肌肉，阳明主之，属土；皮肤，太阴主之，属金，痈肿土象，腥臭金象，亦各从其类也。书谓红斑生，紫斑者死，蓝斑、黑斑百不救一。亦有红斑而死者，而紫黑蓝斑而得生者。斑血热也，失于解利则发斑，恶痘斑出，势所必然，无论颜色。但天庭疏朗，形色善而斑出，又当别论，昔一斑证，诸医莫治，召予视之，已七日矣，斑分上中下。上斑红，中斑紫，下斑青，视其痘则绽凸疏朗，内含清水，色虽黑黯，而精神爽健。视唇舌则多苔燥，予曰：失解故也，进以清凉自愈，后果然。由是书不可拘也，察形色、验唇舌是准。疔之结也，亦热毒壅甚，失于解和，内不能入，而结隧道空隙之处，恶痘疔结，逆转为顺矣。但结前后心者死，结耳门喉下者死。辨疔有法，慎勿以黑痘作疔，黑痘犹痘也。疔则陷入肉中，形如螺盖，捏之如核，割不知痛，其白根或长寸许，医多误认，而靥后必溃烂，以生肌散治之。

［批］表虚表实，当尤以舌作纲领。论气运。

痘之所恃者，血为养而气为充也，故眼鼻必欲封合。眼合则神不驰，鼻封则气不逐，神气内荣，而毒不为制伏者，鲜矣。抑又有微甚，塞而有涕，美之征也。鼻塞而窍外干黑者死，封而有泪生之兆也，眼封而沿眶涂煤者死，眼封当在五六日间。

若未肿而封，后必有眼疾，痘少者不封，或封而绕靥即退。气血之分，犹清浊之本乎上下也，气血之交，犹阴阳之互为依附也。当分不分，毒结之，当交不交，毒隔之。知升阳发郁，何不分之患。知清热解毒，何不交之患。痘之形证有四：曰毒壅，曰血热，曰气虚，曰血虚。又虚实有四：表、里、虚、实是也。见点稠密，形不尖耸，色惨黯，而皮间欲出不出，此毒壅也。见点深红而渐变紫黑，夹疹夹斑血热也。顶陷皮薄，平塌不振者气虚也。色淡根散，或痘色与肉水无异，血虚也。身微热而有汗，曰表虚；壮热无汗，喘促，脉浮，皮毛焦，肌肤痛，表实也；精神困倦，唇舌淡白，曰里虚；狂乱气甚，渴饮善食，唇燥而舌见黄白苔者，里实也。毒壅也，血热也，同为表里之实。血虚也，气虚也，同为表里之虚。此又一而二，二而为一者也，壅者疏之，热者凉之，虚者补之，实者泻之，不实不虚，以平调之。明此八者，思过半矣。虽然辨寒热虚实，尤当以舌作纲倾。大都证候相似，气运使然也。彼与此一般证状无异，非气运而何。故干涸者，火郁胜；彼此凝伏者，郁胜；郁而不出者，木郁胜。火则清之，土则平之，金则润之，水则温之，木则发之。书曰：责之于证，求之于经，其此之谓乎。谅形体用药，上工也。小儿脏腑易实易虚，体实剂过，犹谓之损，况弱者乎？凡痘极光泽、极荣灌，至回谢日而忽变逆，谁之咎欤？形体素虚，理宜补益，不察而爱行攻劫，使人元气一驱而出，外虽荣灌，内实耗蠹，欲不死者，其可得乎？谅形体者，非泥于形，而审形之形，形之神也。

痘陷有四：有白陷，有红陷，有灰陷，有黑陷，皆责气虚，而后人责以用补误矣。彼之论陷，有深究其源。唇舌滋润，身不壮热，惟痘色迁变而陷，故责以气虚。若唇燥舌苔，壮热燎人，焦紫其色，而凹陷不起，果虚乎？抑毒耶？妄执补益，犹按图索骥耳。予治陷不然，有外实则解之，有内实则清之、下之，内外无证，则平剂以调之。不惟治陷，即始终亦然。药随舌转，由证舌痊。呜呼！舌之功大矣哉。

舌通五内，人知之而莫用，不由指示，临局必迷，孰知此乃用药之枢纽也。药有寒者、凉者、温者、热者，令之枢纽在手，纵横颠倒，一自我出，而是非，而利害，皆置勿论。且易虚易实，小儿也。使无定见，而谓不枉人命，吾未之信也。

［批］当发不发，当清不清，当泄不渗泄。三因。

治痘有四节次：务要不紊，紊则血气颠倒，火毒肆虐，而诸证蜂作矣。故惊者、狂者、吐者、泻者、斑者、疹者、腰疼腹痛者、肉肿痘不肿者、水呛错喉者，皆当发不发，毒郁三焦，停滞气道也。焦紫者、枯黑者、渴者、燥者、发疔毒者、胃烂口臭者，皆当清不清，阳明内热所致，当补不补，则为自陷。为泄泻、为痒塌、为倒靥、外剥内攻，中气虚也，当渗泻不渗泄，则反壮热，或少食，或泻不止，或肌肉作疰疖而疤烂，何者？脾湿内淫也。标离而异，本合而同，药当其节，变证息矣。不应四法，必三因乘之。六气外袭为外因，惊恐内动为内因；调摄失宜为不内外因。四法正也，三因奇也。奇正互用两得之矣。治痘证不治杂证，万古秘论也。杂证有日，痘证只二七日耳。且痘中之证，缘失治而作。今犹治证不治痘，其证愈甚，其痘愈备矣。

发热三日诀

［批］宜下，宜泻导。惊痘。

夫痘不热不发，犹五谷之不热不结，身有热乃毒与时气相触而发，内传百脉，外注皮肤，痘未见之先兆，此乃必至者。

但热有轻重，毒轻则热轻，毒重则热重。又有热五六日而出者，有热一日即出者，太过则正不胜邪，愆期则气血凝滞。唯三四日身凉痘出为正。

凡发时，肌肤温平潮润，唇口滋洁无苔，声音清亮，睡中微惊，便食如故，或少食贪睡，皆吉兆也，重则反是。一发热即唇裂舌坑，烦躁狂乱，口渴恶寒，两耳灼热，两睛红，二便结，方内加元明粉，或千里马下之，恶热者单下，以苔为增减，不可拘在初热当发之说，此亦百中一二，又毋执以为常。如唇口滋润，虽见恶证，切不可妄下损人。

发热时，腹疼腰痛，四肢酸痛，皆重证也。若表过痛止者吉，加甚者凶。

发热吐泻，切不可行止法，惟吐泻酸臭，可加消导药佐之，是伤食也。

惊发痘前者，何也？由惊阳证，痘属阴，阳被阴冲，则壅遏之证息。惊即死，此必中恶。

[批] 无苔重发汗，有苔宜下。脏腑郁毒，非汗不解。内毒不出，外热不除。报痘宜破。虚证。

发热时，谵语癫狂，见神见鬼，躁乱不宁，是热甚失表，外邪内毒，两相搏击也，重发之即愈。舌见黄苔，非下不可。

凡脏腑郁毒，非微汗则不解，故一热，必用汗药也。身热四五日不退者，痘形焦紫，郁郁不出，此必寒气郁，闭塞鬼门也。令服惊蛰丸，出臭汗则热自退，痘出也。身热四五日不退者，知毒犹在内，务要热退为佳。

一发热，头面中有大痘数点，余不出，复不除热，此名报痘。急用银针剔破，不去则令败正气，为留连之祸。

初发热，即头温足冷，不渴，大便溏，面㿠白，或泻利清谷，呕食不化，虚证也。

［批］热证，死证。

凡热时，灯照肉，内有隐隐红紫块者重，面红唇白亦重，再加形色不善，死必矣。九窍流血者，目闭无魂，舌黑声哑，胸高而凸，掌纹出血，皆死证也。

见点三日诀

［批］论看痘有关键，面部、天庭第一。

见点三日，死生判矣。断于此时，方称高列关窍，惟面部为喫紧。面者，诸会之首，天庭、印堂，尤面部最紧要者。天庭为看痘把柄，何者？元神所归也。元神者，元气也。小儿出痘，不过气、血、毒三字。气血又元气所统也，元气胜毒，开落应期；毒胜元气，内攻外剥，毒既胜矣，又安望元气之复胜哉？故此处先见先起，先贯先靥，密而痒，倦而黯，皆死证也。毒从虚发，信矣哉。

［批］皆难。

凡见点磊落，摸得碍手，色润泽，眼部以下先见，身热渐退，吉证也。磊落碍手，稀而有神也，色润泽，谓有彩也，天庭后见，元气固也。反是者逆。

痘初出时，三五相连者，后必密，单见者稀，毒之浅深，于此可见矣。

形属气，色属血，两者均可验吉凶死生，人何专言血而不及气？气无形难治，血有色易见。故见点三日，色如猪肝者死，如红米饭者死。如洗过大红紬大重，虽然面上有数十颗有神彩者，亦可救活。不虑形恶，虑无神；不虑色恶，虑无彩。神绽而凸，彩润而明，恶痘中见一二红活可爱，虽凶亦吉，何者？元气犹存也。

大都自眉以上几点，悦目可爱，又不琐屑，又不歪斜，虽遍体稠密，杂证百出，终不至于死。悦目二字，即予笔舌难于罄，悉在学者意会。

［批］杂证治法。水珠。

见点头焦，面色或紫者，血分毒炽也，满天秋治之。唇燥舌苔，热见愁，黄苔起者，千里马下之。盖焦紫虽属血热，而未必不由内热，审之以舌，药斯当矣。

［批］脚冷勿虑。伏火痘，血燥便秘，夹疹，丹证。

见点白如水珠者重。若稀疏不密，其人平素色黄，而兼痘起发，气至而血不至也，当与散火。倘神不内宁，痘日增多，头尖作浿①，瘄子形，毒太甚也，恐非药可愈矣。若见点色白，不红可便作虚治。白而无神，唇舌淡白，或吐或泻，虚证也。若白而起硊色，唇舌赤红，非虚也，是伏火痘也。三日后必渐变红紫，倘作虚治，其误人不浅。见点脚冰冷者，不必虑，气未下行也。见点两日，而大便尚秘，舌上无苔，知是血燥，非毒壅也。急行清解，枳壳、元明粉治之。恐贯时，咽痛作泻而不起，方内倍加芎、归。

初见时，大小不一，有色点如痱者，曰夹痧，救苦丹治之。又有一等琐屑红点隐隐肉间，曰夹疹，治亦同前，丹证亦然。但有此证，必正痘悦目可爱，方为痧疹之夹，不然皆痘也，识者详辨之。

又有痘出数颗，而夹疹遍身，圆净疏朗，颜色红活可爱，现两日而尽没，众医莫不惊愕。予曰疹也，非痘也。痘没必闷乱烦躁，此则宁静，且正痘依然，予故知其为疹也，治以平剂，

① 浿（pèi配）：多，茂盛的样子。

后渐愈。未没时亦难辨焉。

[批] 点见身热，由毒未尽。自汗有生死之别。

点见身热，毒未尽也，但所感不同。有寒气外郁者，有热毒内郁者，两者均宜散之，救苦丹是其治也。内郁黄苔，加千里马；其色渐焦紫，隐隐不出，而身热壮盛，或肌肤肿亮，再加赛春雷发之。

见点自汗，有生者，有死者，丹溪谓自汗无妨，指形色善者言也。若汗出而形色日变者必死，不可不辨，但治证不须以此虑，虚证也，又须看舌用药。

[批] 痘出不快。

凡痘出不快，须审时令治之。冬则寒郁，赛春雷主之；夏则热郁，满天秋主之。然亦虚实之别，唇舌滋润无苔，当从虚治。

一见点色白，不甚起发，唇舌淡白，或吐或泻，或腹膨，或自汗，肢冷神气怯弱，表里虚也，治从虚例。

[批] 重证。

一见点，在脐，在肛门，四围成堆者，皆重证。一出数点，即发山根上者重。终出而声遂变，或焦，或哑者，尤重。

痘出数点，而面目光亮如瓜，口中气臭，勃勃冲人，其死甚速，后必发斑，吐血而死。

一见点先于眉上，或太阳出数粒，突起光亮，少顷即没，此贼痘也，必死。

[批] 未至先至。

又有初出爱人，皮肤光亮，一两日即大长，是未至而先至，疠气使然也。后必变痒塌而死，认为顺证，则医杀之，诮①断乎难免。

[批] 阳毒。决不可为险证。

凡患诸疮毒未愈，或新愈，而见点于此者重，此阳毒也。但痘不干红，虽重决不死，谓为于可为之时则从，为于不可为之时则凶，指险证也。至见点如蛇皮，如蚕种、蚊迹、蚤斑、汤泡、火刺、青黑蓝斑、身如被杖、发斑，而唇肿、口臭、锁项、蒙头、断腰、无根，色粉白如枯骨，胸高气喘，七孔流血，面斜视如橘皮，形色不正而惊狂，并腰痛腹疼不止，可为乎，不可为乎？凡谓断腰无根，必诸痘形色不善，如形色圆泽，即腰脚无痘何妨？

起胀三日诀

[批] 论起胀时气血不分。

曰起胀，是点已定，毒气尽出时也。本乎上者上之，本下者下之，气血定位，毒被制伏成脓矣。若白不泛顶，红不敛窠，气血毒混而为一，元气弱也。苟能察形色，验唇舌，如转柁回流，一持而正，后如破竹矣。

[批] 顺候。

凡痘三日，先见者先起胀，后见者后起胀，根红顶白，面与目渐浮肿，鼻塞流涕，口角涎出，而眼蒙不欲开，顺候也；即不然，而两腮间，有一二点起胀悦目，顶白根红，亦顺候也。

[批] 察形色证治有别。毒甚气虚血滞。

凡起胀时，色焦紫者，毒甚也。形大皮薄而起皱纹者，毒甚气虚也。满顶红者，血滞也。滞者活之，焦者清之，气虚毒

① 诮（qiào 翘）：责备。

盛，补而兼解散之。但面部有一二悦目可爱，用药当节，则枯者润，薄者厚，而生意自勃勃矣。

［批］贼胀痘。正气虚有唤浆法。

起胀时诸痘未起，而其中有先起虚大，色如黄金，名贼胀痘。痘至五日，而内外证平，宜该起发退红。若不起发、不退红，正气虚也，方内倍人参、黄芪，古人以此为唤浆法。当起胀时，一等光活可爱，娇嫩艳观，手捺之即破，灯照如琉璃，此假胀，又名空欢喜。急救表，或可治，迟则必痒蹋而死。

［批］假浆。

又四日起大駃，亦非吉兆，何者？表虚毒甚也。七日后肿退倒靥，皆此之变，遇此须分虚实预防也。又有一等，至四五日而即带黄色，假浆也，不信当以神彩辨之。有神彩者，为真浆，此则无也。或补或托，察舌是准。

起胀时，痘上有小孔，不黑不白，曰痤痘，用保元汤加丁桂服之，其孔一密，其痘自起。

［批］逆证。

痘出五六日，眼不封，鼻不塞，而大孔如下气者，逆也。若轻痘无妨。

［批］死证。

大都痘出五六日，气血不分，颜色焦紫，面红肿如瓜而痘伏，或犹烟云罩定，或舌白至唇，湿处日内溃。或遍身发紫泡，或闷乱不宁，叫哭不已，腰腹犹痛者，死证也。虽然亦有颜色本善，调理失宜而然者，又有误饵汤药而致者。

灌脓三日诀

［批］脓色真伪。

痘出七日，阴中之阳，尽付于外，内则空虚，如釜中瓮内之气，妙不可言。阳起一分，浆亦长一分，故其浆也，则宜渐而黄，根下血晕，亦宜渐而紧，如线围定，不铺散，不灰暗，昼夜痛楚，饮食如常，大便少，身微热，吉证也，反是者逆。至是欲决生死，唯视血晕聚散。脓色真伪耳，真者实色烨烨，手捏拈丝，伪则土黄也，聚者气拘血而化毒也。散则气虚散，而真气将竭，血晕全无者死。脓者，毒所化也。诀曰：六日以后专看脓色，故有脓者生，无脓者死。使或有或无而脚根不红，或连肉灰红，作痒烦躁，目闭复开，作泻干呕，不食少睡，气虚不能拘血化毒也，急宜峻补。倘此时尚有黑苔舌刺，生意绝矣。不惟不容补，即补之何益？浆行六七日，肿要过颈，浆要过胸。肿者，毒外出也。言过胸者从上下也，至阳物亦要贯，宗筋之会也，两脚不贯不妨，又两臂亦要满，不然临收时必不食而生他变。手臂脾所主也。

痘出七日或大泻者，气陷也，急补涩之。若浆色正而根血一线，紧紧绕定，虽泻无妨。

浆色不正，血散不敛，毒在内也。七日毒尚在，其如命何？

［批］内陷分虚寒热毒。

若正痘依然根晕红活，精神饮食清健而泻，此阳证也。但看舌，用药而愈至八九日，浆行以足，忽眼开而陷，毒内攻也。内攻者必闷乱烦躁，根晕飞散。若无是而唇舌洁净，方内加桂附治之，唇燥舌赤，加连芩解毒治之。

有一等，至八日充灌饱满，扑摸不破，而剔破无脓，毒陷伏也。不可作顺痘误人，服赛春雷，是正法也。若数服而犹硬无脓，根晕不活，生意可知也然，此必神不内宁。若神宁痘少不必药治。

灌脓时作痒，十常六七，并准以唇舌药之，但起破成坑者，或干而无水者皆不治。

痘行浆作痛，火热也，亦吉兆也。丹溪曰：诸痛为实，是气滞作痛，方内加枳壳、山楂治之；无热作痛，方内加白芍、生地治之。

[批] 寒战咬牙，土黄色，不治必死。

八九日寒战咬牙，虚极也。唯峻补而已，此外无法。此摇头、牙颤、目闭、无魂者不治。又八九日，有等土黄而硬者，往往作正浆目之，不知此为作阴阳失政，致浆注于中，板腻死塞而黄硬也，俗呼为板黄痘，须急辨舌治之。古有曰：珠不在大，在乎体之明；浆不在足，在乎色之正。土黄者，黄而无彩者也。又有灌脓充足，至九日，大便忽欲去而不去，阳明血燥也。方内倍加当归以润之，不治则靥落之后，非滞下必干热而死。

[批] 发泡因气甚，治宜渗利。躁乱不宁必死。

灌脓发泡，气过甚也。本方加茯苓、白术渗利之。擦破水出而不能包者，败草散掩之。

[批] 死证。结痂吉证，必循次第。

八九日最忌皮薄浆清，皮薄则易破，浆清则水不脓。书曰：浆假毒成，毒从浆化。若此而幸成者，未之有也。凡皮薄浆清，至九日而躁乱不宁，死可隔壁断矣。周岁半者，又不必至九日，若七日便蹬打不定，揩破不干，万不救一，何者？痘以七日为界，七日以前气血行，七日后气血内入。外行时，尚不欲留毒，矧内入时乎？故七日后躁乱者，毒攻也。毒攻内者，必死。凡灌脓时，頞①上如汤泡，皮肉尽赤而干者死，诸痘才贯而两唇

① 頞（è 饿）：鼻梁之意。

先黄硬者死。擦破无脓血者死，擦破而疮痕隐然有生意者，秽触也不当作死。

证论

结靥三日诀

［批］结痂发热为蒸浆。

痘至十日，毒解矣，脓亦转黄作苍蜡色。元气实者，痂必循次而结，如口角与阳物先结，正收也，身渐轻快，肿渐清解，眼矇矇而欲开，食倍常，便如故，从上至下而收，结痂后色红，大事毕矣。不然犹未可以为喜。结痂时，忽忽发热者，蒸浆作靥，不必虑。

［批］一痂即落为毒火烁。

凡一时痂尽，一痂即落者，毒火烁也，急解之，此证必脓未充足。若声哑烦闷，喘促不食者，死期迫矣，否则必发痈毒而解。

痘至十日，正收靥之期，靥而不靥，非气虚即血热也。气虚方内加参、芪、丁、桂治之；血热方内加芩、连解毒治之。气虚血热，唇舌红不红之辨也，亦有时令致然者，时之寒也，用温剂以敛之，时之热也，用凉剂以清之。

［批］眼开有期，不宜迟速。

凡不期眼开者重，轻者不拘，又短期眼不开者亦重，十二日眼开期矣。又有始而不合痘，回时反合者，此毒入于目也，大非所宜。

若结靥时，渴饮无休，津液竭矣，方内加生脉散主之。若渴甚而下泻，尤重者，为难治。凡治渴，切勿利小便，便利而渴更甚矣。

［批］半痂作泻为阳气内回。

九日十日，半痂半不痂，作泻者，不必虑，乃阳气内回，非灌脓时比也。方内倍白术、茯苓治之，切忌涩药，倘不知误用，后必不食而作痢。

［批］决生死火烧烟熏者。

十二三日，有形如火烧烟熏者，生死最决。若音不清，食不入，破处枯干，烦乱不寐，死证也。音清能食，睡卧安宁，爬破淋漓，神舒气爽，生证也。又当分虚实治，唇舌洁净，温补兼清解之。唇燥舌苔者，单解之。解而苔去，继以和平，则攻补两尽矣。

［批］当靥流浆。

凡当靥时而流浆不已，为过表故也，然亦有饮水霆湿致然者，二者方内倍白术、茯苓，加防风、苍术燥之。或腐烂而和皮脱去者，倒靥也，方内加人参、丁香、肉桂主之。破者复灌，消者复肿，空处复出一层，治功也。俗呼曰：翻空痘逆证有此，大吉也。靥后腮红，唇干，面色带紫者，肺痈将作，连翘饮主之，桔梗、知母、百合、麦冬宜常服。

［批］生尸臭死。

痘至结靥，未及结痂时，必定作气息者，其腥臭者佳，尸臭者死，全无气息，知有余毒也，须解之。头与足迟靥者，独阴独阳也。额与足先靥者，重反阴背阳也。当靥之时，凡见腹胀、气喘、咽烂不食，或唇白至舌，泄泻闷乱，昏沉不省，作坑尸臭，目中无神，寒战嚛牙，手足摇动，皆死证也。间有一二不死，亦幸耳。

落痂余毒论

痘至落痂，一大公案了矣。子尚有言否，曰是何言也？末路难恃，功亏一篑，正此之谓也。如痂久不脱，或堆如鸡屎，

薄如竹膜，泡发丹缠，痛肿疔溃，或疹或麻，或呕吐作渴，或
赤白痢疾，或咳嗽，或虚烦不眠，坐立微颤，唇不盖齿，咽哑
腹痛，或热或发痒，而形色粉红非险乎？又如破而不贯，坑陷
干枯，惊搐无魂，走马牙疳，目暗吊白，或胸高而喘，战掉不
休，疤痕粉白，无气不红非逆乎？且气血初定，相火易煽，即
靥后疤红，而不禁辛热，犹致目疾；不避风寒，犹发疮痍；不
节饮食，犹成吐痢诸证，子何以无事目之？

靥渐结渐落，色明而厚顺也，或粘肉不脱，或嵌入肉中，
或粘半揭，或痂半有衣，或薄如竹膜，色煤黑者险。有虚实寒
热，实而热者，连翘饮主之；虚而寒者，方内加参、芪、肉桂
主之，治瘢色亦然。紫红者实也，粉红者虚也，粉白者气血衰
也，气血衰服药不转者死。

[批] 虚实，痘后病目，痈证死者，血虚元气竭。

痘后痈肿并非痘之过，乃医之过也。当发不发则成痈，不
当补而补则成痈，痈者壅也。元气内实，毒不能留，故寻窍而
出。经曰：营气不从，逆于肉里，乃生壅肿是矣。曲池、委中，
三阴交会之地，毒多壅此，虚故也。有实者，有虚者，形体怯
弱，食少热微，肿处不痛，虚也。形体壮盛，身热能食，痛叫
不已，实也。虚者流气饮，实者连翘饮，外并以必胜膏贴之，
溃而出脓。大补汤，久不收口者，生肌散涂之。凡多痛不食，
呕泻不休，睛慢唇白，而脓出清水者死。靥后病目，俗皆谓目
中。出痘如果痘也，胡不见报痘成脓而遂结痂耶？此证亦医之
过也。古云热蕴于肝则目病，确言也。有赤肿而痛，不能开者，
赤肿翳膜者，凉膈散治之。切忌点药，睛突瞳陷，不能治矣。
痘初出，即用护眼法，乌有此患？

凡口疳皆胃热致之，有轻者重者，有死不治者，满口白糜，

或红点簇，轻证也，灵枣丹吹之。唇舌肿硬，牙龈黑烂成坑者，重证也，内服甘露饮，外吹灵枣丹，烂入喉者，亦以药吹之。色如干酱，臭烂日甚，而鼻发红点者死，俗名走马疳，然此亦医之过也。痘后腹痛甚重，须分治之，伤食和中丸，余毒连翘饮，血虚本方去连翘，加参、芪、干姜治之，腹痛见舌白者死，元气竭也。惊发痘后，书云莫救者，是目闭无魂，更兼吐泻，唇白肢冷，如热甚小便闭塞，或素有惊疾，又非不可治者。痘后出瘰，名曰痧。盖痘落发，此吉兆也，勿作寻常痧麻，只消疏风之剂，丹与瘾疹亦然。痘后浮肿，囊大如钵，毒匿皮肤，以连翘饮加腹皮、茵陈主之，有加枳壳，倍柴胡。

看痘法

［批］发痘者必有汗，伏毒伏火必无汗。

看痘必先察色，如枭毒烈火在内之时，须外看。见证如唇肿，知火毒在大肠也；舌干生苔，知火毒在脾胃也；目上下红，齿龈烂，知火毒尚在阳明也。左颧红则在肝；右颧红则在肺。气喘息粗，鼻如烟煤，则肺燥已极；两颧通红，则金木不分，两颊通红，则气血皆被火毒燔灼。若火毒在营分，则痘根色赤；在卫分，则痘顶干红；有不阴不阳，色滞干枯者，则气血两伤，本无治法，或疏朗稀排，仅十中救一。凡见紫黑、青蓝、灰暗诸色，则尤为毒甚。身壮热，或有汗，是火毒将出之兆；无汗，是火毒郁闭之征也。头汗淋漓，齐颈而还，此为毒参阳位，必死之证也。善治者，须逐其毒，清其火，凉其血，调其气，庶几乎有可生之理。痘有伏毒、伏火者，出而不骤，琐琐屑屑，大小不齐，俗云公领孙是也。其状如气虚，或头项软，脚膝弱，其色带白而昏暗，或娇红而带艳，或油亮而皮薄，其根沸而不周净，其顶平塌而不尖耸，所谓无顶无盘是也。痘儿必神思倦怠，或腹痛，或干呕，或自利，或躁乱，或啮齿，日渐而增恶证，最难治疗。

火毒伤气伤血辨

经曰："肺主周身之气，开窍于鼻。"如痘儿之鼻如烟煤，则火毒之伤于气分，甚者痘色干红，儿气促，三四日后发硬泡，色现灰白，且必阳烦，而儿多扬手掷足矣。治者须于逐毒中用石膏以清肃其气分。又曰肝主藏血，开窍于目，乃阴之华也。痘儿两目红赤，则火毒之伤于血分。甚者痘必紫滞，儿畏火光，更发硬毒泡，色亦紫暗，且必阴躁，而儿多呻吟矣。治者须于逐毒中用黄连、生地以凉润其血分。经不云乎"足阳明胃乃多气多血，而唇乃胃之华"也，痘儿唇口焦烈，前版齿①燥，舌苔或黄黑、紫肿，则火毒之气血两伤更可知矣。兼见前条之形，证治者于逐毒中并用石膏、黄连、生地以清其气分，以凉其血分，此治火毒荣卫两伤，千古不易之定法也，是为辨。更有标痘，初见时颇似痘形，次日则顶陷，又次日则根宽且沸，又无根脚，肉内按之不硬，须用银针挑破，封以油胭脂则不妨。但有标痘，则痘必多重，好痘本无标也。痘疔初发于皮肉，见紫红色，即根硬如钉之有脚也。三四日后，其色变黑，银针刺之有血者生，无血者死。

险中之顺

一曰天根痘。诸痘不起壮，而天庭、印堂间有几粒，匀朗起贯。头为诸阳之首，此处独匀朗起贯，知清明之气尚全，痘虽危，每得凶中变吉。

一曰明朗痘。诸痘不起壮，而太阳、太阴间有几粒匀朗起

---

① 版齿：语出《晋书·慕容皝载记》，意为门牙阔而整齐。

贯。盖太阳、太阴为日月之位，此处独匀朗起贯，知光华之体尚存，痘虽危，亦每得凶中变吉。

一曰海溢痘。诸痘不起壮，而耳后方寸许间有几粒，独匀朗起贯，名为星宿海。海溢是肾气旺也，痘虽危，每得凶中变吉。

一曰井泉痘。诸痘不起壮，惟尾骶上下有几粒，独匀朗起贯，名为井泉痘，是督脉旺也，虽危亦无事。

顺中之逆

一曰髓枯痘。周身起胀成浆，惟囟门方寸许低陷干枯，盖脑为髓海，此处低陷干枯，知其精髓竭矣，故不治。

一曰骿胁痘。周身起胀成浆，惟两胁一带并叠稠密，绝无浆汁，知毒留肝脏，每致损目伤生。

一曰噬脐痘。周身磊落明润，惟脐中独发一大痘，周围攒聚数粒，灰滞无浆。盖脐处人之中，独果实之有根蒂也，脐中毒壅，则本实先拔，安能望其果之结宝耶？每致溃烂，不得收功。

看痘心法

凡痘放点，一曰喜粗肥而怕琐屑，二曰要稀疏而怕稠密，三曰要匀净而怕连搭，四曰要尖细而怕阔大，五曰要顶白而怕干红，六曰要光泽而怕水晶，七曰要浆贯口角而怕水泡，八曰要头白浆足而忌㿠白，九曰要顶黄根白，十曰要靥面怕塌阔，十一曰要清凉而怕渴极，十二曰要进食而怕泄泻。

预辨眼封不封法

两胁皆肝经部分也，痘密肿胀则知眼必封。若两胁痘密，贴肉不起，则火毒内伏于肝，知其眼必不合也，急须投逐毒清火之剂。

隐闷证辨

风隐者，初起平塌，细密似麸连片，灰白色，见风即隐，风热伤之甚也；血隐者，如痱子状，随出随隐，气亏之极；气隐者，痘与肉色相同，如汗痱之状，随出随隐，血亏之极也。此三隐皆属毒胜不治，皆自发热，起两足周时死，惟血隐至两周时必先牙宣，然后死。两臂臑内侧及胸胁间有隐隐细红点，在皮肤内者便是此证。闷证者，痘疹一点不出，面赤目肿，唇口雪白，或反发斑，是真闷证，必死。因其毒重内溃，不得发越故也。痘有面目不见点，只于舌上及腰背之间，有紫黑点数粒者，不治之证，发狂则死矣，期在三日足。

观神察色论

舞唇弄舌，舌色紫肿，其毒在心，而色必赤，赤中带黄者生，无黄者死。

头痛筋挛，不能屈伸，眼眶色苍，其毒在肝，面色必青，青中带黄者生，无黄者死。

神思困倦，不思饮食，或呕吐，或唇肿燥裂，其毒在脾，面色必灰黄带微红者生，无红者死。

气喘鼻煽，咳逆多涕，皮毛不得近席，其毒在肺，面色必白带黄者生，无黄者死。

身为热，神燥乱，环口黧，两睛陷下，其毒在肾，面色必黑，是为毒发本位不治。

《灵枢》云：五脏六腑之精皆注于目。故两目陷则知其脏腑俱败，不能升泄其毒矣，不治何疑？夫色之所贵乎黄者，黄属土也，人之胃气即中州土也，色黄即有胃气者生，无黄即无胃气者死也，观神察色，其可不慎且详哉？

痘疹诸方

三豆汤

治天行时气，广出痘疮，日日服之，出时必少。

赤小豆　黑豆　绿豆各五钱　甘草节一袋

解肌败毒散

治痘疮初起，三日内服。

荆芥穗　防风　前湖　柴胡　独活各八分　蝉蜕　紫苏　薄荷　川芎　紫草　桔梗各一钱

加葱白三茎，芫荽一握。

鼠粘子汤

治痘疹稠密，身热等证。

牛蒡子　当归　甘草　柴胡　连翘　黄芩　黄连　地骨皮

人参透肌汤

治虚而有热，虽能出快，长不齐整，隐于肌肤。

人参　白术　茯苓　紫草　当归　白芍　木通　蝉蜕　甘草　糯米各五分

犀角地黄汤

治血热痘，初大热，大便黑，或鼻衄，或尿血。

犀角　生地　丹皮　赤芍

保元汤

治痘初出，圆晕成形，干红少润，然毒尚浅，急服此药。

人参　黄芪　甘草各一钱

益元散

治痘疹烦躁作渴。

滑石六分　甘草一分

流气饮

当归　川芎　赤芍　黄芪　人参各五钱　甘草节　乌药各四分　厚朴　枳壳各三分

十神解毒汤

治见点，三日身热等证。

生地　当归　川芎　赤芍　丹皮　红花　木通　连翘　桔
梗　甘草

加淡竹叶十片。

生脉散

治气虚、口干舌燥。

人参　麦冬　五味

连翘饮

治热毒蓄内，痘不出齐。

黄芩　黄连　黄柏　山栀　大黄　石膏　蝉蜕　红花　牛
蒡各八分　升麻三分

加灯心三十，如舌上无苔去大黄。

和中丸

治痘后伤食腹痛等证。

橘皮　厚朴　枳壳　麦芽　楂肉各一两五钱　茯苓　白术各
一两

共为末，神曲三两为丸，滚水下三钱。

醍醐饮

治见标太重，以此托之。

当归　熟地　川芎　白术　桔梗各一钱　桂枝六分

大补汤

治毒流脓不止，气血两虚。

人参　白术　茯苓　甘草　当归　川芎　白芍　熟地　黄
芪　肉桂　白芷　连翘　银花各等分

救苦丹

自发热至见点，四日前毒甚者服，多获奇效。

羌活　防风　升麻　麻黄　生地　吴茱萸　黄柏　连翘各五分　当归　黄连各三钱　川芎　藁本　黄芩　苍术各二钱　细辛　白术　橘皮红各一钱

蜜丸龙眼大，加煎剂中服。

满天秋

自发热至塌胀时，有热证，皆可服。

石膏煅，一两　茜草　寒水石　人中白各三钱　甘草　红曲各二钱半　紫草茸　辰砂各二钱

为末，灯心汤下二钱。

赛春雷即惊蛰丸

治红紫焦枯，或因风寒，痘不起发，内热壅甚，痘郁不出，自发热七日前，皆可服。

麻黄　紫草各一两　甘草　白附子各五钱　僵蚕　蝉蜕各三钱　穿山甲一钱半　蟾酥一钱　蜈蚣炙，一条　全蝎八分

上为末，另以麻黄二两，紫草、红花各一两，酒水各一碗，煎去渣，熬膏，入蜜三两，再熬，同末捣丸，龙眼大，每服一丸，灯心汤下。

热见愁

凡见唇燥舌苔，即宜服之。

烧人粪一两　黄芩　黄连　黄柏　山栀俱酒炒，各一两　升麻三钱

上末每一二钱，量人①大小，入煎剂同服。

---

① 人：原脱，据《丹台玉案》补。

千里马

疏泄之剂，无舌苔，不可服。

大黄酒浸，一两　红曲炒，五钱　川芎　乌药各三钱　蚯蚓去土，一两

上为末，另以大黄四两，熬膏，加蜜少许，丸龙眼大，每服一二丸，入煎剂同服。

一丸春

治一切顶陷，不贯

天麻　天蚕　花粉各三钱半　全蝎　甘草各一钱　麝香三分礞石硝煅　朱砂　狗宝各一钱　象皮三钱　牛黄五分

上为末，糯米饭丸，龙眼大，朱砂为衣，酒浆化服一丸

敛脓汤

治当靥不靥，以此收之。

黄芪蜜炙　枸杞　白芷　甘草　首乌蜜炙，各一两

上为末，每服二钱，米饮调下。

护眼膏

治见点，两目红肿，肝脾两经热甚，以此涂之。

甘草　黄柏　大胭脂各一两

共为末，另以叶豆五分，合水五碗，浸一昼夜，去豆加红花四两，煎至二碗，去渣，入前末，调和涂眼眶上下。

凉膈散

治痘后羞明怕日，翳膜遮睛。

当归　川芎　柴胡　黄连　龙胆草　密蒙花　防风　蝉蜕各六分

上为末，以雄猪肝一两，切片同煎服。

四圣丹

治七日外有疔，以此点之。

珍珠二分　豌豆四十九粒　男发煅存性，一钱　雄黄六分　冰片一分

上为末，紫草二两，麻油熬，发调点。

必胜膏

贴肿毒。

葱白不拘多少，捣烂，入蜜和，作饼贴之，每日两换。

灵枣丹

治走马疳，一切牙疳并效。

小青虾蟆三十个　生矾一钱　南枣去核，五枚　铜绿一分　麝香三厘

上其打烂，盐泥封固，煅存性，去泥，为末吹之。

绵蚕散

治痘后烂不收口。

绵蚕二十个，以生矾装满，炙干为末，每一两加密陀僧五钱，白芷二钱，为末，白蜜调敷。

生肌散

治靥后疔溃成坑，见筋骨者。

赤石脂　伏龙肝　轻粉　黄柏　血竭　铅粉各一钱　发灰　黄丹　乳香　没药各五分　冰片三分　密陀僧一钱半

其为末糁之，如有臭气，加阿魏三分。

熏痒法

茵陈　白及　荆芥等分

共为末，卷纸条熏。

逐蛆法

丝瓜捣汁喷痘上，其蛆自出。

又方

柳叶铺床，又有皮厚不能出者，用银针针破，滴油入内，即出，外以花椒水溶之。

痧麻

夫痧麻，出自六腑，先动阳分，而后归于阴经，故标属阴，而木属阳也。如未出时，或已出而出之不畅者，必先明其岁气。如时令温暖，以辛凉药发之；时令暄热，以辛寒之药发之；时令严寒，以辛热之药发之；时令或寒或热，以辛平之药发之。但发得出，则毒尽解。若不出，再加药发之。要其大纲，虽是热证，然不可骤用寒凉，恐遏绝邪气于内而不得出，多有不救者，宜解毒发散为主。若发热之时，遍身汗出者，毒从汗散。有鼻中血出者，此毒从血解。若上吐下利，此毒从吐利解，俱不可遽止。若太过斟酌止之，痧已出，其色喜红润，极忌紫黑。如有咽喉肿痛，不能饮食者，此毒火拂郁，上熏咽喉也。咳嗽口干心烦者，此毒在心肺，发未尽也。痧已出而泻尤不止者，最为恶候。出已遍身，而犹拂拂烦热，顷作呕吐者，此毒未尽，留连于脾胃之间也。

痧麻诸方

解毒汤

治痧疹初起，天时温暖。

荆芥　防风　牛蒡子　薄荷　连翘　石膏　知母　桔梗
木通　枳壳　甘草

加竹叶十片。

清毒汤

治初起夏月大热。

黄连　黄芩　防风　荆芥各二钱　石膏　元参　桔梗　连翘　山栀　木通各八分

加竹叶二十片。

化毒汤

治痧证初起，冬月寒冷。

桂枝　麻黄　赤芍　防风各八分　荆芥　羌活　桔梗　人参　川芎各六分　牛蒡子一钱

加生姜三片。

清宁汤

治汗出多，鼻血不止。

当归　连翘　石膏　黄连各一钱　生地　麦冬　元参各七分　甘草二分　加浮麦一钱

元桔汤

治痧证，咽喉肿痛。

元参　桔梗　牛蒡子　连翘　花粉　甘草各一钱

清金饮

治痧证，咳嗽，口干心烦。

花粉　桔梗　桑皮　知母各七分　元参　连翘　葛根各八分

加灯心三十茎。

灵功散

治痧后痢。

当归　黄连　川芎各八分　人参三分　木香　枳壳　滑石　槟榔各六分　甘草一分

加灯心三十茎。

治痧发不出，葱一握，捣汁一盏，入酒浆一盏同服。

又方

樱桃核四十九粒　甘草三分

煎服　痧出紫黑，急用人粪烧存性，酒调五分服，立刻发红。

痧痘后牙疳最危，急用雄黄、牛粪尖煅存性，研细，冰片一分，二味研极匀，吹之。内用葛根、连翘、荆芥穗、升麻、元参、黄连、甘草、生地，水煎，加磨犀角汁二三十匙，调服，缓则不救。

卷　十

附　集效方

八仙酒

治左瘫右痪，筋软麻痹等证。

川乌　草乌俱勿切，面裹煨　薄荷　炮姜　当归　淡竹叶
陈皮　甘草各一钱

上药绢袋盛扎好，另用米烧酒十斤、米醋二十两、黄糖二十两、河水井水各二十两同药入瓮密封，七日后开服，量大者饮一大杯，量小者饮一小杯，不可贪饮，修合①时，忌鸡、犬、妇人声。

续嗣酒

专补肾中之阳，并治腰腿软弱不能行，屡验。

雄羊肾一对　沙苑蒺藜　淫羊藿　真仙茅　薏苡仁　桂圆肉
各四两

用烧酒十斤，同贮坛内，密封夏七日、冬二七日，开服一杯。

绝痫丹

治颠仆，眼直，口吐痰沫，或作羊鸣，不省人事，此因惊恐得之。

礞石硝煅　朱砂　天竺黄　麝香　天南星　半夏　天麻　蛇
含石醋煅

---

①　修合：是指中药的采集、加工、配制过程。修，指对未加工药材的炮制；合，指对药材的取舍、搭配、组合。

等分为末，以姜汁、竹沥和于蜜中，炼熟杵丸，如龙眼大，童便磨服，半丸立止，服三五丸全愈。一方加银粉，即黑铅熔化投入水银，和作一处，倾冷地上取起，研细是也。

补心宁志丸

治痫证。

天竺黄五钱　沉香三钱　天门冬去心，酒洗，蒸　麦门冬去心　远志肉各二两　甘草汁浸蒸　白芍药酒炒　香附各三两，醋浸，晒干，童便拌，瓦上炒　半夏　姜汁拌以明矾末少许，同浸　皂角荚各二两，须不蛀者，去黑皮并子，酥炒　白茯神四两，去木　真苏子一两　旋覆花一两五钱　炙甘草六钱

上各取净末和匀，用怀山药粉糊丸，如豌豆大，以飞净朱砂为衣，每服三钱，竹沥点汤送下。

绝疟丹

治三阴疟疾神效，即四日两头发者。

七肋鳖甲酒炙　龟脊甲刮白，酥炙　左牡蛎各三钱　茯苓　半夏曲炒　白术土炒　当归酒炒　白芍酒炒　鹿角霜各一钱半　桂枝五分　柴胡　炙甘草　穿山甲各三分，炒松　人参八分　威灵仙四分

加煨姜二片，大枣二枚，河水、井水各半，煎服十剂即愈。

又方

治同上。

川贝母三钱，去心　胡椒七粒　公丁香七粒

各为细末。第一日，将三味各一半和匀，开水调服。第二日，将胡椒、丁香末和匀，如前调服。第三日，是作疟日，将川贝末如前服，即愈。

仙桃饮

统治黄疸久不愈者，神效。

东行桃树根一束，洗净切碎，水三碗，煎浓，空朝服，约人行二十里许，即欲大便，下尽黄水即愈。然不可谓全安，必调理脾胃，庶不生他证。

九种胃痛六厘散

五灵脂　红花　枳壳各一两　雄黄　巴豆霜去油，净　广木香　胡椒　公丁香各三钱

上药除巴霜须烫油外，余勿见火。于烈日中晒燥，为极细末，同巴豆霜研极和，瓷罐收贮，勿泄气。凡遇患者十六岁以上，服六厘；未满十六岁，服三厘。皆将药末放舌上，用热黄酒送下。不饮酒者，滚水送下，每药末一两加人参五分，用鸦片和丸，椒子大，名鸦参丸。每服一二丸，滚水送更效。

消坚化痞丸

自制屡验。

小茴香盐水炒　生香附各二两，盐醋炒　川楝子肉酒炒　莪术醋炒　延胡索酒炒　京三棱各一两，醋炒　吴茱萸泡七次　川椒炒出汗　干漆炒烟尽　蕲艾各二钱半，醋炒

共为细末，用六神曲一两，醋化糊，杵和丸，椒子大，每服一钱五分或二钱，酒送。不能饮者，滚水送。如服半月后痞块消去六七，即间服培脾补肾之药，正气充足，痞全消愈。

跌扑损伤神效方

红花四钱，略炒　广木香三钱，勿见火　草乌二钱，姜汁拌，晒燥　生甘草一钱

共为细末，瓷器收贮，勿泄气，每服二分半，开水调服。或以药放舌上，唾津咽下，不可用酒服。服后不可行走，得微

汗则效。轻者二服，重者四服。

醉仙散

治疠风遍身，麻木不仁，手足皮肤迸裂，甚至四肢蜷挛，眉脱鼻倒，乃恶风沿入脏腑血肉，皆死。

鳖虱胡麻　牛蒡子炒　枸杞子　蔓荆子各一两　刺蒺藜炒，去刺　苦参　防风　天花粉各五钱

共为细末，每末一两五钱，加轻粉二钱研和，每服一钱，茶调，晨午各一服，服至五七日，齿缝出臭涎，人如醉，下脓血即愈。

又方

善能杀风毒之虫，亦治传尸劳虫。

死人身上蛆炒干

一味为末，好酒送下，诸虫皆消，肌肤自润。或与醉仙散兼服，能起死回生。

蛇皮疯癣神方

硫黄　樟脑　密陀僧

三味等分，研细，麻油调和丸用夏布包好，擦患处，每日常食生长生果一百二十日，炒熟食之无效。

遍身顽癣方

川槿皮一两　牙皂五钱　大风子三钱

醋一碗煎至半碗，去渣澄清，入明白矾、皮硝各五钱，又煎至一小杯，和入秃菜根自然汁即土大黄、生姜自然汁各一小杯，先以穿山甲略刮微破，将笔蘸涂，数日即愈。

伤暑霍乱方

丝瓜菜一片　白霜梅一枚，连仁杵碎

二味同研极烂，新汲水调服，立瘥。

保安丹

治痧胀急证。

山慈菇　雄黄　茅术各三钱　广木香　石菖蒲　公丁香　蟾
酥各一钱　麝香三分

研细用烧酒浸蟾酥，同捣丸，黍米大，朱砂为衣，每服三
五丸，冷水送下。

清痧丸

治同上。

公丁香　广木香各五钱　雄黄六钱　明矾四钱

俱生研细烂，银杵丸，梧子大，每服七丸，阴阳水送下。

黄平安散

治痧证。

雄黄　白硼砂各三钱　西牛黄　冰片　生姜粉各一钱

取生姜、自然汁澄者晒燥，共为细末，吹鼻中。

平安散

治同上。

朱砂水飞　火硝　雄黄　硼砂各二钱　冰片　麝香各一分

共为细末，吹鼻中。

白痧药

治同上。

白胡椒一两　牙皂一钱　火硝　檀香木　明矾　公丁香　蟾
酥各三钱　北细辛二钱　冰片五分　麝香五分

共为细末，金箔量加，吹鼻中。

宝芝丹

吹咽喉及口疳等证，神效。

白硼砂二钱　川黄连一钱二分　番木鳖一钱，去皮，麻油煮松

卷十

三七三

黄柏　青黛水飞　薄荷叶　雄黄水飞　人中白煅　孩儿茶　胆矾
血竭　冰片各五分　灯心灰三分，填入青竹管内，煅

共为极细末，瓷瓶收，勿泄气。

吹喉方

治双单乳蛾，神效。

火硝一钱五分　白硼砂五分　冰片三厘

共研极细末，吹喉即吐痰涎，或从鼻孔吹入，亦效。

碧霞丹

治内外障翳，暴赤眼眵，多泪，昏花，翳膜。

当归　没药各二钱　血竭　白丁香　硼砂　冰片　麝香各一
钱　马牙硝　乳香各五分

俱研极细末，比飞面更细，另用川黄连三钱切片，水煎熬
成膏，去渣，和入前药为丸，如豆大，用铜绿一两五钱为衣，
每用一丸，将新汲水半盏浸磁盒内，洗眼，日洗五六次。一丸
可洗七日，重者半月愈，轻者七日愈，迎风冷泪，三日见效。

提翳方

轻粉一钱　黄丹三钱，水飞

研和，以竹筒吹入耳内，左眼有翳，吹右耳，右眼有翳，
吹左耳，朝暮吹一次，以绵卷去数日翳，退痘疹后目翳亦宜。

漏管内消丸

刺猬皮炙　真象皮各五钱，炙　甘草节龟血拌晒，焙燥　赤芍炒
牡丹根皮炒　松花各一两，焙　穿山甲二钱，炙　象牙骨晒　黄明胶
蛤粉炒　小赤豆各二两，晒燥　金银花七钱，炒

上依法制度为细末，以薏苡仁磨粉，水煎浆，和丸，梧子
大，每服一钱五分，滚水送下。

消漏管方

此方并治多骨疽，多骨自出即愈。

蛲螂一枚，阴干　冰片三厘

共研细，以纸捻蘸末入孔内，渐渐生肉，药自退出即愈。

乳癖丹

夏枯草　蒲公英各三两　金银花　漏芦各一两六钱　川贝母　橘叶　菊花　雄鼠粪两头尖者是　白芷　紫花地丁　山慈菇　炙甘草　瓜蒌　茜根　陈皮各一两　乳香　没药各七钱，皆炙，净油

共为细末，用紫夏枯草二斤，煎极浓汁，去渣熬膏，和药捣丸，梧子大，每服三钱，开水送下，服药斤许即消，屡验。

乳疬溃烂方

雄鼠粪　土楝树子取经霜者川楝不用　露蜂房各三钱

三味煅存性，各取净末，和匀，每服三钱，酒调服，间两日一服，痛即止，数日脓尽收敛，神效。

腊梨头疮方

独核肥皂去核，填入沙塘并巴豆二粒，扎紧盐泥固，煅存性　槟榔　轻粉各五分

研匀，以香油调，先用汤洗净，疮上拭干，搽药一宿见效。

天泡疮方

蚕豆荚壳煅存性

研细，煎菜油调搽。

汤火验方

猪毛二两，煅存性　轻粉　白硼砂各少许

研细，麻油调和，敷之立效，并无瘢痕。

坐板疮方

松香五钱　雄黄一钱

共研细，以绵纸包裹，捻成纸捻，用蜡猪油浸透，点火烧着，取滴下油搽，立愈。如湿疮加苍术末二钱，和入前末内。

松黄散

专治腿上湿疮，红紫流水，奇痒，久不愈者，神效。

雄黄六钱　黄柏二两二钱　蛇床子一两炒　花椒炒　轻粉　水银各二钱　密陀僧四钱　硫黄三钱　明矾一钱二分　烟膏九钱，炙松香一两三钱，杵碎，用葱三两打汁，拌熬，烊入冷水内，取起再拌烊三四天为度

共为细末，湿疮用桐油调敷诸疮，用木鳖子煎，菜油调搽。如脓窠疮去水银。

内外臁疮方

兼治大小湿疮奇效。

黄丹水飞　血竭　寒水石各一两

其为细末，以黄蜡六两、猪脂三两，慢火熔化入药，调匀，倾水中，依疮大小捏作膏药。先将花椒、葱白煎汤，洗净疮上，拭干贴之，外以油纸蒙好，轻轻扎住，贴一日。再洗，将药翻转贴之，两日换一膏，半月即愈。

阴证痈疡围药

治外势平而不起，色黑黯，其痛沉在肉里者。

红药子四两，如无以黄药子代之　白及　白蔹各一两五钱　乳香没药各六钱　朱砂　雄黄各三钱　冰片　豌豆粉各三钱　黑狗下颏一个，煅存性

各研极细末，和匀，以醋蜜调敷四围，用极滚热醋蘸润，兼可服：

夜明砂五钱　月经布煅存性　乳香　没药　雄黄各一钱　明矾一钱半　冰片　麝香各三分

共研细末，用荞麦面拌匀，做薄饼，放疽头上，加大炷艾火灸之。先令病人吃米饮及托里等汤药，每灸至百壮，痛者灸至不痛，不痛者灸至痛，但得一爆其疮，立愈。气弱者，停一会再灸。

无敌丹

治痈疽，对口疔疮发背，一切无名肿毒。

桑柴灰，将桑柴另烧取炭火至大缸内，待其自化成白灰一斗，用绵纸衬入淘箩内，清滚水淋汁，以瓷缸贮，淋至汁味不苦涩咸则止，入瓷器中，重汤焊①浓，如稀糊为度。

桑柴灰一斗　茄杆灰一斗，淋汁制如前法　矿灰一斗，即石灰淋汁制如前法

三味熬调和匀，名三仙膏，亦可点痈疽之稍轻者，再用碱水熬膏一两，加入后开细药，则成全方。

每三仙膏五两，配蟾酥三钱半，酒化、明矾、火硝各三钱、牛黄、麝香各一钱、冰片、珍珠、硼砂、雄黄、轻粉、乳香各二钱、人乳浸、没药人乳浸烂、铜青、朱砂各一钱半、硇砂二分五厘。

各研极细和匀，再碾数千，将前膏加入，搅得极匀，收磁罐内，罐须小口，以乌金纸塞紧，封以黄蜡，勿令一毫泄气。遇毒取少许，涂其顶，干则以米醋和蜜少许润之。其毒黑血，或毒水爆出，即时松解，切不可着在好肉上，或用荞麦面调。若遇疔疮，加铁锈一分，研如面和入，多涂其正顶，信宿②其根烂出，内服紫金锭。若系痈疽，再服蜡矾丸及托里解毒之剂。此药有夺命之功，难以尽述。

---

① 焊（xún寻）：用火烧熟。

② 信宿：谓两三日之义。

护膜蜡矾丸

白明矾四两，研细　黄蜡二两　朱砂六钱，水飞

上以黄蜡熔化，稍冷入矾末、朱砂，不住手搅匀，加炼白蜜七八钱和匀，梧子大。蜡冷不能丸，以滚水烙之，每服三四十丸，白汤或酒吞。如证重可服至四钱，此药护膜防毒内攻。如未破即消，已破即合，一日之中服百粒，方有功终始。服过半斤，必万全矣，病已愈，后服之尤佳。

替针散

蚕茧壳一个，煅存性

研，用黄酒调下，不可多服。

祛烂肉方

巴豆炒，烟起焦黑为度

一味研极细，敷腐肉上能祛腐生新。

长肉神验方

仙人杖即无人见处自死竹

上用蘸菜油烧，滴下油用磁碟盛，搽上，即生新肉。

散疔丸

蟾酥、明白矾各三钱　僵蚕　朱砂各一钱半　牛黄　冰片各一钱　麝香七分

其为极细末，用炼白黄蜡溶化，稍冷定软时，入前药末，和丸，麻子大，每服七分，葱头、白酒吞下，取微汗。

拔疔丹

蜣螂一个，去足、翅　硇砂五分　白砒三分

共捣为丸，椒子大，先以三棱针刺疮，约深几许，将此药丸纳入，以头簪捺下，须臾，大痛皆变黄水而出，然后以野菊花不拘根叶，皆可捣汁一盏，和酒服之，连进三服尽，醉为度。

再以人中黄为丸，日日用，好酒送下，全愈。

治疗膏

透明松香　沥青各五钱　蓖麻子肉二钱，冬季加五分

三味在青石上以铁锤细锤至前药粘在锤上，拈起如清水为度，再加飞丹一钱，再锤至数百下，收小磁杯内。如初起疗毒，以新青布照疗疮大小摊膏药，贴之痛止。少顷毒水渐渐流尽，疗毒如灯芯一条拔出，仍用原旧膏贴之，至重者再换一膏，全愈。摊膏药须小磁杯隔汤燀化，以竹节摊约一文钱厚。

治疗方

耳垢　齿垢　手足指甲刮取屑

三味皆取患人自己者，不可另取，和匀，如豆大，放茶匙内，灯火上炙，片刻取作丸，以银簪挑开疗头，将药抹入。外用绵纸一层，津湿覆之，痛立止，肿渐消。内服仙方活命饮，兼治红丝疗更奇效。

拔疗黄方

蟾酥研细，飞罗面和丸，梧子大，每以一丸放舌上，黄即出。

武定侯府方

治杨梅毒疮。

雄黄一钱半　杏仁三十粒　轻粉一钱　冰片少许

共为末，先以甘草汤洗净，用雄猪胆汁调药，搽上二三日即愈，百发百中。

霉疮结毒牛黄丸

西牛黄　象牙末各三钱　白僵蚕　明白矾各一钱　冰片五分

研极细末，炼蜜丸，麻子大，每服五分，用白色土茯苓三两，木槌打碎，砂锅内煮汁吞，每日空心上午、下午饥时，日

服三次。

头面结毒丸

蕲艾一两　川椒八钱　麻黄去节　川芎各二钱　猪头天灵盖五钱，煅存性　白茯苓二两

研极细末，蒸饼丸，绿豆大，饭后白汤送下三钱，服至二三日，疮口干燥不臭，是其验也。服至疮口平复即止，忌牛羊鱼腥、房欲，患久者宜间服十全大补汤十数剂。

便毒奇方

绵地榆四两　穿山甲二片，土炒

取其同患处部位者。

白酒三碗煎至一碗，空心服，虽脓者亦愈。

下疳秘方

鲜小蓟　鲜地骨皮各五两

水煎浓汁浸之，虽痛极者，三四日即愈。

家宝丸

专治妇人产难，胞衣不下，血晕，胎死腹中，及产后小腹痛如刀刺，兼治胎前产后一切诸病杂证，诸气中风，乳肿血淋，胎孕不安，平时赤白带下，呕吐恶心，心气烦闷，经脉不调或不通，翻胃，饮食无味，面唇焦黑，手足顽麻，一切风痰俱效。

何首乌鲜者，竹刀切片，晒干　当归酒洗　白附子各二两，去皮　人参　天麻　麻黄去头、节，滚汤泡去沫　桔梗炒　甘草炙　防风　白芷　苍术米泔浸一宿，去皮，切，酒炒　川芎　白术面炒　大茴香炒　荆芥炒　川乌湿纸包煨，去皮与草乌同煮　草乌各四两，用温水浸半日，洗去皮毛，与川乌同切厚片，以无灰酒化开，和童便下，如不能饮者，酒化开滚汤下，产后腹痛者酒化开，益母草汤下。

男妇年久腹痛，诸药不效者，服二三丸即愈。室女经闭，

桃仁、苏木、红花、当归煎汤下，惟劳热有肺火者不宜服。

回生琥珀丸

专治妇人生产艰难，下胎衣，血晕，服之即活。

怀熟地　真阿胶　蛤粉炒　淡苁蓉各八钱，酒洗　延胡索　当归身　川续断酒洗，炒　川芎　金石斛各六钱　人参　怀牛膝　沉香　大附子　乳香去油　没药去油　北五味　辰砂水飞　琥珀红透者　珍珠各五钱

各为极细末，和匀炼蜜丸，如圆眼大，另以飞净辰砂为衣，蜡护，每服一丸。

统治难产方

益母草一两　当归　川芎　木香　砂仁各五钱

水酒煎服。

横生逆产方

蛇蜕一条　蝉蜕二十个　发一束

共烧为末，温酒调下，仰卧片时即下。

开交骨法

急性子谷即凤仙子谷　穿山甲　牙皂　麝香

各等分为末，和炼蜜，捏作饼子如头大，一块塞入阴户近骨处，另将葱二三斤煎浓汤，令产妇坐浸于中，以手运之，交骨自闭。

胞水漏干方

柞树枝

不拘多少，煎汤频服，奇效。

凑心不下方

乃儿捧母心急证。

猪心血一两　乳香五钱

研二味调匀，好酒送下，儿手遂开立下。兼治子死腹中，及心口痛等证。

胞衣不下法：

瓦油盏一个，烘热，仰放产妇脐上，另一人以脚抵住油盏，其胞即下。

产后血晕方

降香一钱　沉香三分

共为细末，当归煎汤服，可免冲心之患。

肥儿丸

人参三钱　芜荑　使君子肉　白芍　川黄连　茯苓　白扁豆炒　青黛　飞滑石各一两　红曲麦芽　山楂肉各七钱　砂仁　甘草各五钱　建莲二两，去心　炒橘红八钱

上为细末，炼白蜜杵丸，弹子大，每服一丸，空心滚汤化下。

彙灵丹

苍术炒　白术　厚朴　陈皮　茯苓各一两　猪苓　泽泻各八钱　甘草　官桂各二钱　草果三钱

共为细末，凡小儿每岁服一分，大人量服。

呕吐，煨姜汤调；吐泻久泻，车前子汤调；白浊淡盐汤；疟疾姜枣汤；黄疸茵陈、车前子、竹叶灯心汤。

疝气小茴香汤，肿桑白皮、茯苓皮、五加皮、橘皮、生姜皮、灯心汤；胀同上。

疳积散

治小儿乳食不节，过饱伤脾，面黄腹大，小便浊如米泔。大便黄泻酸臭，毛枯索，甚至双目羞明生翳，形骸骨立，夜热昼凉等证。

厚朴一两，切片，姜汁拌炒　广陈皮八钱，去白　芦荟　甘草各七钱，去皮，炙　芜荑五钱，去白衣并谷　旋覆花一钱五分　青黛二钱，淘净　百草霜二钱半，即山庄家锅底煤

各取净末和匀，小儿每岁用药一分，以灯心煎汤空心调服，服后病愈，再用肥儿丸调理。

疳证仙方

大虾蟆

不拘几个放深缸内，去粪蛆淘净，倒在内任其自食，停五日待泻出宿粪，每个将砂仁五钱捺其腹中，线缝其口，倒悬阴干，炙脆为听用。

使君子肉　白术各一两　陈皮　山楂肉炒　麦芽炒　枳实炒　川黄连土炒　莱菔子各五钱

其为细末，加前虾蟆末二两，用六神曲作糊丸，黍米大，每服五六分或一钱，量儿大小加减，白滚汤调服。

疳积目闭方

使君子肉　雷丸等分

用苍术切片，同雷丸煮透，将雷丸去皮、切片，色白者可用。仍以苍术汁煮使君子肉，照前切片，晒干等分为末，每服一分，用不落水鸡肝一个，以竹刀切开，拌药在内，饭上蒸熟淡服，服三四服，眼即复明，甚效。

祖师乩方

治疳积、泄泻难愈等证。

炉甘石　滑石各六钱　石决明五钱　乌贼骨四钱　朱砂一钱

上为细末，凡一岁至三岁每服一钱，四岁至八九岁服二钱，汤引随用，惊风仙药。统治急惊、慢惊、慢脾风。

青礞石硝煅醋淬　陈牛胆星　姜制半夏　茯神各一两　蛇含

石　朱砂飞净　全蝎清水洗，炙，去毒　猪心血晒，各五钱　麝香三钱　金箔片一百　银箔片三百

上各为净末，其研极细，以白蚕、牙皂、菖蒲、麦冬各等分，水煎成膏去渣，拌前为丸如樱桃大，量儿大小加减。急惊为热，用川黄连、薄荷、生甘草煎汤加姜汁、竹沥磨服。慢惊为寒，用熟附子、炙甘草煎汤加姜汁、竹沥磨服，每用一二丸为止。凡一二三岁为惊风，十岁以上为癫，十岁以下为痫，不论大小，凡角弓反张、不能言语者为痉，皆以此治之。修合时忌鸡、犬、妇人及有丧服者。药成收瓷器内用，蜡封口，勿令泄气，用时随证煎汤磨服。

琥珀丸

治慢惊神效。

琥珀　人参　甘草　建莲去心，各三钱　天竺黄　茯神　胆星各二钱　怀山药一两

其为细末，炼白蜜丸，朱砂一钱五分为衣，每服一钱桂圆汤送下。

抱龙丸

治小儿咳嗽痰鸣，气急惊搐等证。

陈胆星一两　川郁金六钱　天竺黄四钱　僵蚕炒　全蝎各五钱同，炙

其为细末，炼白蜜杵和丸，芡实大，朱砂三钱，金箔十张研和为衣，每服一二丸汤引，量用一粒金丹，治小儿腮内发硬，高突不能乳食，俗名螳螂子。巴豆一粒，去谷，分为四分，将一分研碎注眉心，外以膏药贴之，一昼夜发黄水泡，挑破出水，用甘草水洗即愈。此法用巴豆照前作二分，研烂加轻粉少许，放眉心，膏药护一夜起泡，能消乳痈。

小儿丹毒方

田中粪渣柴烧存性，研细　香墨磨汁

二味调搽。

如生胸背，从下搽起，使丹毒行至手；如生腰背，从上搽
起，使丹毒行至足，神效。

总书目

I

本　草

方　书

卫生编

袖珍方

仁术便览

古方汇精

圣济总录

众妙仙方

李氏医鉴

医方丛话

医方约说

医方便览

乾坤生意

悬袖便方

救急易方

程氏释方

集古良方

摄生总论

辨症良方

活人心法（朱权）

卫生家宝方

寿世简便集

医方大成论

医方考绳愆

鸡峰普济方

饲鹤亭集方

临症经验方

思济堂方书

济世碎金方

揣摩有得集

亟斋急应奇方

乾坤生意秘韫

简易普济良方

内外验方秘传

名方类证医书大全

新编南北经验医方大成

临证综合

医级

医悟

丹台玉案

玉机辨症

古今医诗

本草权度

弄丸心法

医林绳墨

医学碎金

医学粹精

医宗备要

医宗宝镜

医宗撮精

医经小学

医垒元戎

医家四要

证治要义

松厓医径

扁鹊心书

素仙简要

慎斋遗书

折肱漫录

丹溪心法附余

叶氏女科证治

妇科秘兰全书

宋氏女科撮要

茅氏女科秘方

节斋公胎产医案

秘传内府经验女科

儿　科

婴儿论

幼科折衷

幼科指归

全幼心鉴

保婴全方

保婴撮要

活幼口议

活幼心书

小儿病源方论

幼科医学指南

痘疹活幼心法

新刻幼科百效全书

补要袖珍小儿方论

儿科推拿摘要辨症指南

外　科

大河外科

外科真诠

枕藏外科

外科明隐集

外科集验方

外证医案汇编

外科百效全书

外科活人定本

外科秘授著要

疮疡经验全书

外科心法真验指掌

片石居疡科治法辑要

伤　科

伤科方书

接骨全书

跌打大全

全身骨图考正

眼　科

目经大成

目科捷径

眼科启明

眼科要旨

眼科阐微

眼科集成

眼科纂要

银海指南

明目神验方

银海精微补

医理折衷目科

证治准绳眼科

鸿飞集论眼科

眼科开光易简秘本

眼科正宗原机启微